天坛神经病学病例精粹与点评

（第1辑）

主　编　王拥军　赵性泉

副主编　张在强　冯　涛　廖晓凌

北京大学医学出版社

TIANTAN SHENJINGBINGXUE BINGLI JINGCUI YU DIANPING（DI 1 JI）

图书在版编目（CIP）数据

天坛神经病学病例精粹与点评 . 第 1 辑 / 王拥军，赵性泉主编 .
—北京：北京大学医学出版社，2022.2（2024.10 重印）

ISBN 978-7-5659-2586-3

Ⅰ. ①天⋯ Ⅱ. ①王⋯ ②赵⋯ Ⅲ. ①神经病学 – 病案 Ⅳ. ① R741

中国版本图书馆 CIP 数据核字（2022）第 018146 号

天坛神经病学病例精粹与点评（第 1 辑）

主　　编：王拥军　赵性泉
出版发行：北京大学医学出版社
地　　址：（100191）北京市海淀区学院路 38 号　北京大学医学部院内
电　　话：发行部 010-82802230；图书邮购 010-82802495
网　　址：http://www.pumpress.com.cn
E - m a i l：booksale@bjmu.edu.cn
印　　刷：北京信彩瑞禾印刷厂
经　　销：新华书店
责任编辑：畅晓燕　　责任校对：靳新强　　责任印制：李　啸
开　　本：787 mm×1092 mm　1/16　印张：20.5　字数：515 千字
版　　次：2022 年 2 月第 1 版　2024 年 10 月第 2 次印刷
书　　号：ISBN 978-7-5659-2586-3
定　　价：98.00 元

主编简介

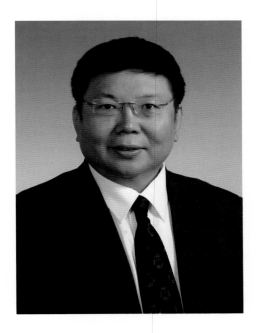

王拥军，首都医科大学附属北京天坛医院院长，神经内科主任医师、教授，博士研究生导师。国家神经系统疾病医疗质量控制中心主任，国家神经系统疾病临床医学研究中心副主任，北京脑保护高精尖创新中心主任，中国卒中学会副会长，中华医学会神经病学分会主任委员，*Stroke & Vascular Neurology* 杂志主编。国家十二五科技支撑计划脑血管病领域首席专家，国家十三五重点研发专项非传染性慢病领域首席专家，国家重大新药创制科技重大专项总体专家组成员。

主要研究方向是缺血性脑血管病复发机制和干预策略，发现了脑血管病复发的关键分子机制，开创了短程双通道双效应脑血管病联合治疗方法（简称 CHANCE），改写了全球脑血管病指南，使患者复发风险下降 32%；发现了影响 CHANCE 新方法的药物基因，在此基础上创建精准医学的个体化方案，使复发风险再下降 20%；揭示了脑血管病残余复发风险机制，研发了针对新机制新靶点的治疗药物，并实现产业化。以第一或通讯作者在 *NEJM*、*JAMA*、*BMJ*、*Circulation* 等期刊发表论文 200 余篇。以第一完成人获国家科技进步二等奖 2 项、省部级一等奖 2 项，获首批全国创新争先奖章、中源协和生命医学成就奖、谈家桢生命科学奖、全国杰出专业技术人才荣誉称号。

主编简介

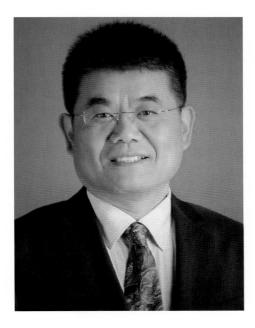

赵性泉，首都医科大学附属北京天坛医院神经病学中心主任、党总支书记，主任医师、教授，博士研究生导师。中华医学会神经病学分会秘书长、中国医师协会神经内科眩晕专业委员会主任委员，中国卒中学会卒中与眩晕分会主任委员，国家卫生健康委脑卒中防治专家委员会出血性卒中内科专业主任委员，北京医学会神经病学分会副主任委员，北京脑血管病防治协会副会长兼秘书长。

致力于脑血管病、眩晕、神经重症、社区流行病学等领域研究，以第一或通讯作者发表 SCI 论文的累计影响因子达 300 余分。承担参与并组织诸多科研工作，包括十一五、十二五、十三五国家重大专项，以及中国医学科学院医药协同科技创新研究、国家自然科学基金、北京市医院管理局-使命登峰人才计划等课题。获得实用新型专利 7 项，荣获国家科技进步二等奖 2 项，省部级科技进步奖 7 项。

北京市卫生系统高层次卫生技术人才学科骨干、学科带头人，获得优秀党务工作者等荣誉。入选"国家百千万人才计划"，被授予"有突出贡献中青年专家"等荣誉称号，享受国务院政府津贴专家。

编者名单

主　　编　王拥军　赵性泉

副 主 编　张在强　冯　涛　廖晓凌

编　　委（按姓名汉语拼音排序）

曹京波	陈　彬	陈　超	陈启东	董可辉	方瑞乐	龚浠平
冀瑞俊	鞠　奕	黎洁洁	李菁晶	李　娜	李旭东	李志梅
李子孝	刘丽萍	刘茅茅	刘艳芳	刘　云	陆菁菁	马越涛
牛松涛	曲　辉	邵晓秋	申　园	石玉芝	史伟雄	宋　田
宋新杰	唐鹤飞	王　晶	王　群	王文娟	王雪梅	王伊龙
王永刚	王　展	魏　娜	温　淼	徐望舒	杨　波	杨中华
于丹丹	于学英	张长青	张　倩	张　彤	张　巍	张星虎
张亚清	赵惠卿					

参编人员（按姓名汉语拼音排序）

艾伟平	曹振汤	陈慧敏	陈奕奕	丛衡日	冯　皓	冯致远
郭天舒	韩柏林	韩　冲	侯志凯	扈　杨	贾娇坤	姜睿璇
蒋　莹	靳光远	李世雨	刘晨辉	刘婧伊	刘诗蒙	罗碧阳
聂曦明	邳靖陶	任国平	孙丹丹	索　阅	王孚银	王桂芳
王　凝	王雪蕾	王　玉	张心邈	张　星	赵璟妍	周宏宇
周梦圆	左丽君					

秘　　书　王传颖

（以上作者单位均为首都医科大学附属北京天坛医院）

前　言

　　神经内科病种丰富，涉及知识面广，定位和定性诊断也具有鲜明的专业特色。成为优秀的神经内科医生往往需要长期艰辛的历程，而通过优秀的病例专辑学习是加速培养临床诊疗思路、扩展临床经验、提高临床诊疗能力的有效途径。

　　随着神经学科的快速发展，神经内科的亚专业也越分越细，不同亚专业病例的诊疗既有神经科专业的共通之处，又具有自身的独特之处，如脑血管病的诊疗与神经外科及神经介入的互通格外密切，而癫痫的定位与定性与其他神经科疾病有显著的不同。

　　北京天坛医院神经内科在中国专科声誉和综合排行榜中，多年来一直稳居三甲，并多次排名第一。在2014年，北京天坛医院神经内科升级为神经病学中心，在国内率先根据神经系统疾病分类进行了亚专业分科，包括血管神经病学科、神经重症医学科、运动障碍性疾病科、认知障碍性疾病科、神经感染与免疫疾病科、癫痫科、神经肌肉病学科、头痛科，共8个亚专科，有力地促进了各学科的发展。为进一步促进各专业的临床诊疗水平，神经病学中心从2020年起建立了定期的亚专业疑难及典型病例收集制度，并精选其中的优秀病例编辑成册，与全国同道分享交流。

　　本病例专辑既注意吸收国内外同类神经内科病例书籍的优点，也具有鲜明的天坛特色和亚专业特色。本书是由神经病学中心统一组织，12个病区（组）共同提供病例，所有病例均由病例的主管二线医师亲自把关撰写，病区主任或三线医师亲自审核及点评。在病例分类上，主要参照我中心的亚专业分科，其中神经重症医学科和国际部病区因收治各类病种，其病例相应并入其他各亚专业病种；在病例选择上，既包括典型、常见病例，也包括疑难、少见病例。希望此书既可以协助培养规范的临床诊疗思路，提高常见病的诊疗水平，又可以协助开阔临床视野，提高疑难病的诊治水平；在病例的撰写编排上，遵循临床真实的诊疗过程，从入院-初诊-完善检查-进一步诊治-出院-随访，再续以讨论和点评，希望能更好地帮助读者掌握该类病例的诊疗流程和思路。部分病例也如实地展示了诊疗过程中的经验教训，希望协助读者在诊治类似病例时起到警醒和借鉴的作用。

　　同时，北京天坛医院是北京市住院医师规范化培训神经内科专业的组织考核单位，每年承担北京市神经内科专业规范化培训住院医师结业考核及神经内科研究生的临床技能毕业考核工作。本病例专辑在选择病例和编写安排上，也注意同时兼顾对年轻医师的规范化培训指导。

　　本病例专辑是由北京天坛医院神经病学中心各病房的临床医生共同努力完成，在此一并致谢。我们期待此书既能够成为各级神经科医师临床工作有益的参考书，也可以成为神经内科住院医师规范化培训示范病例指导用书。但在编写过程中难免有不当和疏漏之处，也希望读者给予批评和指正，协助我们不断提高。

王拥军　赵性泉

2022年1月28日

目 录

第 1 章

脑血管病及脊髓血管病

小脑后下动脉夹层动脉瘤致 Wallenberg 综合征

一、病例介绍

【主诉】患者男性，37 岁，主诉"头晕伴视物旋转 7 天，饮水呛咳 3 天"。

【现病史】患者 7 天前无明显诱因出现头晕伴视物旋转，伴恶心，未呕吐。右侧卧位时头晕稍减轻，上述症状持续 5 h 后逐渐缓解。外院就诊头 CT 未见出血，未予治疗。3 天前无明显诱因出现右侧面部麻木及饮水呛咳。2 天前晨起后再发头晕伴视物旋转，外院头 MRI 提示延髓右侧新发梗死灶，外院予阿司匹林 100 mg/d、阿托伐他汀 20 mg/d 口服药物治疗及胃管留置。1 天前患者无明显诱因出现左侧肢体及右侧面部麻木，症状持续不缓解。为行进一步检查治疗收住我院。

【既往史、个人史、家族史】长期牙龈出血，未行诊治，口服阿司匹林治疗后出血较前增多。吸烟 15 年，2 支 / 日。偶尔饮酒 10 年。

【入院查体】体重指数（BMI）35 kg/m²，右侧卧位血压 169/113 mmHg，左侧卧位血压 160/110 mmHg，心率 80 次 / 分，内科查体未见明显异常。神经系统查体：神清语利，高级皮质功能粗测正常。右侧面部无汗。右侧眼裂＜左侧眼裂。右侧瞳孔直径 2 mm，左侧瞳孔直径 3 mm，双侧瞳孔直接和间接对光反射灵敏。右侧面部针刺觉减退，张口无偏斜。双侧额纹、鼻唇沟对称。右侧软腭动度弱，咽反射减退。四肢肌力 5 级，肌张力正常，右侧指鼻及跟膝胫试验欠稳准。左侧肢体针刺觉减退，双侧肢体音叉觉及振动觉对称。四肢腱反射对称引出，右侧巴宾斯基征阳性。脑膜刺激征阴性。NIHSS 评分 3 分（感觉 1 分＋共济 2 分）。

【辅助检查】

头部 MRI 示延髓梗死（图 1-1）。

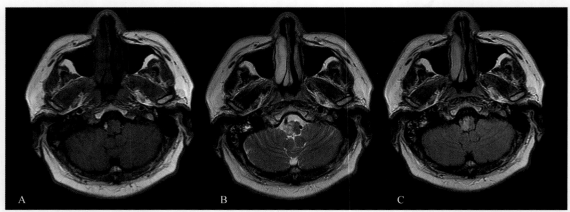

图 1-1 头部 MRI。延髓右侧可见片状 T1 低信号（**A**）、T2 高信号（**B**）、FLAIR 序列高信号（**C**），延髓梗死。T1 轴位小脑后下动脉起始处高信号（**A**）

【入院时诊断】

1. 定位诊断：椎-基底动脉系统

（1）右侧三叉丘系：右侧面部麻木，查体右侧面部针刺觉减退。

（2）右侧脊髓丘脑束：左侧偏身针刺觉减退。

（3）右侧前庭小脑及其联络纤维：眩晕，右侧指鼻及跟膝胫试验欠稳准。

（4）下行交感神经：右侧眼裂变小、瞳孔缩小，右侧面部无汗。

（5）疑核及其联络纤维：饮水呛咳，查体右侧软腭动度弱，咽反射减退。

综上，符合 Wallenberg 综合征（又称延髓背外侧综合征）的临床表现，定位于延髓右侧背外侧，头 MRI 显示延髓右侧病灶，为责任病灶，属椎-基底动脉系统供血区，故定位。

2. 定性诊断：脑梗死、夹层动脉瘤可能性大

患者青年男性，亚急性起病，表现为眩晕、饮水呛咳、交叉性感觉障碍、右侧 Horner 征，真性延髓麻痹，局灶性神经功能缺损症状及体征持续不缓解，头部 MRI 可见延髓右侧片状 T1 低信号、T2 高信号及 FLAIR 序列高信号病灶，脑梗死诊断明确。患者青年男性，吸烟、肥胖，头部 MRI 提示延髓右侧小脑后下动脉起始处 T1 高信号，病因考虑椎动脉夹层动脉瘤可能性大。

【住院后诊疗经过】

患者脑梗死诊断明确，病灶位于延髓右侧，入院时病因不明。因患者长期牙龈出血，服用阿司匹林后牙龈出血增多，血常规提示轻度贫血，加之病因考虑动脉夹层可能性大，入院后暂予以阿司匹林单抗治疗。

头部 MRI 检查提示右侧小脑后下动脉夹层可能，追问患者病史，患者发病前 1 周内曾有肩颈部负重史。完善右椎动脉 V4 段高分辨率增强 MR，提示小脑后下动脉起始处夹层（图 1-2）。全脑动脉造影（图 1-3）提示双侧小脑后下动脉显影淡。介入会诊考虑夹层不除外，因手术风险大暂不处理。

患者入院后补充病史"视物成双"，粗检各向眼动检查未见眼球活动受限，眼倾斜反应异常。请眼科会诊，右眼前置红镜片，向右上方看时红、黄视标分离最大，红色在周边。双眼眼底照相发现双眼视盘不在同一水平线上，双眼逆时针旋转，即右眼呈外旋位，左眼呈内

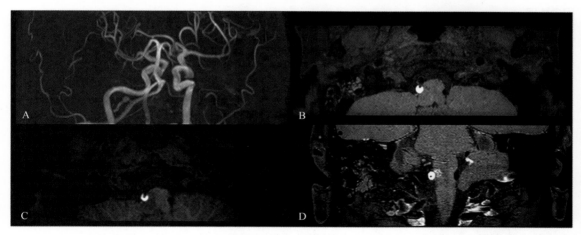

图 1-2　右椎动脉 V4 段高分辨率 MR。高分辨率 MRA 提示右侧小脑后下动脉起始处狭窄，狭窄远端管径节段性增粗（**A**）；T1 轴位（**B**）、SNAP 轴位（**C**）和 T1 冠状位（**D**）显示为右侧小脑后下动脉夹层动脉瘤

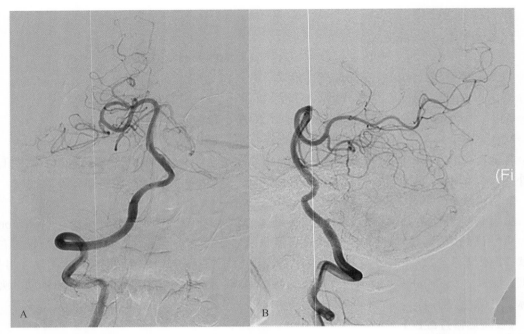

图 1-3　全脑动脉造影（DSA）。双侧小脑后下动脉显影浅淡，未见局部双腔征及造影剂滞留。**A**. 前后位；
B. 侧位

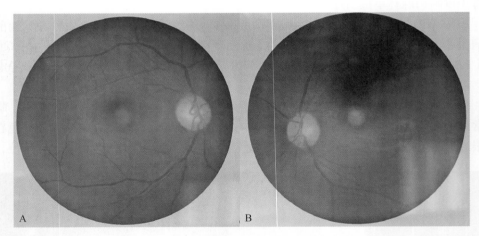

图 1-4（扫二维码看彩图）　眼底照相。双眼视盘不在同一水平线上，即右眼呈外旋位（**A**），左眼呈内旋位
（**B**）。考虑双眼为代偿眼位

旋位。考虑双眼为代偿眼位（图 1-4）。根据眼倾斜反应和眼底照相，考虑患者为反向倾斜
（skew deviation）。

【出院时情况】

患者住院期间未出现原有症状加重或新的神经功能缺损。头晕、饮水呛咳、复视缓解，
肢体共济失调及右面部无汗改善，右侧眼裂变小及感觉障碍较入院时无明显变化。

二、讨论

　　患者为青年男性，吸烟、肥胖，发病前 1 周有颈肩部负重史，亚急性起病，首发症状表现为发作性头晕，与体位变化无明显相关性，后相继出现交叉性感觉障碍、Horner 综合征、延髓麻痹、肢体共济失调、复视等延髓背外侧神经功能缺损症状和体征。发病后头 CT 提示延髓右侧椎动脉走行区可疑高密度影，考虑动脉夹层或血管壁钙化，初步推断为椎动脉夹层或动脉粥样硬化性病变所致延髓背外侧梗死。入院后完善头 MRI ＋ MRA 检查，结合 T1 序列轴位影像考虑责任血管为椎动脉分支小脑后下动脉，夹层可能性大。完善头颈部及外周血管评估，无明确动脉粥样硬化证据，不支持右侧小脑后下动脉单支血管动脉粥样硬化性改变。后经右侧椎动脉 V4 段高分辨率 MR（high resolution MR，HRMR）进一步证实右侧小脑后下动脉病变为夹层动脉瘤。行全脑血管造影显示双侧小脑后下动脉纤细，右侧小脑后下动脉起始部未见造影剂滞留及双腔征，且患者临床症状已逐步缓解改善，无手术指征，未给予血管内治疗。建议患者抗栓治疗 3 个月后复查，明确夹层动脉瘤变化。

　　该病例为青年卒中，按照脑血管病常规检查流程，完善血管评估，最终确认病因为右侧小脑后下动脉夹层动脉瘤。该病例有两点比较特殊之处：①小脑后下动脉夹层动脉瘤的诊断。因小脑后下动脉走行特点，轴位血管管腔显影不佳，T1 轴位显示延髓病灶和小脑后下动脉管壁高信号，提示了小脑后下动脉夹层动脉瘤可能，并经 HRMR 确认该病变。意外的是，在后面的 DSA 检查中并未发现右侧小脑后下动脉夹层动脉瘤征象。一方面 DSA 作为治疗评估在诊断的最后完成，距发病时间超过 2 周，可能管腔内膜已修复，有研究报道 20% 的患者可在 2 周内完成管腔修复[1]；另一方面，也凸显了 HRMR 对小脑后下动脉夹层动脉瘤的诊断价值。HRMR 本身具有无创性和空间分辨率高的优点，可以直接提供管壁及血肿信息，相较于 MRA、CTA、DSA 等血管影像在夹层动脉瘤中有其独特的优势。HRMR 除用于诊断夹层动脉瘤外，在夹层动脉瘤的治疗方案决策和随访中也有重要价值[2]。②复视。是延髓病变的少见症状之一[3]，为前庭-眼反射通路延髓段病变所致。该患者眼动检查正常，但眼倾斜反应异常。眼倾斜反应表现为头向右侧倾斜时，右眼发生下斜视伴外旋斜视，左眼发生上斜视伴内旋斜视。眼底照相也发现双眼球视盘不在同一水平位上。脑血管病复视除考虑动眼神经核团、神经及内侧纵束受累外，还需考虑眼-前庭通路受损所致的反向倾斜，尤其是脑干病变。

（石玉芝　冯致远）

三、专家点评

　　该患者是一例小脑后下动脉夹层动脉瘤所致的 Wallenberg 综合征。夹层动脉瘤的诊断从疑似-明确-评估血管内治疗指征，逐步推进。经治疗，患者临床症状明显减轻，好转出院。该例患者病程中出现复视，通过眼倾斜反应检查，发现存在反向倾斜。反向倾斜为一种后天获得性的共同性垂直斜视，临床表现为头部倾斜、眼球旋转及主观视觉世界在垂直方向是倾斜的，因而眼睛和头部向倾斜的视觉方向旋转，以恢复垂直方向的定位。反向倾斜的病因为内耳椭圆囊至动眼神经核的前庭-眼反射通路受损[4]。来自耳石和垂直半规管的神经纤维投射至司眼球运动的神经核、Cajal 间质核的核上中心核和内侧纵束间质核的嘴部。前庭-眼通路在脑桥水平交叉，若病变为周边损伤或位于脑桥下部或延髓时，会产生同侧的反向倾斜；如果病变位于脑桥上部和中脑，会产生对侧的反向倾斜。该患者为前庭-眼反射通路延髓段受损。眼倾斜反应表现为头向患侧（右侧）倾斜时，右眼发生下斜视伴外旋斜视，左眼发生上斜视伴内旋斜视。该患者眼底检查可见代偿性眼位。遗憾的是，该患者在做眼底照相时未行眼倾斜反应检查。

　　脑干为动眼神经核团、眼球协同运动中枢和通路的集中部位，要注意眼征的检查和鉴别。

（审核及点评专家：鞠　奕）

参考文献

［1］刘新峰，李宝民．颅内段基底动脉夹层动脉瘤诊疗研究进展．神经疾病与精神卫生，2019，19（5）：518-522.

［2］陆艳，李勇刚．高分辨磁共振管壁成像在颅内动脉夹层中的应用价值．磁共振成像，2018，9（10）：780-784.

［3］Saleem F，M Das J. Lateral medullary syndrome. In：StatPearls［Internet］. Treasure Island（FL）：StatPearls Publishing，2020.

［4］傅涛，卢炜．Skew 综合征的临床表现和治疗．中华眼科杂志，2012，48（9）：856-860.

病例 2 大面积脑梗死伴出血转化

一、病例介绍

【主诉】患者左侧肢体无力 32 h，言语不清伴意识障碍 31 h。

【现病史】患者男，64 岁。患者 32 h 前醒后出现左侧肢体无力，完全不能活动，当地医院诊断为脑梗死，31 h 前出现言语不清，能理解他人言语，伴有嗜睡，呼之能应答。无肢体抽搐、感觉异常、饮水呛咳。27 h 前转至我院，因超时间窗未予溶栓、介入取栓治疗。给予抗血小板、降脂稳斑、脱水降颅压等对症治疗。病程中伴有轻微头晕，呕吐 2 次。肢体无力、言语不清症状无加重、缓解。

【既往史、个人史、家族史】高脂血症 3 个月，规律服用匹伐他汀 4 mg 每晚 1 次；双眼白内障术后 1 年；肠息肉切除术后 8 个月。吸烟 40 年，10 支 / 日；饮酒 10 年，2 次 / 周，3 两 / 次。否认过敏史，父母均已去世，否认家族遗传病史。

【入院查体】内科查体：右侧卧位血压 150/90 mmHg，心率 62 次 / 分，心肺腹查体未见异常。神经系统查体：嗜睡，构音障碍，记忆力、计算力减退，双侧瞳孔等大等圆，直径 3 mm，双侧瞳孔直接及间接对光反射灵敏，双眼向右侧凝视，未见眼震，左侧中枢性面舌瘫，双侧咽反射减弱，左侧耸肩力弱。四肢肌容积正常，左侧肢体肌力 0 级，右侧肌力 5 级，左侧肢体肌张力升高，右侧正常。右侧指鼻、跟膝胫试验稳准，左侧不能配合。右上肢姿势性震颤。双侧针刺觉及音叉振动觉对称。左侧腱反射活跃，右侧正常。双侧掌颏反射、Hoffmann 征阴性。左侧巴宾斯基征阳性，右侧阴性。颈软，脑膜刺激征阴性。余查体未见异常。

【辅助检查】

1. 头 MRI ＋ MRA（发病第 1 天，图 2-1 和图 2-2）：MRI 示右侧额、颞、顶叶和右放射冠局部急性期缺血梗死灶；左放射冠区 DWI 异常信号，缺血灶待除外；脑内散在缺血性脑白质病变；右颈内动脉、右大脑中动脉走行区可见磁敏感血管征（susceptibility vessel sign，SVS）阳性；右侧毛刷征阳性；可见透明隔间腔及穹窿间腔。MRA 示右颈内动脉、右大脑中动脉及分支、右大脑前动脉起始部未见显影，闭塞可能性大；左大脑后动脉 P1、P2 段交界处局部血管狭窄；左颈内动脉虹吸段粗细不均、局部管腔变窄。

2. 心电图（发病 6 h）：窦性心动过速。

3. 超声心动图：未见明显异常。

【入院时诊断】

1. 定位诊断：右侧颈内动脉系统

患者左侧肢体无力，左侧巴宾斯基征阳性，提示右侧皮质脊髓束受累；患者左侧中枢性面瘫，提示右侧皮质脑干束受累；双眼向右侧凝视，无复视，无头晕，提示右侧额叶侧视中枢受累。患者头 MRI 提示右侧额、颞、顶叶大面积病灶，能够解释患者的临床症状和体征，为患者的责任病灶。故定位于右侧颈内动脉系统。

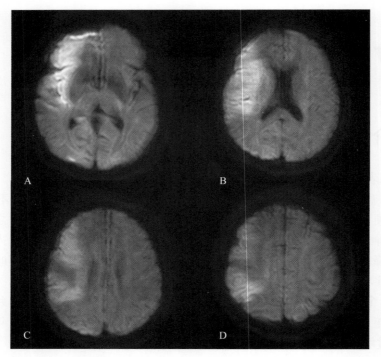

图 2-1　头 MRI 的 DWI 序列（发病第 1 天）：右侧额、颞、顶叶大片 DWI 高信号

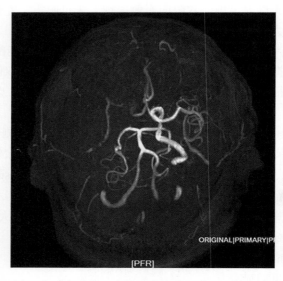

图 2-2　头 MRA（发病第 1 天）：右颈内动脉、右大脑中动脉及分支、右大脑前动脉起始部未见显影，闭塞可能性大

2. 定性诊断：脑梗死

患者急性期起病，症状迅速达高峰，有局灶神经功能缺损的症状和体征，持续不缓解，头 CT 未见明显高信号，故诊断首先考虑脑梗死。患者头 MRI 提示右侧额、颞、顶叶大片

DWI 高信号，相应区域 ADC 呈现低信号，为脑梗死的特征性表现，故诊断为脑梗死。患者头 MRA 提示右侧大脑中动脉闭塞，既往有右侧颈内动脉斑块，否认心房颤动病史，故病因考虑为动脉粥样硬化。

3. 鉴别诊断

心源性栓塞：患者临床表现主要为流域性梗死，梗死面积大，右侧大脑中动脉闭塞，故需考虑除大动脉粥样硬化性以外的其他脑栓塞病因，最常见的为心源性栓塞，心房颤动为常见病因，但患者无心房颤动的病史，入院后心电图为窦性心律。需进一步完善超声心动图、24 h 动态心电图（Holter）以明确诊断。

【住院后诊疗经过】

1. 患者发病第 3 天入院，入院后给予阿司匹林 100 mg 1 次 / 日（qd），阿托伐他汀 40 mg 每晚 1 次（qn），甘露醇 250 ml 每 8 h 一次（q8 h），丁苯酞以及鼻饲、补液治疗，患者症状持续无缓解。

2. 发病第 8 天时，患者症状加重，主要表现为意识障碍加重，由嗜睡变为昏睡。当时查体：体温 37.8℃，脉搏 60 次 / 分，呼吸 20 次 / 分，血压 151/95 mmHg。神经系统查体：昏睡，疼痛刺激能睁眼，双侧瞳孔等大等圆，直径 3 mm，双侧瞳孔直接及间接对光反射灵敏，双眼向右侧凝视，左侧面纹浅，肢体查体不配合，左侧腱反射活跃，左侧巴宾斯基征阳性，余查体不配合。

当天急查头 CT（发病第 8 天，图 2-3），报告提示：右大脑中动脉分布区大面积梗死，双侧颈内动脉虹吸段管壁钙化斑块，双侧晶状体变薄，与发病第 5 天头 CT 片（图 2-4）比

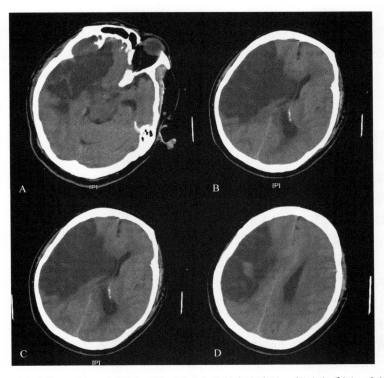

图 2-3　头 CT（发病第 8 天）：右侧额、颞、顶叶大片低密度病灶，侧脑室受压，中线移位，脑疝

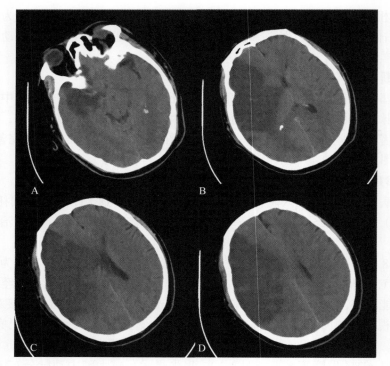

图 2-4　头 CT（发病第 5 天）：右侧额、颞、顶叶大片低密度病灶，侧脑室受压

较，中线移位明显。

神经外科会诊意见：患者目前意识波动于嗜睡到昏睡之间，强疼痛刺激尚可睁眼，能简单遵嘱活动，查体双侧瞳孔等大，对光反射灵敏，CT 示脑疝征象。建议向家属交代患者病情危重，随时可能发生脑疝、出现生命危险，应积极给予降颅压治疗，如有脑疝及时行去骨瓣减压术。

内科治疗：

（1）加强脱水降颅压治疗：

　　a. 予以白蛋白 10 g 静点，每 12 h 一次

　　b. 地塞米松 10 mg 静点，1 次 / 日

　　c. 呋塞米 20 mg，每 12 h 一次

　　d. 将甘露醇由 250 ml 每 8 h 一次，改为 250 ml 每 6 h 一次

（2）患者电解质紊乱，有低钾、低钠血症，加用口服氯化钾溶液，给予高张盐水，血钠目标值为 145 ～ 155 mmol/L，定期复查患者血电解质。

（3）患者大面积脑梗死，目前梗死灶内密度不均，有再通趋势，暂停阿司匹林。

3. 发病第 15 天时，患者神志逐渐转清，复查头 CT（发病第 15 天，图 2-5），脑水肿、中线移位较前好转。逐渐停用地塞米松、白蛋白、呋塞米，并将甘露醇减量。

4. 患者病情逐渐平稳，给予肢体康复治疗。为明确患者本次脑梗死病因，以及目前血管情况，行弓上 CTA 检查（发病第 21 天，图 2-6），提示右侧颈内动脉起始部不稳定斑块，右侧大脑中动脉再通，血流通畅。患者脑梗死 20 余天，病情稳定，已过脑梗死出血转化的高

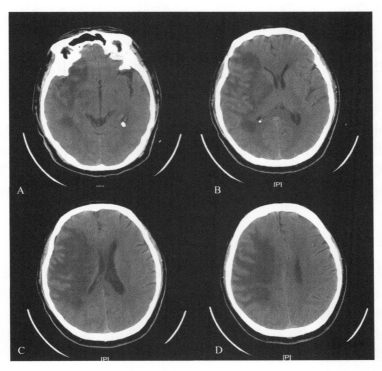

图 2-5　头 CT（发病第 15 天）：右侧额、颞、顶叶低密度病灶，较前范围缩小

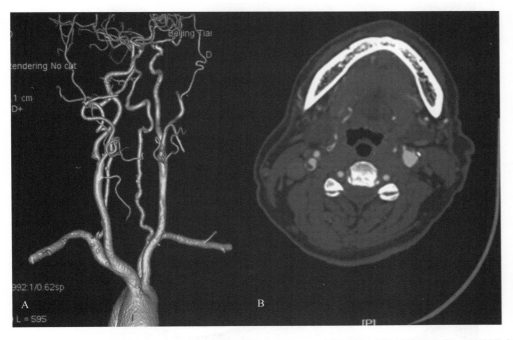

彩图

图 2-6（扫二维码看彩图）　弓上 CTA（发病第 21 天）。**A**. 右侧颈内动脉起始部狭窄，斑块形成，右侧大脑中动脉再通，血流通畅。**B**. 弓上 CTA 原始像，提示右侧颈内动脉起始部斑块形成

峰期（发病 14 天内），为防止再次发生卒中，给予阿司匹林 100 mg 1 次 / 日＋氯吡格雷 75 mg 1 次 / 日治疗。

5. 患者发病第 23 天时出现头痛，伴恶心、呕吐，神志同前无明显变化，双侧瞳孔等大等圆，对光反射灵敏。余神经系统查体同前无明显变化。复查头 CT 同前无明显变化。发病第 26 天，患者神志出现轻度嗜睡，头痛较前明显，再次复查头 CT（发病第 26 天，图 2-7），提示既往梗死病灶内出血，属于脑梗死出血转化的 PH2 型。

6. 停用阿司匹林及氯吡格雷，继续给予甘露醇、甘油果糖脱水降颅压治疗。密切观察意识、瞳孔及其他神经系统的症状和体征。患者自觉头痛逐渐缓解，神志障碍未出现进一步加深，瞳孔无扩大及对光反射迟钝或消失。患者病情稳定，转康复医院继续康复治疗。复查头 CT（发病第 66 天，图 2-8），提示病灶内出血较前减少，密度减低，无明显脑疝征象。

二、讨论

大脑半球大面积梗死（large hemispheric infarction，LHI）是大脑中动脉供血区域大于 2/3 的梗死，伴或不伴大脑前动脉或大脑后动脉供血区域梗死。LHI 临床表现为偏瘫、偏身感觉障碍、偏盲、凝视障碍、头眼分离和失语（优势半球）[1-2]。LHI 影像的早期症状可以表现为：①大脑中动脉高密度征；②皮质、白质分界不清；③豆状核模糊征及脑岛带征；④脑沟回、脑室、脑池改变；⑤早期低密度征。如果 LHI 患者发病早期神经功能缺失和意识障碍进行性加重，并出现脑疝，则为恶性大脑中动脉梗死（malignant middle cerebral artery

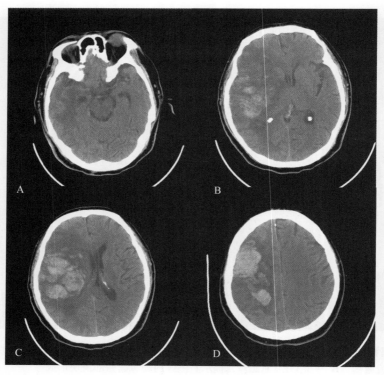

图 2-7　头 CT（发病第 26 天）：右侧脑梗死伴出血转化，PH2 型，侧脑室受压

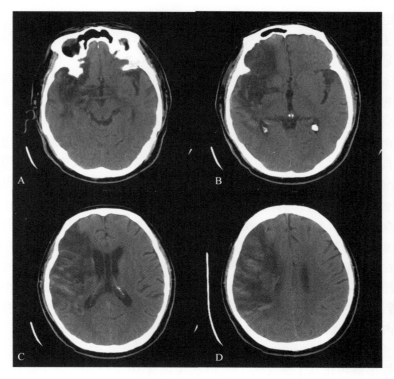

图 2-8 头 CT（发病第 66 天）：出血明显吸收

infarction，MMI）[3]。恶性大脑中动脉梗死的特点是：①迅速、暴发性病程；②早期出现神经功能进行性恶化；③意识障碍进行性加重，并迅速出现脑疝，病死率高达 60.9% ～ 78%，遗留严重神经功能残疾（改良 Rankin 评分 4 ～ 5 分占 43% ～ 89%），住院期间易合并多种并发症，死亡原因多为脑疝形成。LHI 出现脑疝的原因主要为脑梗死出现出血转化、恶性脑水肿。本例患者脑梗死面积超过 2/3 的大脑中动脉供血区，可以诊断为 LHI。

大脑半球大面积梗死伴脑水肿的治疗如下所述[4]。

1. 脑水肿的药物干预

（1）脑梗死伴脑水肿出现临床恶化的患者采用脱水治疗。

（2）尚无足够的数据证明低温治疗、巴比妥类药物和糖皮质激素治疗半球或小脑梗死伴脑水肿患者有效，因此不推荐这些治疗方法。

（3）对于幕上半球脑梗死伴脑水肿导致的神经功能恶化患者，如果无颅内压升高，降低颅内压治疗可能不会有效。降低脑水肿的措施为：抬高头部 30°；渗透性药物促进血管收缩，减少血流量（主要为甘露醇、高张盐水）。

（4）血钠的管理：对于 LHI 的患者需要进行血钠管理，目标值 135 ～ 145 mmol/L，如果颅内压增高，需要将血钠管理的目标值调整到 145 ～ 155 mmol/L。治疗过程中要避免血钠波动过大（每日不超过 8 ～ 10 mmol/L）。避免渗透性脑病的发生。

2. 神经外科选择

（1）对于年龄 < 60 岁的单侧 MCA 梗死的患者，若患者发病 48 h 内使用了药物治疗但神经功能仍然恶化，给予去骨板减压术＋硬脑膜扩张是有效的。超过时间窗给予上述治疗是

否有效尚不确定，但强烈推荐考虑该手术治疗方法。

（2）尽管去骨瓣减压术的最佳手术时机尚不确定，但是采用脑水肿引起的意识水平下降作为选择标准是合理的。

（3）超过 60 岁的患者采用去骨瓣减压术治疗的效果和最佳手术时机尚不确定。

（4）小脑梗死伴脑水肿患者，若经充分药物治疗神经功能仍然恶化，应进行枕骨下去骨瓣减压术＋硬脑膜扩张治疗。

脑梗死出血转化是指急性脑梗死后缺血区血管重新恢复血流灌注导致的出血，包括自然发生的出血（自发性出血转化）和采取干预措施后（包括溶栓、取栓和抗凝等）发生的出血（继发性／治疗性出血转化）[5]。出血的部位既可在梗死灶内，也可在梗死灶远隔部位[5]。多数研究将出血转化定义为：脑梗死后首次头颅 CT 或 MRI 检查未发现出血，而再次头颅 CT 或 MRI 检查时发现有颅内出血，或根据首次头颅 CT 或 MRI 可以确定的出血性梗死[6]。

脑梗死出血转化的病理分类[7]：①毛细血管型（非血肿型）。梗死灶内水肿的脑组织挤压破坏毛细血管，新生的毛细血管与软脑膜血管和周围皮质血管互相沟通时，出现血液外漏，多位于皮质周边部，出血灶呈多灶性、分散性淤点，或融合成淤斑。②小动脉型（血肿型）。远端血管缺血缺氧、血管壁受损、血管再通或血管破裂、血液再灌注引起出血，其出血量较大，颅内高压症状明显，多发生于基底节附近，出血灶近梗死中心部，呈单个或多个血肿。

多数自发性出血转化发生在发病 7 ～ 14 天（仍有 10% ～ 20% 发生在梗死 2 周后）。溶栓后出血转化一般发生在溶栓后 36 h 内，NINDS 试验中所有致死性症状性出血转化均发生在溶栓后 24 h 之内，80% 发生在溶栓后 12 h 内，绝大多数症状性出血转化发生在溶栓后 36 h 以内。症状性出血转化及 PH2 型与不良结局（残疾和死亡）相关，其中 PH2 型患者的病死率可高达 50%。关于无症状性出血转化、自发性出血转化以及其他影像亚型的出血转化（如 HI 型和 PH1 型）研究较少，其与患者临床结局的关系尚不明确，有待进一步研究。PH1 型与早期神经症状加重有关，但不影响患者的长期预后；而 HI 型与患者的不良预后无明显相关性。

本例患者发病 3 周后出现临床症状加重，发病前有服用抗血小板药物，考虑晚期出现出血转化与口服抗血小板药物有关。出血转化后可根据患者临床评估结果，个体化重新启用或继续使用抗栓治疗（包括抗血小板或抗凝药物）。对于症状性出血转化的患者，应评估患者临床情况并权衡利弊，待病情稳定后 10 天至数周开始抗栓治疗。

（方瑞乐）

三、专家点评

本例患者为大面积脑梗死伴出血转化，梗死面积大，发病后头 CT 提示脑水肿逐渐加重，出现意识障碍。在疾病早期，主要的治疗目标是控制恶性脑水肿。本例患者给予了积极的脱水降颅压治疗，多种脱水药物以不同的作用机制联合应用，同时严格控制患者的入量以及血钠，从而成功避免了早期开颅去骨瓣减压术。患者脑水肿缓解后，复查弓上 CTA 提示患者血管再通，同时伴有不稳定斑块，为避免再次栓塞事件的发生，并且患者发病已超过 2

周，出血转化的风险已减低，故重新启动抗血小板治疗，患者出现晚发的、抗凝相关的脑梗死出血转化，为 PH2 型。但由于出血主要位于梗死灶内部，神经功能恶化较轻微，采取停用抗栓药物治疗后，患者血肿扩大停止，出血逐渐吸收，但吸收的速度较慢。本病例很好地展示了大面积脑梗死从病因诊断到并发症治疗全程的规范化管理。

（审核及点评专家：冀瑞俊）

参考文献

［1］Huttner HB，Schwab S. Malignant middle cerebral artery infarction：clinical characteristics，treatment strategies，and future perspectives. Lancet Neurol，2009，8（10）：949-958.

［2］Heinsius T，Bogousslavsky J，Van Melle G. Large infarcts in the middle cerebral artery territory. Etiology and outcome patterns. Neurology，1998，50（2）：341-350.

［3］Hacke W，Schwab S，Horn M，et al.‘Malignant’middle cerebral artery territory infarction：clinical course and prognostic signs. Arch Neurol，1996，53（4）：309-315.

［4］中华医学会神经病学分会神经重症协作组，中国医师协会神经内科医师分会神经重症专委会. 大脑半球大面积梗死监护与治疗中国专家共识. 中华医学杂志，2017，97（9）：645-652.

［5］Alvarez-Sabin J，Maisterra O，Santamarina E，et al. Factors influencing haemorrhagic transformation in ischaemic stroke. Lancet Neurol，2013，12（7）：689-705.

［6］Chen G，Wang A，Zhao X，et al. Frequency and risk factors of spontaneous hemorrhagic transformation following ischemic stroke on the initial brain CT or MRI：data from the China National Stroke Registry（CNSR）. Neurol Res，2016，38（6）：538-544.

［7］中华医学会神经病学分会，中华医学会神经病学分会脑血管病学组. 中国急性脑梗死后出血转化诊治共识2019. 中华神经科杂志，2019，52（4）：252-265.

病例 3　抗磷脂综合征伴发脑静脉系统血栓形成

一、病例介绍

【主诉】患者女性，33 岁，主诉"头痛、恶心、呕吐 2 周余"。

【现病史】患者 2 周余前乘坐长途车后出现突发头痛，为全脑胀痛，尚可忍受，伴有头晕、恶心、呕吐，呕吐少量胃内容物，无畏声、畏光，无发热，无视物旋转、视物成双，无肢体无力、言语不清，无意识丧失、肢体抽搐等，未诊治，后头痛症状好转。9 天前无明显诱因再次出现头痛、恶心、呕吐，头痛性质同前，但程度明显加重，并伴有视物模糊，发热、咳嗽、咳痰，体温最高 39℃，无肢体麻木无力，无言语不清，无眼睑下垂、视物成双，无意识障碍、肢体抽搐等。就诊于当地医院，行头颅 CT 示"右侧颞枕叶占位性病变"，怀疑"颅内肿瘤"，遂就诊于我院神经外科，予以甘露醇脱水降颅压等治疗，自觉头痛、恶心、呕吐症状有所好转，未再发热，行头颅 MRI ＋增强、磁共振静脉成像（MRV），考虑"静脉窦血栓不除外"，为进一步诊治，收入我院。

患者自发病以来精神弱，食欲差，二便基本正常，体重无明显变化。

【既往史、个人史、家族史】抗磷脂综合征 14 年，长期服用华法林、硫酸羟氯喹、醋酸泼尼松［入院时使用剂量：华法林 3 mg 隔日 1 次（qod）＋ 4 mg 隔日 1 次、硫酸羟氯喹 200 mg 1 次 / 日、醋酸泼尼松 8.75 mg 1 次 / 日］；14 年前右肾静脉血栓形成，曾放置滤网，具体不详；贫血、血小板减少 14 年，曾因血小板严重减少输血小板；血栓性静脉炎 10 余年、双下肢皮肤多发瘀斑及破溃；1 个月前曾因双下肢肿胀、疼痛无法行走，曾使用低分子量肝素 5000 IU 2 次 / 日 20 余天；否认家族史；否认吸烟、饮酒史；曾怀孕 1 次，主动流产；否认过敏史。

【入院查体】体温 36.4℃，脉搏 78 次 / 分，左上肢血压 109/90 mmHg，右上肢血压 106/88 mmHg，呼吸 18 次 / 分；身高 156 cm，体重 48.5 kg，发育不良。全身多发皮下瘀斑，右侧胫前破溃约 3 cm×3 cm，表面结痂，局部有渗液，双侧下肢远端色素沉着（图 3-1），双侧足背动脉搏动弱。双侧颈动脉未闻及杂音。双肺呼吸音清，未闻及干湿啰音，心律齐，未闻及杂音，腹软，无压痛，肝脾未触及。

神经系统查体：神志清楚、语言流利，时间、地点、人物定向力、记忆力、计算力粗测正常。双侧瞳孔等大等圆，直径 3 mm，双侧瞳孔直接及间接对光反射灵敏，眼底视盘边界不清，眼动正常，未见眼震。双侧面部针刺觉对称，双侧角膜反射正常引出，双侧咀嚼对称有力。双侧额纹、面纹对称，闭目及示齿有力。双耳粗测听力可，Weber 征居中，Rinne 试验双侧气导＞骨导。双侧软腭上抬有力，双侧咽反射存在。双侧转颈、耸肩有力，伸舌居

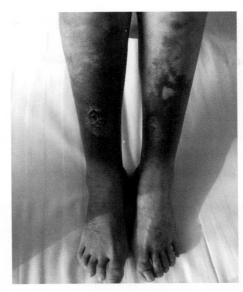

彩图

图 3-1（扫二维码看彩图）　右侧胫前破溃约 3 cm×3 cm，表面结痂，局部有渗液，双侧下肢远端色素沉着

中，未见舌肌纤颤。四肢肌容积正常，四肢肌力 5 级，四肢肢体肌张力对称正常。双侧轮替试验、指鼻、跟膝胫试验稳准。双侧针刺觉及音叉振动觉对称。双侧腱反射对称引出。双侧掌颏反射、Hoffmann 征阴性。双侧巴宾斯基征阴性。颈强直 2 横指，Kernig 征 < 135°，Brudzinski 征阳性。

【辅助检查】

1. 头颅 CT（发病后 1 周余）：右侧颞顶枕异常密度影（图 3-2），占位？出血？

2. 眼底：视盘水肿（图 3-3）。

3. 头颅 MRI ＋增强（发病后 1 周余）：右侧颞顶枕叶占位性病变；双侧小脑幕增厚（图3-4）。

4. 头颅高分辨率 MRV（发病后 2 周余）：右侧横窦、乙状窦及颈内静脉未显示（图 3-5）。

5. 头颅 MRI 磁敏感加权成像（SWI）序列＋增强（发病后 2 周余）：右侧颞顶枕叶占位性病变（图 3-6）。

6. 凝血 6 项：凝血酶原时间 113.9 s，国际标准化比值 10.35，活化部分凝血活酶时间 56.3 s，纤维蛋白原 1.64 g/L，凝血酶时间 18.9 s，D- 二聚体 0.74 μg/ml。

7. 抗磷脂抗体谱 4 项：心磷脂抗体（＋），抗 β_2 糖蛋白 -1 抗体 IgM（＋），抗 β_2 糖蛋白 -1 抗体 IgA（－），抗 β_2 糖蛋白 -1 抗体 IgG（－）。

8. 凝血因子 8 项、狼疮抗凝物 6 项、易栓症筛查：蛋白 S 活性 21.9%（↓），蛋白 C 活性 36%（↓），标准化比率（SCT 法）1.81（↑），标准化比率（DRVVT 法）2.36（↑），凝血因子 Ⅱ 7.1%（↓），凝血因子 Ⅶ 6.4%（↓），凝血因子 Ⅹ 5%（↓），凝血因子 Ⅸ 9.3%（↓）；余大致在正常范围。

9. 自身抗体谱：增殖细胞核抗原抗体弱阳性，抗线粒体抗体阳性，余阴性。

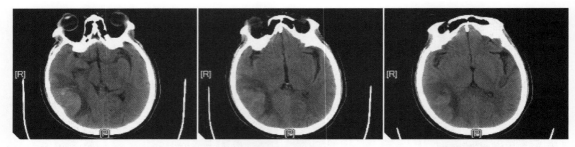

图 3-2　头颅 CT 示右侧颞顶枕可见团块状混杂密度影，边界清，周围水肿显著；中线结构基本居中，右侧脑室略受压，局部脑沟裂变浅

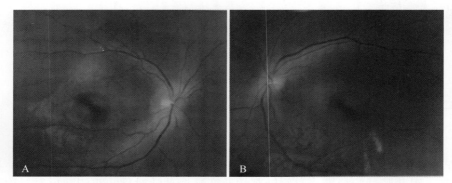

图 3-3（扫二维码看彩图）　眼底照相示眼底视盘边界不清，视盘水肿

彩图

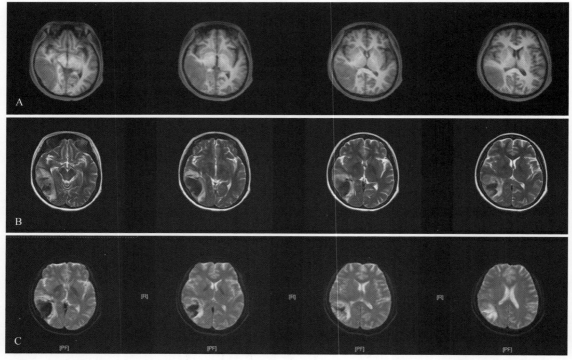

图 3-4　头部 MRI ＋增强示右颞顶枕叶占位，边界欠清。**A**. T1 加权像混杂长 T1 信号；**B**. T2 加权像混杂长 T2 信号；**C**. DWI 序列为略低信号，周围可见斑片状略高信号；**D**. 增强扫描轴位；**E**. 增强扫描矢状位，增强后可见其内散在线样强化

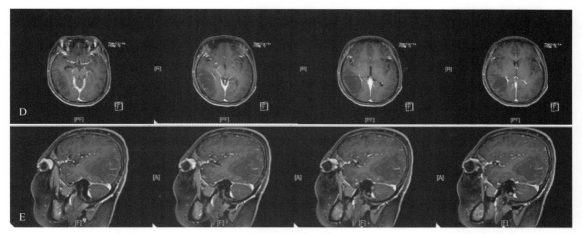

图 3-4　续

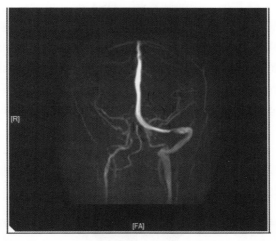

图 3-5　头颅高分辨率 MRV，右侧横窦、乙状窦及颈内静脉未显示，左侧横窦局部狭窄

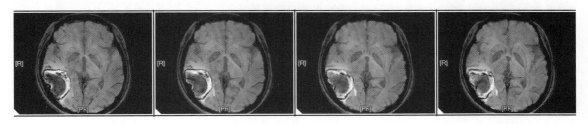

图 3-6　头颅 MRI SWI 序列示高低混杂信号，增强后病变边缘环状强化，双侧小脑幕增厚强化

【入院时诊断】

1. 定位诊断： 右侧颞顶枕叶、脑膜及脑脊液循环系统、右侧横窦及乙状窦

（1）右侧颞顶枕叶：患者头颅 CT、头颅 MRI 示右侧颞顶枕叶团块状异常信号，故定位于此。

（2）脑膜及脑脊液循环系统：患者临床表现有头痛、恶心、呕吐，查体眼底视盘水肿，提示颅内压增高，脑膜刺激征阳性，故考虑累及脑膜及脑脊液循环系统。

（3）右侧横窦及乙状窦：患者有头痛、恶心、呕吐、视盘水肿等颅内高压表现，结合影像学示右侧横窦及乙状窦未显示，考虑脑静脉系统引流异常，导致颅内压增高可能，故定位于此。

2. 定性诊断： 颅内静脉窦血栓形成伴出血可能性大

患者青年女性，急性起病，临床主要表现为颅内压增高，头颅 CT 示右侧颞顶枕叶团块状混杂密度影，周围水肿明显，SWI 提示患者颅内占位为出血性病变，患者既往有抗磷脂综合征，提示血栓形成风险高，MRV 示右侧横窦及乙状窦未显示，故考虑颅内静脉窦血栓形成伴出血可能性大。

【住院后诊疗经过】

患者入院后完善常规化验检查，发现凝血功能严重异常，凝血酶原时间 113.9 s，国际标准化比值（INR）10.35，凝血酶时间 18.9 s，活化部分凝血活酶时间 59.3 s，暂停华法林，并给予肌内注射维生素 K 一次，后复查凝血功能逐渐恢复，INR 降至 1.25。住院期间为进一步明确病因，完善高分辨率磁共振、颈静脉彩超、DSA 等，结合病史及患者影像学表现，考虑颅内静脉窦血栓形成导致颅内血肿可能性大，给予甘露醇脱水降颅压、维持水和电解质平衡等治疗。患者患有抗磷脂综合征，机体处于高凝风险，且合并有凝血功能异常、血小板减少，请风湿免疫科、血液内科会诊协助诊治，重启抗凝治疗，给予低分子量肝素 4000 IU 每 12 h 一次皮下注射抗凝治疗，并逐渐过渡至口服华法林，同时予以硫酸羟氯喹 200 mg 2 次 / 日、醋酸泼尼松 8.75 mg 1 次 / 日免疫治疗。经治疗后患者头痛等症状逐渐缓解，复查头颅 CT 示颅内血肿吸收期，水肿较前缓解。

【出院时情况】

经治疗后患者头痛明显好转，无恶心、呕吐。查体眼底视盘水肿缓解、颈强直消失。复查头颅 CT 出血基本吸收，水肿明显好转（图 3-7）。

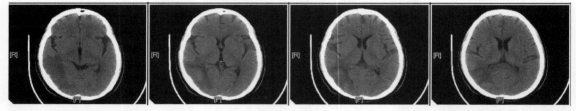

图 3-7 出院时复查头颅 CT（发病后 1 月），右侧颞枕叶可见团块状略高密度影，边缘模糊，周边可见低密度水肿影。右侧颞枕叶异常密度影：出血性病变吸收期

【随访情况】

患者出院后 1 个月门诊随访，步行入院，查体无明显阳性体征，恢复良好。

二、讨论

患者青年女性，急性起病，临床上主要表现为头痛、恶心、呕吐、视盘水肿等颅内压增高表现，头颅 CT 示右侧颞顶枕叶团块状混杂密度影，周围水肿明显。需鉴别患者颅内占位的病因，以指导下一步治疗。患者既往有抗磷脂综合征，提示血栓形成风险高，需考虑颅内静脉窦血栓形成可能，故进一步完善头颅 MRI ＋增强、SWI、MRV 等以鉴别颅内占位性病变的性质和病因。

抗磷脂综合征（antiphospholipid syndrome，APS）是一种以反复动脉或静脉血栓形成、自发性流产、血小板减少以及持续的抗磷脂抗体（antiphospholipid antibody，aPL）阳性为主要特征的非炎症性自身免疫性疾病。抗磷脂抗体是一组以磷脂和（或）磷脂结合蛋白为靶抗原的自身抗体总称，常见的抗磷脂抗体包括抗心磷脂抗体（anticardiolipin antibody，aCL）、抗 β_2 糖蛋白 1 抗体（anti-β_2 glycoprotein 1，aβ_2-GP1）及狼疮抗凝物（lupus anticoagulant，LAC）等[1]。

出现以下两种情形时临床上应怀疑 APS：①出现其他原因无法解释的 1 个或多个静脉或动脉血栓形成事件，尤其是在年轻患者中。②出现 1 个或多个与妊娠相关的特定不良结局，包括妊娠 10 周后死胎、重度子痫前期或胎盘功能不全导致的早产、或多次胚胎丢失（＜ 10 孕周）。若患者存在以上任一种情况，同时还有网状青斑、心脏瓣膜病和（或）神经系统表现（如认知障碍和白质病变），则应进一步增加对 APS 的怀疑。若患者有系统性自身免疫性疾病（尤其是系统性红斑狼疮），则应在有相应临床症状时增加对 APS 的怀疑。

APS 的常见神经系统表现包括：脑卒中（13.1% ～ 19.8%）、短暂性脑缺血发作（TIA）（7.0% ～ 11.1%）、脑静脉血栓形成（0.7%）、头痛及偏头痛（20.2%）、眼部病变（15% ～ 88%）、癫痫（7.0% ～ 8.6%）、多发梗死性痴呆（2.5%）、舞蹈症（1.3%）、偏侧投掷症（0.3%）、Sneddon 综合征、多发性硬化样综合征、脊髓病（＜ 1%）、吉兰 - 巴雷综合征、周围神经病变、急性脑病（1.1%）、短暂性全面性遗忘（0.7%）、精神疾病等。特别值得注意的是，某些患者同时或短期内进行性出现多部位（3 个或 3 个以上）血栓形成，常累及脑、肾、肝或心脏等重要器官，出现多器官功能衰竭而死亡，称之为恶性或灾难性 APS（catastrophic-APS，CAPS），预后不佳[2-3]。

APS Sapporo 分类标准于 1990 年首次提出，并于 2006 年悉尼召开的第 11 届抗磷脂抗体国际大会对该标准进行了修订[2]。患者必须同时满足临床和实验室标准才能符合 APS 诊断。

（1）临床标准：客观证实的静脉、动脉或小血管血栓或病态妊娠（包括妊娠 10 周以上的 1 次以上不明原因正常形态胎儿死亡、至少 1 次妊娠 ≤ 34 周的正常形态胎儿早产、连续 3 次及以上的妊娠不足 10 周的不明原因自然流产）。

（2）实验室标准：狼疮抗凝物（LA）、抗心磷脂抗体（aCL）或 aβ_2-GP1 抗体（IgG 或 IgM）的任一抗磷脂抗体检测指标阳性。建议在两种不同的情况下进行检测，至少间隔 12 周。

2019 年，荷兰医学杂志（The Netherlands Journal of Medicine）发表了新的抗磷脂综合征诊断和治疗共识（表 3-1）[3]，其诊断标准依然需要满足 1 项临床标准和 1 项实验室标准，但较 2006 的共识有明显变化。

治疗 APS 的目的是减少血栓事件、减少不良妊娠，而不是让 aPL 下降至正常。单纯的 aPL 阳性可能是其他原因或无临床意义的化验异常所致，故非系统性红斑狼疮（SLE）且无 APS 临床征象者不应考虑 APS 而治疗。目前 APS 的主流治疗药物有阿司匹林、肝素（或低分子量肝素）、华法林、羟氯喹，还没有足够数据支持新一代抗凝药物替代华法林[4]。无血栓事件的 aPL 阳性 SLE，还需联合小剂量阿司匹林治疗，同时避免血栓高风险生活方式，如吸烟、口服避孕药等。

表 3-1　荷兰医学杂志抗磷脂综合征诊断标准（2019）

临床标准	
血栓（通过影像学和组织学检查确定）	任何组织或器官 1 个或多个动脉、静脉或小血管血栓的临床表现
病态妊娠	连续 3 次或 3 次以上 10 孕周前的自发性流产，或 形态正常的胎儿在 10 孕周后出现原因不明的死胎，或 子痫、严重的先兆子痫或胎位异常导致形态正常的胎儿出现 34 孕周前的早产
实验室标准	
	狼疮抗凝物（LAC）间隔 12 周 2 次阳性
	aβ$_2$-GP1（IgG 或 IgM）的血清或血浆滴度间隔 12 周 2 次阳性（99th 百分位临界值）

对已有血栓事件者，肝素和华法林是主流方案。如积极治疗后仍有血栓事件发生，联合阿司匹林是标准方案。无论是否有 SLE，羟氯喹可能有益。对于初发静脉血栓的 APS 患者，在使用维生素 K 拮抗剂（VKA）的同时应当使国际标准化比值（INR）维持在 2.0 ～ 3.0。对于复发性静脉血栓的病例，即便 INR 维持在 2.0 ～ 3.0，也应当加强抗凝治疗，使得目标 INR 达到 2.5 ～ 3.5。对于目标 INR 维持在 2.5 ～ 3.5 但仍有复发性静脉血栓的患者，在使用低分子量肝素（LMWH）治疗 2 周后，建议增加阿司匹林作为长期治疗，或用 VKA 加强治疗，使得 INR 达到 3.0 ～ 4.0。对于有明确的短暂性诱发因素（如吸烟、疾病活动、口服避孕药）而出现单一静脉血栓事件的 APS 患者，并且 aPL 转阴，可以考虑停止抗凝治疗[2-4]。

一项大型多中心前瞻性研究纳入 1000 例 APS 患者，发现 10 年时生存率降至 90.7%[5]，平均死亡年龄为 59 岁。10 年随访期间的主要死因包括血栓形成（31%）、脓毒症（27%）、恶性肿瘤（14%）、出血（11%）、SLE 相关（8%）和 CAPS（5%）。

（姜睿璇　龚浠平）

三、专家点评

颅内静脉和静脉窦血栓形成（cerebral venous and sinus thrombosis，CVST）最初于 1825 年由 Ribes 等描述，占所有卒中的 0.5% ～ 1%，多见于孕妇、服用口服避孕药的女性以及＜ 45 岁的年轻人群[6]。其中 54% 的患者正在服用口服避孕药，34% 处于遗传性或获得性血栓形成前状态，2% 为孕妇或产褥期女性，其他诱因包括感染（12%）、癌症（7%）及血液系统疾病（12%）。由于 CVST 临床症状谱广泛且常呈亚急性或迁延起病，因此往往被漏诊或延误诊断。静脉血栓相关的脑实质受损，常发生于静脉高压或血栓延伸进入浅表静脉。脑实质损伤并发症包括细胞毒性或血管源性脑水肿、脑梗死或脑出血。大脑镰和小脑幕脑膜的异常强化，是脑静脉血栓形成的一种间接征象，可以伴静脉性脑梗死或出血出现。静脉窦血栓形成最常累及矢状窦、横窦及乙状窦。有时，静脉窦发育的先天变异可使狭窄或闭塞的评估变得复杂。由于静脉窦发育的不对称，MRV 对慢血流血管的显示能力欠佳，静脉窦缓慢流动的血液难以与静止组织相区别，可以造成 MRV 成像信号缺失，而出现假阳性，因此，需要与常规 MRI 结合观察，才能提高准确性。对比剂增强的 MRV 或 CTV 诊断静脉窦血栓更可靠。在慢性期，增强 MRV 扫描作用有限，因为已经机化的血栓或部分再通的血栓也可出现强化，有可能误认为是正常的。临床工作中，有时影像科医师也较难给出明确的诊断倾向，难免延误诊治。临床医师的诊断思路应该从详细询问病史和认真进行神经系统查体开始，尤其是询问病史十分重要，结合病史及查体对疾病的定性判断起到帮助作用，不能仅仅依靠某一单项辅助检查就作出结论性诊断。

　　该患者仅从影像学表现难以区别占位性病变，但结合患者为青年女性，既往有抗磷脂综合征、反复血栓病史，应该联想到 CVST，避免误诊或漏诊，对 CVST 的病因诊断和治疗也有重要意义。多种自身免疫性疾病可导致 CVST，临床进行 CVST 的病因诊断时，应重视自身免疫性抗体的检测及完善其他相关检查。

（审核及点评专家：董可辉）

参考文献

［1］Miyakis S，Lockshin MD，Atsumi T，et al. International consensus statement on an update of the classification criteria for definite antiphospholipid syndrome（APS）. J Thromb Haemost，2006，4：295-306.

［2］Garcia D，Erkan D. Diagnosis and management of the antiphospholipid syndrome. N Engl J Med，2018，378：2010-2021.

［3］Limper M，de Leeuw K，Lely AT，et al. Diagnosing and treating antiphospholipid syndrome：a consensus paper. Neth J Med，2019，77（3）：98-108.

［4］Ruiz-Irastorza G，Cuadrado MJ，Ruiz-Arruza I，et al. Evidence-based recommendations for the prevention and long-term management of thrombosis in antiphospholipid antibody-positive patients：report of a task Force at the 13th International Congress on antiphospholipid antibodies. Lupus，2011，20：206-218.

［5］Cervera R，Serrano R，Pons-Estel GJ，et al. Morbidity and mortality in the antiphospholipid syndrome during a 10-year period：a multicentre prospective study of 1000 patients. Ann Rheum Dis，2015，74：1011.

［6］静脉和静脉窦血栓形成诊治的多中心专家共识组 . 颅内静脉和静脉窦血栓形成诊治的中国专家共识 . 中华内科杂志，2013，52（12）：1088-1091.

病例 4 特发性颅内压增高合并静脉窦狭窄

一、病例介绍

【主诉】患者女性，27 岁，主诉"发作性视物模糊 4 月余，加重伴双眼黑矇 10 天"。

【现病史】患者 4 个多月前无明显诱因出现发作性视物模糊，无意识丧失，无跌倒，无肢体抽搐、肢体无力，无感觉异常，无耳鸣、恶心、呕吐。视物模糊每次持续数秒后自行缓解，频率 3～4 次/日，多在行走时发生。于当地医院眼科就诊发现双侧视盘水肿，行头部磁共振静脉成像（MRV）提示"双侧横窦血流纤细"，先后给予甘露醇、复合辅酶、B 族维生素等治疗，视物模糊症状发作频率减少。1 月余前（2019-01-09）患者因视物模糊就诊于我院并住院治疗。住院期间行腰穿检查，压力 280 mmH$_2$O，脑脊液常规、生化检查未见明显异常。行全脑动脉＋静脉窦造影及静脉窦测压术提示右侧横窦–乙状窦交界处狭窄。神经介入科会诊建议先行内科药物治疗，故患者出院。院外规律服用甘油氯化钠口服溶液 50 ml 2 次/日，视物模糊仍间断发作。10 天前症状加重，出现发作性双眼黑矇，数秒钟后好转，每天 4～5 次，无其他伴随症状。2 天前患者于外院眼底检查提示"双眼视盘水肿并眼底出血"。遂再次来诊，以"颅内压增高"收入院（2019-03-01）。患者自患病以来饮食可，睡眠可，二便如常，体重无明显变化。

【既往史、个人史、家族史】半年前双耳中耳炎病史，具体治疗不详，已治愈。1 月余前我科住院期间诊断高同型半胱氨酸血症、轻度缺铁性贫血、鱼鳞病。月经不规律，1～2 个月 1 次，量正常，无痛经，否认服用调节月经的药物，否认避孕药及激素类药物服用史。已婚，育有 1 儿 1 女。否认家族遗传病史。

【入院查体】体温 36.5℃，脉搏 65 次/分，呼吸 20 次/分，体重 65 kg，右上肢血压 111/64 mmHg，左上肢血压 101/64 mmHg，心率 65 次/分，律齐。心肺腹查体未见明显异常。双下肢皮肤干燥脱屑，如鱼鳞状。双侧颈动脉及锁骨下动脉未闻及明显杂音。神经系统查体：神清、语利，时间、地点、人物定向力、记忆力、计算力粗测正常，双侧瞳孔等大等圆，直径 3 mm，双侧瞳孔直接及间接对光反射灵敏，眼底双侧视盘边界不清。双眼动正常，未见眼震。双侧面部针刺觉对称，双侧角膜反射正常引出，双侧咀嚼对称有力。双侧额纹、面纹对称，闭目及示齿有力。双耳粗测听力可，Weber 征居中，Rinne 试验双侧气导＞骨导。双侧软腭上抬有力，双侧咽反射存在。双侧转颈、耸肩有力，伸舌居中，未见舌肌纤颤。四肢肌力 5 级，肌张力正常，肌容积正常。双侧指鼻及跟膝胫试验稳准。四肢腱反射对称引出。皮肤针刺觉及音叉振动觉对称。脑膜刺激征阴性。

【辅助检查】

（一）入院前检查

1. MRI ＋ MRA ＋ MRV（2019-01-06）：脑实质及 MRA 未见明显异常，MRV 示双侧横窦血流信号影局限性细弱。

2. 眼底照相（2019-01-06）：双侧视盘水肿。

3. 眼压（2019-01-08）：右 16 mmHg，左 15 mmHg。

（二）首次入院后检查

1. 实验室检查

（1）凝血功能（2019-01-09）：凝血酶原时间 12.64 s（↑），国际标准化比值 1.14，活化部分凝血活酶时间 35.5 s，纤维蛋白原 1.95 g/L（↓），凝血酶时间 16.6 s，D- 二聚体 0.7 μg/ml。

（2）易栓症筛查（2019-01-09）：蛋白 S 活性 56.4%（↓），凝血因子 X 67.1%（↓），余正常。

（3）血液系统 3 项（2019-01-09）：叶酸 5.02 ng/ml，维生素 B_{12} 296 pg/ml，铁蛋白 6.3 ng/ml（↓）。

（4）自身抗体谱（2019-01-09）：抗 Ro-52 抗体（＋＋），余阴性。

（5）血常规、生化 35 项、血清蛋白电泳、红细胞沉降率、B 型钠尿肽、抗链球菌溶血素 O、类风湿因子、免疫球蛋白 4 项、抗中性粒细胞胞质抗体、抗心磷脂抗体、垂体性腺激素、补体 C4 及肿瘤标志物（女性）、糖化血红蛋白、尿常规、便常规：均正常。

（6）腰穿脑脊液检查（2019-01-10）：初压 280 mmH₂O，末压 50 mmH₂O。脑脊液常规：无色清，潘氏试验阴性，细胞总数 1/μl，白细胞数 1/μl。脑脊液生化：糖 4.08 mmol/L，蛋白质 18.4 mg/dl，氯 126 mmol/L。脑脊液免疫固定电泳（－）。

（7）血清、脑脊液 IgG 鞘内合成率（2019-01-10）：IgG 鞘内合成率 0.89（正常），血清白蛋白 43.6 mg/ml（↑），脑脊液白蛋白 0.12 mg/ml，血清 IgG 12.5 mg/ml（↑），脑脊液 IgG 0.014 mg/ml。

（8）神经系统感染病毒抗体检测（2019-01-10）：脑脊液正常。血液：单纯疱疹病毒 -1 抗体 IgG 41.220 IU/ml（＋），风疹病毒抗体 IgG ＞ 500.000 IU/ml（＋），EB 病毒抗体衣壳抗原 IgG 4.357 IU/ml（＋），EB 病毒抗体核心抗原 IgG 2.317 IU/ml（＋），巨细胞病毒抗体 IgG 387.900 IU/ml（＋）。

2. 眼底、眼压、视力、视野（2019-01-17）

（1）视力：右眼 1.0，左眼 1.0。

（2）眼压：双眼 10 mmHg。

（3）眼底：双眼视盘水肿（图 4-1）。

（4）视野：双眼散在相对暗点。

（5）OCT：双眼神经纤维层增厚。

3. 颈静脉超声：双侧颈静脉未见明显异常。

4. 心脏彩超＋下肢静脉超声：正常。

5. 耳部＋鞍区 CT 平扫＋冠状位及矢状位重建：鞍区密度异常。

6. 高分辨率 MRV：左侧横窦-乙状窦非优势，右侧横窦-乙状窦交界处狭窄（图 4-2）。

7. 脑血管造影（DSA）（2019-01-23）：测压显示上矢状窦 28.5 mmHg、窦汇 29 mmHg、横窦远端 28.5 mmHg、狭窄处 19.5 mmHg、右侧乙状窦 7.5 mmHg、颈内静脉球 6.5 mmHg；静脉窦超声提示横窦-乙状窦交界处狭窄（图 4-3）。

8. 热带病筛查（2019-01-25，外院）：肺吸虫 IgG 阳性。

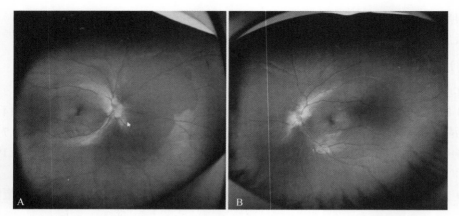

彩图

图 4-1（扫二维码看彩图） 眼底：双眼视盘水肿。**A**. 右眼；**B**. 左眼

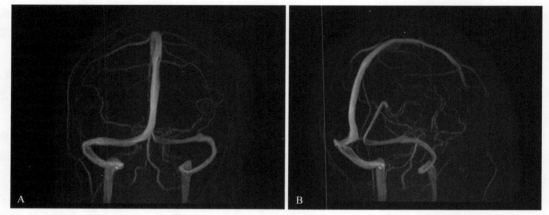

图 4-2 高分辨率 MRV 示左侧横窦-乙状窦非优势，右侧横窦-乙状窦交界处狭窄，其内未见明确占位。**A**. 后位；**B**. 左后侧位

9. 肺吸虫抗体（2019-03-01，外院复查）：阴性。

（三）第 2 次入院后检查

1. 腰穿脑脊液检查（2019-03-01）：压力 240 mmH$_2$O。脑脊液常规：无色微浊，潘氏试验阴性，细胞总数 1/μl，白细胞数 1/μl。脑脊液生化：糖 3.72 mmol/L，蛋白质 18.43 mg/dl，氯 125 mmol/L。

2. 血清、脑脊液 IgG 鞘内合成率：IgG 鞘内合成率 0.76，血清白蛋白 41.3 mg/ml，脑脊液白蛋白 0.12 mg/ml，血清 IgG 12.4 mg/ml（↑），脑脊液 IgG 0.018 mg/ml。

3. 血生化（腰穿同期）：葡萄糖 4.86 mmol/L，钾 3.94 mmol/L，钠 139.2 mmol/L，氯 102.8 mmol/L。

4. 眼底、眼压、视力、视野（2020-03-08）：

（1）视力：左 1.0，右 0.8。

（2）眼压：左 12 mmHg，右 9 mmHg。

（3）眼底：双眼视盘边界模糊、隆起、充血、出血（图 4-4）。

（4）视野：双眼下方暗点。

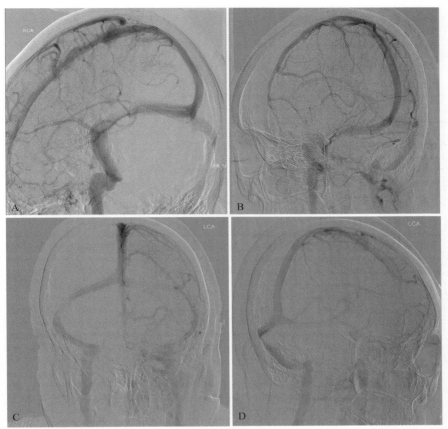

图 4-3　静脉窦造影及静脉窦测压示，右侧横窦-乙状窦交界处狭窄（测压显示上矢状窦 28.5 mmHg、窦汇 29 mmHg、横窦远端 28.5 mmHg、狭窄处 19.5 mmHg、乙状窦 7.5 mmHg、颈内静脉球 6.5 mmHg）。**A**. 前侧位；**B**. 左侧位；**C**. 正位；**D**. 右侧位

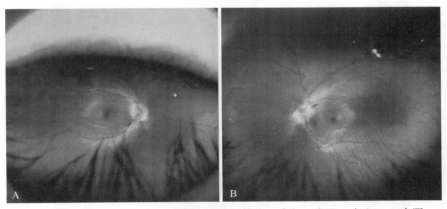

彩图

图 4-4（扫二维码看彩图）　眼底：双眼视盘边界模糊、隆起、充血、出血。**A**. 右眼；**B**. 左眼

5. 全脑动脉造影（2019-03-06）：造影可见左侧横窦发育不良，右侧横窦-乙状窦交界处狭窄，狭窄率约 70%，长度约 2.5 cm，采用测压导管在狭窄段两侧测压，两端压差约 13.5 mmHg。支架置入后两端压差约 3.0 mmHg（图 4-5）。

6. 术后头部 CT：右侧横窦支架术后改变（图 4-6）。

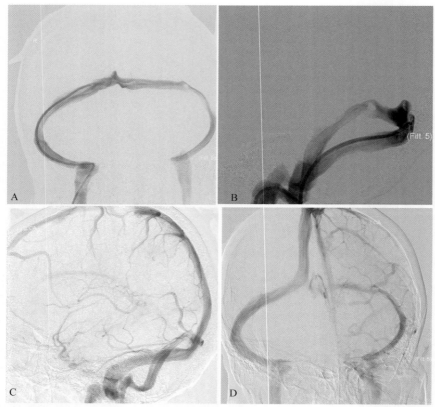

图 4-5　静脉窦造影＋静脉窦测压＋静脉窦支架置入术。**A**. 正位（支架术前）；**B**. 右侧位（支架术前）；**C**. 侧位（支架术后）；**D**. 正位（支架术后）

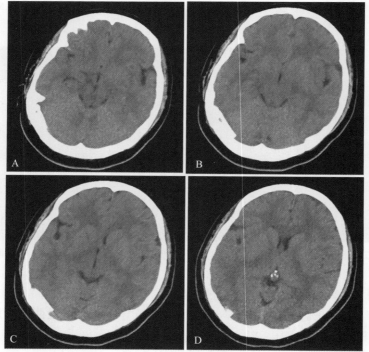

图 4-6　支架置入术后头部 CT。**A ～ D**. 右侧横窦走行区可见条状高密度影

【入院时诊断】

1. 定位诊断：视神经、脑脊液循环系统

（1）视神经：患者临床表现为发作性视物模糊，眼底检查示双侧视盘水肿，无四肢强直、意识丧失，无其他局灶性神经功能缺损体征，故定位于视神经。

（2）脑脊液循环系统：患者有双侧视盘水肿，腰穿测压提示初压 280 mmH$_2$O，头部 MRA ＋ MRV 提示双侧横窦血流信号影局限性细弱，提示脑脊液循环障碍所致颅内压增高，故定位于脑脊液循环系统。

2. 定性诊断：颅内压增高、静脉窦狭窄可能

患者临床表现为发作性视物模糊，双眼均受累及，眼底检查示双侧视盘水肿，腰穿测压提示初压 280 mmH$_2$O，头部 MRA ＋ MRV 提示双侧横窦血流信号影局限性细弱，故颅内压增高诊断明确。患者否认避孕药及激素类药物服用史，起病缓慢，高分辨率 MRV 未见明显异常，DSA 检查提示右侧横窦−乙状窦交界处狭窄，病因考虑静脉窦狭窄可能。

【住院后诊疗经过】

患者首次入院后完善腰穿脑脊液检查，见脑脊液清亮，初压 280 mmH$_2$O、末压 50 mmH$_2$O，予甘露醇脱水降颅压。脑脊液常规、生化、神经元抗原谱抗体、免疫蛋白电泳等未见明显异常，完善易栓症筛查未见明显异常；自身抗体及风湿免疫筛查提示抗 Ro-52 抗体阳性，无明显特异性，风湿免疫科会诊考虑患者抗核抗体（ANA）阴性，抗 SSA 抗体阴性，无结缔组织病（CTD）其他表现，故目前无 CTD 证据，且化验为假阳性可能性大，建议定期复查免疫指标。患者有口周毛囊炎，但是目前无其他白塞病表现，建议定期复查炎症指标、红细胞沉降率（ESR）和 C 反应蛋白（CRP），除外自身炎性疾病。患者目前无炎症指标增高，暂不考虑风湿免疫科疾病。患者双下肢皮肤鱼鳞样表现，请皮肤科会诊，诊断鱼鳞病，予多磺酸黏多糖乳膏外用 2 次 / 日。完善热带病相关检查提示肺吸虫抗体阳性，1 个月后复查肺吸虫抗体阴性，考虑假阳性可能。完善耳部＋鞍区 CT 平扫＋冠状位及矢状位重建、颅内高分辨率 MRV、颈内静脉超声、静脉窦造影及静脉窦测压，静脉窦超声提示右侧横窦−乙状窦交界处狭窄，测压为上矢状窦 28.5 mmHg、窦汇 29 mmHg、右侧横窦远端 28.5 mmHg、狭窄处 19.5 mmHg、乙状窦 7.5 mmHg、颈内静脉球 6.5 mmHg。

综合首次入院后的各项检查结果，考虑患者颅内压增高的原因为颅内静脉窦狭窄，但静脉窦狭窄的病因未明。

神经介入科会诊建议先行内科药物治疗，造影术后门诊密切随访，若症状加重建议积极介入治疗。患者及家属经考虑后要求暂不行静脉窦支架置入术，并出院。

患者因视物模糊、眼底水肿加重再次入院，于发病 4 月余后再次入院，行静脉窦造影＋静脉窦测压＋静脉窦狭窄段支架置入术。术后患者恢复可，未再出现视物模糊。

【出院时情况】

患者无头痛，无恶心、呕吐，未再出现视物模糊、双眼黑矇。

【随访情况】

随访患者至术后 3 个月，未再出现视物模糊症状及其他不适。

二、讨论

特发性颅内压增高（idiopathic intracranial hypertension，IIH）是一种病因不明、以头痛和视觉症状为主要临床表现，脑结构及脑脊液成分无明显异常的临床综合征。作为一种临床综合征，IIH 在医学史上已有约 100 年的历史。IIH 主要见于女性，尽管其发病机制仍不完全清楚，但与肥胖密切相关。据报道，在过去的十多年里（2002—2014 年），该病按年龄和性别调整的年总发病率逐渐增加，已达到 2.4/10 万。

顾名思义，特发性颅内压增高的病因不明，诊断主要依靠排除其他原因的颅内高压，例如占位性病变、脑积水，以及继发于静脉窦血栓、硬脑膜动静脉瘘的颅内压增高。关于 IIH 的病因，包括以下几种理论：①脑脊液平衡状态受损（脑脊液再吸收减少或者产生过度）；②维生素 A 代谢改变，与四环素、类固醇类药物相关；③静脉窦狭窄，可以导致静脉压增高、脑脊液吸收减少、颅内压增高和静脉窦高压。

患者的临床表现可包括头痛、短暂的视力暗淡（单侧或双侧视力变暗，通常持续几秒钟）、搏动性耳鸣、背痛、头晕、颈痛、视物模糊、认知障碍、根性疼痛和典型的水平复视等（图 4-7）[1]。

（1）头痛、短暂性视物模糊及搏动性耳鸣，是颅内压增高的典型三联征。首诊眼科的患者多数为双侧视盘水肿导致的视功能障碍。体位性一过性视物模糊在弯腰或起床时出现，累及单眼或双眼，持续数秒后可完全自行缓解，每天可频繁发生。该症状的机制为颅内高压导致视神经静脉回流短暂受阻、缺血所致。由于 IIH 多为慢性病程，头痛并不是急性剧烈发生，部分患者主诉后枕部及颈肩部不适。疾病早期患者中心视力及色觉可完全正常，故频繁

IIH症状	IIH诊断标准
头痛（程度和频率逐渐增加）（76%～94%） 视觉障碍（视野变暗）（68%～72%） 视盘水肿（52%～61%） 背痛（53%） 头晕（52%） 颈部疼痛（42%） 视物模糊（32%） 认知障碍（20%） 神经根性痛（19%） 复视（18%） A	A. 视盘水肿 B. 神经系统查体正常（展神经麻痹除外） C. 神经影像学：脑实质正常（无脑积水、占位、结构性病变或脑膜强化）。静脉血栓可排除诊断 D. 脑脊液成分正常 E. 腰穿压力上升≥25 cmH₂O B
无视盘水肿IIH（IIHWOP）的诊断标准 存在IIH的诊断标准B～E，且 　单侧或双侧展神经麻痹 **可能的IIHWOP诊断标准** 存在IIH诊断标准B～E，且 存在3项支持颅内压增高的神经影像学表现： 　空蝶鞍 　眼球后部扁平 　视神经鞘蛛网膜下腔扩张±视神经迂曲 　横窦狭窄 C	**可归因于IIH的头痛（ICHD-3β）** A. 任何符合标准C的头痛 B. 伴随腰穿压力升高≥25 cmH₂O的确诊的IIH C. 至少2项因果性证据 　a. 与IIH有时间相关性的头痛 　b. 可随颅内压下降缓解的头痛 　c. 随颅内压升高而加重的头痛 D. 不能用其他ICHD-3诊断解释的头痛 D

图 4-7 IIH 的诊断指南。**A.** Markey 等报告的 IIH 症状的出现频率。**B.** IIH 的诊断标准[2]。**C.** 无视盘水肿 IIH（IIH without papilledema，IIHWOP）的诊断标准。**D.** 根据国际头痛疾病分类（第 3 版，测试版）（ICHD-3β）定义的可归因于 IIH 的头痛。CSF，脑脊液；IIH，特发性颅内压增高

发作的一过性视物模糊是最常见的眼部首诊症状。眼科门诊少有早期 IIH 患者来诊也是同样道理。当视盘高度水肿，上述症状频繁出现时，则已经发展为颅内高压的高峰期或晚期。

（2）视盘水肿。IIH 导致的视盘水肿多为双侧对称性，但不除外由于视盘解剖结构差异出现的双侧不对称性表现。IIH 病程的不同时期，视盘水肿的表现及程度有很大差异。①早期（轻度）：视盘边界模糊、视盘抬高、表面充血、色红（图 4-8 A）。由于该阶段疾病的临床表现尚不充分，诊断困难，需要结合很多辅助检查以明确各种导致视盘水肿的病因。②中度：视盘周边 360° 边界均不清、视盘扩大、表面血管部分被遮蔽、视盘周围同心圆样视网膜皱褶（图 4-8 B）。③重度：视盘整体隆起、血管消失，伴有大量出血、渗出、静脉迂曲。棉绒斑的出现表明缺血。黄斑渗出时可有视物变形（图 4-8 C）。④慢性期：视盘呈"香槟酒瓶塞"样环形隆起，表面出血减少，覆盖白色轴浆渗出物与胶质增生。由于慢性缺氧、缺血，视盘表面可以出现新生毛细血管以及静脉侧支循环（图 4-8 D）。⑤晚期：视盘隆起消退，继发性萎缩，颜色苍白，表面血管变细，白鞘形成。视网膜仍可见陈旧性渗出（图 4-8 E）。如果患者在该时期首诊，确诊颅内压增高较困难，需要结合其他临床表现及影像学中空蝶鞍等间接征象。

客观评价 IIH 视盘水肿的程度可以使用 Frisen 量表。该分级标准结合了检眼镜下表现和

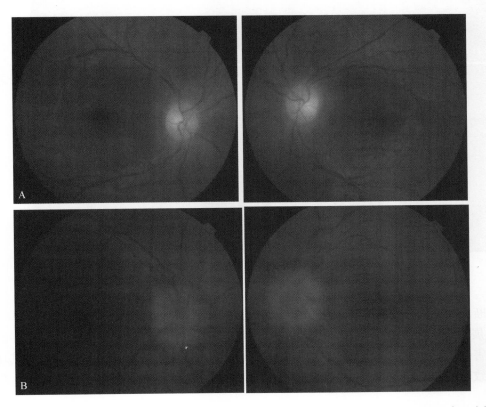

彩图

图 4-8（扫二维码看彩图）　视盘水肿分级。**A**. 早期（轻度）颅内高压：双侧视盘边界不清，略抬高，表面血管充血。**B**. 中度视盘水肿：双侧视盘环形隆起，边界不清且扩大。视盘表面血管部分被遮蔽。**C**. 重度视盘水肿：双侧视盘明显隆起，盘周出血、渗出，静脉迂曲。双侧黄斑星芒状渗出。**D**. 慢性期视盘水肿：双侧视盘呈"香槟酒瓶塞"样，表面出血减少，覆盖白色轴浆渗出物与胶质增生。**E**. 晚期视盘水肿：视盘隆起略消退，颜色苍白，表面血管变细，白鞘形成，视网膜仍可见陈旧性渗出

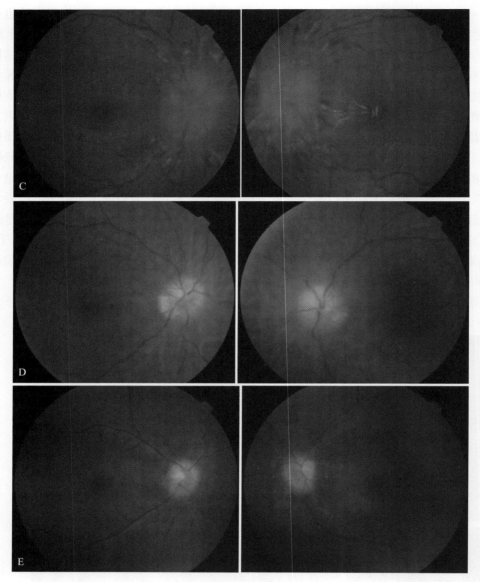

图 4-8　续

光学相干断层扫描（optical coherence tomography，OCT）检查，用于 IIH 疗效的评估。

（3）展神经麻痹：IIH 导致的展神经麻痹为颅内压增高所致的假性体征，也是唯一的神经系统损害体征。由于展神经在蛛网膜下隙中的行径较长且游离，颅内压增高后可致其功能受损，导致轻度的双侧外展欠充分。患者可以有双眼水平复视的主诉，但多为间歇性，程度较轻。

IIH 合并颅内静脉窦狭窄，既往由于影像学检查方法的局限，对静脉窦病变的诊断率较低，对 IIH 患者并发静脉窦梗阻的认识不足。因此，静脉窦狭窄在 IIH 病因学中的作用可能被低估[3-4]，近年来一系列研究发现有超过 90% 的 IIH 患者合并静脉窦狭窄，明显高于健康对照人群[5-6]。DSA 的应用，明显提高了对静脉窦狭窄诊断的准确性。而静脉窦内逆行造影及微导管测压术，可更进一步判断病变部位、狭窄程度及窦内压力变化，有助于更准确地了解静脉窦狭窄及血流动力学状况。

合并静脉窦狭窄的 IIH 发病机制，目前有两种观点：一种认为是其他因素造成了颅内压升高，升高的颅内压压迫静脉窦，导致静脉窦顺应性降低，出现窦壁塌陷，这是一种外压性狭窄[7]；另一种机制认为静脉窦狭窄是血管腔内占位性病变造成部分阻塞，如蛛网膜颗粒增大或静脉窦血栓机化附于窦壁造成窦道狭窄，引起窦内静脉压增高，从而引起颅内压升高[8]。血管内超声检查和高分辨率 MRI 有助于明确静脉窦狭窄是静脉窦内堵塞还是窦壁受压。尽管上述两种发病机制明显不同，但无论静脉窦狭窄为颅内高压的原因还是结果，静脉窦高压均为加重脑脊液循环障碍的重要因素。

静脉窦内逆行性造影及微导管测压术被认为是静脉窦狭窄检测的金标准[9]。迄今仍缺乏公认的跨狭窄压力差标准。多数学者认为 > 4 mmHg 即有临床意义。当压力差达到 4 ~ 50 mmHg 时，提示静脉窦内血流梗阻已造成显著的血流动力学障碍，在颅内压升高的病理生理机制中起着重要作用，支架成形术可解除静脉窦狭窄，获得良好的临床效果。最近的综述对于狭窄处压力梯度 ≥ 10 mmHg 的患者，认为存在静脉窦支架置入术的适应证[10]。越来越多的文献证明静脉窦支架的疗效。最近的一篇囊括 24 项研究共 473 例患者的系统回顾和 meta 分析发现，在难治性 IIH 和静脉窦狭窄合并压力梯度升高的患者中，静脉窦支架置入术与降低压力梯度和颅内压、改善 IIH 体征和症状以及可接受的支架术后存活率有关[11]。

（靳光远　龚浠平）

三、专家点评

特发性颅内压增高（IIH）是一种相当少见的疾病，诊断该病须除外炎症、占位、静脉窦血栓形成等继发性颅内高压病变。患者临床表现存在异质性，典型表现为头痛、短暂性视物模糊和搏动性耳鸣三联征，部分患者可仅表现为视觉症状，对此类患者要提高警惕，进行必要的眼底检查。另外，对于空蝶鞍（指垂体未见显示，与长期颅压增高有关）、神经鞘扩大（视神经周围环状的脑脊液样高信号影增宽）、眼球后部扁平（脑脊液压力增高通过视神经鞘传递至眼球后部，导致眼睛压力增高，可见视盘水肿）等影像学表现的识别，同样有助于早期识别颅内压增高。对所有怀疑颅内压增高的患者都应仔细询问病史，完善血常规、自身免疫系统筛查、影像学检查（MRI、MRV 甚至 DSA），以排除目前已知与颅内压升高有关的任何可能的继发性原因［真性红细胞增多症、颅内静脉窦血栓形成、动静脉瘘；喹诺酮、四环素、激素等药物服用史；慢性阻塞性肺疾病（COPD）、系统性红斑狼疮（SLE）、鹦鹉热等系统性疾病；甲状腺功能亢进、甲状腺功能减退、库欣综合征等内分泌疾病等］。同时非侵入性的血管内超声、高分辨率 MRI 等新方法有助于了解静脉窦病变位置和造成静脉窦狭窄的原因，可为临床治疗的选择提供重要信息。

（审核及点评专家：董可辉）

参考文献

［1］Mollan SP，Davies B，Silver NC，et al. Idiopathic intracranial hypertension：consensus guidelines on management. J Neurol Neurosurg Psychiatry，2018，89（10）：1088-1100.

［2］Friedman DI，Liu GT，Digre KB. Revised diagnostic criteria for the pseudotumor cerebri syndrome in adults and children. Neurology，2013，81（13）：1159-1165.

［3］Higgins JN，Cousins C，Owler BK，et al. Idiopathic intracranial hypertension：12 cases treated by venous sinus stenting. J Neurol Neurosurg Psychiatry，2003，74（12）：1662-1666.

［4］Karahalios DG，Rekate HL，Khayata MH，et al. Elevated intracranial venous pressure as a universal mechanism in pseudotumor cerebri of varying etiologies. Neurology，1996，46（1）：198-202.

［5］Higgins JN，Gillard JH，Owler BK，et al. MR venography in idiopathic intracranial hypertension：unappreciated and misunderstood. J Neurol Neurosurg Psychiatry，2004，75（4）：621-625.

［6］Farb RI，Vanek I，Scott JN，et al. Idiopathic intracranial hypertension：the prevalence and morphology of sinovenous stenosis. Neurology，2003，60（9）：1418-1424.

［7］Bateman GA. Stenoses in idiopathic intracranial hypertension：to stent or not to stent？ AJNR Am J Neuroradiol，2008，29（2）：215；author reply：215-216.

［8］Biousse V，Ameri A，Bousser MG. Isolated intracranial hypertension as the only sign of cerebral venous thrombosis. Neurology，1999，53（7）：1537-1542.

［9］Owler BK，Parker G，Halmagyi GM，et al. Pseudotumor cerebri syndrome：venous sinus obstruction and its treatment with stent placement. J Neurosurg，2003，98（5）：1045-1055.

［10］Gurney SP，Ramalingam S，Thomas A，et al. Exploring the current management idiopathic intracranial hypertension，and understanding the role of dural venous sinus stenting. Eye Brain，2020，12：1-13.

［11］Saber H，Lewis W，Sadeghi M，et al. Stent survival and stent-adjacent stenosis rates following venous sinus stenting for idiopathic intracranial iypertension：a systematic review and meta-analysis. Interv Neurol，2018，7（6）：490-500.

病例 5　肺动静脉瘘所致青年隐源性脑卒中

一、病例介绍

【主诉】患者女性，32 岁，主因"突发右侧肢体麻木无力 22 h"于 2020 年 5 月 27 日收入北京天坛医院血管神经病学科。

【现病史】患者于入院前 22 h（2020-05-26，18∶30）无明显诱因突发右侧肢体麻木、无力，不能持物及行走。21.5 h 前出现言语费力，表现为吐字困难，但能正确表达，能理解他人言语，此时肢体力量较前有所缓解。就诊于急诊，头颅 CT 检查未见明显异常。约 18.5 h 前（2020-05-26，22∶09）行阿替普酶静脉溶栓治疗，溶栓前 NIHSS 评分 4 分（面瘫 1＋右上 1＋感觉 1＋构音 1），溶栓过程中未见出血、舌部及牙龈肿胀，溶栓后 1 h NIHSS 评分 1 分（面瘫 1），溶栓后 2 h NIHSS 评分 0 分。

【既往史、个人史、家族史】否认高血压、糖尿病、冠心病等慢性病史。6 年前剖宫产，育有 1 子（孕期 34 周大出血，胎儿为前置胎盘，先兆早产），人工流产 4 次（12 年前、8 年前、7 年前、3 年前）。几乎未服用避孕药，最后一次为 8 个月前。偏头痛病史 10 余年，3 年前外院诊断为原发性头痛，主要表现为经期前、经期中头痛，头痛前无视物模糊、肢体麻木无力等不适感。青霉素过敏。父亲有高血压病史，否认脑卒中家族史。吸烟 15 年，10 支／日，近 3 个月为 20 支／日。近期饮酒约 2 个月，每日饮酒 20 ～ 30 ml 威士忌（酒精浓度 46%～ 60%）。

【入院查体】左侧上肢血压 106/64 mmHg，右侧上肢血压 108/62 mmHg，双肺呼吸音清，未闻及干湿啰音，心律齐，未闻及明显杂音。神经系统查体：神清，语利，高级皮质功能粗测正常。双侧瞳孔等大正圆，直径 3 mm，双侧瞳孔直接及间接对光反射灵敏，眼球各项运动充分，未见眼震。余脑神经查体未见明显异常。四肢肌力 5 级，肌张力正常。双侧指鼻、跟膝胫试验稳准。双侧肢体针刺觉、音叉振动觉对称。四肢腱反射对称引出。双侧掌颏反射、Hoffmann 征阴性。双侧巴宾斯基征阴性。颈软，脑膜刺激征阴性。

【辅助检查】

1. 血生化、凝血 6 项、红细胞沉降率、血尿便常规、抗磷脂抗体谱、促甲状腺激素受体抗体、类风湿 3 项、自身抗体谱、易栓症、狼疮抗凝物、凝血因子 8 项、抗中性粒细胞胞质抗体、甲状腺功能 8 项等均未见明显异常。

2. 头部 MRI（溶栓后 24 h 复查，2020-05-27）：左侧基底节、左侧放射冠散在点状急性期缺血梗死灶，动脉自旋标记（ASL）可见相应区域脑血流量（CBF）减低（图 5-1）。MRA 示，右侧大脑后动脉胚胎型。

3. 胸部 CT（发病 5 h）：右肺下叶类结节灶，不除外血管源性改变（图 5-2）。

4. 超声心动图（发病第 3 天）：目前心内主要结构及血流未见明显异常，左心功能正常（左心房内径 26 mm，射血分数 74%）。

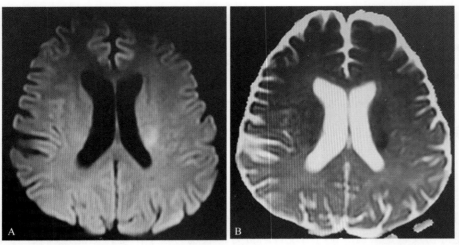

图 5-1　患者入院后头部 MRI。**A**. 左侧侧脑室旁 DWI 高信号；**B**. 左侧侧脑室旁 ADC 低信号

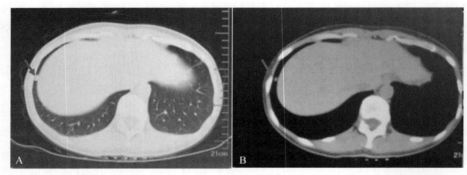

图 5-2　胸部 CT，示右肺下叶类结节灶，不除外血管源性改变。**A**. 肺窗；**B**. 纵隔窗

5. 下肢静脉超声（发病第 4 天）：双下肢深静脉血流通畅。

6. 经颅多普勒超声（TCD）（发病第 7 天）：未见明显异常。TCD 发泡试验（＋），存在右向左分流（图 5-3）。

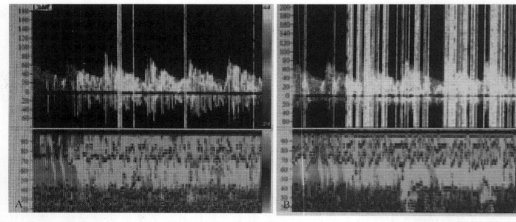

彩图

图 **5-3**（扫二维码看彩图）　TCD 发泡试验，检测双侧大脑中动脉。**A**. 推注发泡剂前；**B**. 推注发泡剂后，静息状态下第 5 s 探及雨帘样栓子信号

7. 动态心电图、弓上 CTA（发病第 8 天）：未见明显异常。

8. 经食管超声心动图＋右心造影（发病第 9 天）：卵圆孔闭合，左心耳内未见明显异常回声。右心造影（＋），不除外肺动静脉瘘。

9. 左侧大脑中动脉高分辨率磁共振（发病第 10 天）：未见明显异常。

10. 肺血管 CT 成像（发病第 14 天）：右肺下叶结节影，考虑为动静脉瘘（图 5-4）。

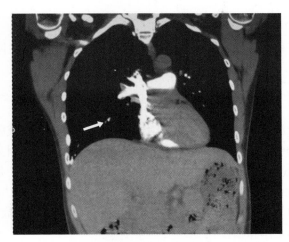

图 5-4　肺血管 CT 平扫图像示右肺下叶结节影，考虑为动静脉瘘

【入院时诊断】

1. 定位诊断：左侧颈内动脉系统

患者发病时表现为右侧肢体麻木无力伴言语不清，当时查体可见轻度构音障碍，右侧中枢性面瘫，考虑左侧皮质脑干束受累；右侧肢体针刺觉减退，考虑左侧脊髓丘脑侧束、丘脑辐射或丘脑至皮质的投射纤维受累；右上肢肌力 4 级，肌张力正常、腱反射适中，右侧病理征可疑阳性，考虑可能为左侧锥体束受累。综上所述，考虑病灶位于上述传导束较为集中的区域如内囊、放射冠或脑干等处，但患者发病时无视物旋转、视物成双、饮水呛咳或共济失调等后循环受累的症状及体征，发病后头 MR 提示左侧放射冠小片状超急性期梗死灶，与上述临床症状及体征相符，故考虑为责任病灶。该部位属于左侧颈内动脉供血区，故定位于此。

2. 定性诊断：脑梗死

患者急性起病，以右侧肢体麻木无力伴言语不清为主要临床表现，表现为局灶性中枢神经系统缺损的症状及体征，症状持续不缓解，发病后头部影像学检查提示左侧放射冠小片状超急性期梗死灶。因此，考虑该患者的定性诊断为脑梗死。

【住院后诊疗经过】

患者为青年女性，急性脑梗死诊断明确，病因尚不明确。发病后 4.5 h 内给予标准剂量的阿替普酶（rt-PA）溶栓治疗，溶栓前 NIHSS 评分 4 分，溶栓后 NIHSS 评分 0 分。溶栓后 24 h 复查头部 MRI，给予阿司匹林 100 mg 1 次 / 日联合氯吡格雷 75 mg 1 次 / 日双联抗血小板聚集、阿托伐他汀 40 mg 1 次 / 晚强化他汀治疗，并给予丁苯酞、盐酸川芎嗪及银杏叶静点。同时完善弓上 CTA、TCD 发泡试验、高分辨率磁共振（左侧大脑中动脉）、24 h 动态血压及心电图检查，协助明确病因及发病机制。患者 TCD 发泡试验可见静息状态下第 5 s 探及雨帘样栓子信号，进一步完善经食管超声心动图＋右心造影检查未见卵圆孔未闭（patent foramen ovale，PFO），右心造影（＋），不除外肺动静脉瘘；继续完善肺 CTA-V 显示右肺下叶结节影，考虑为动静脉瘘。同时弓上 CTA 及高分辨率磁共振检查未见颅外段血管及颅内血管异常，下肢深静脉超声未见明显异常。胸外科会诊意见：根据肺血管 CT 结果，诊断考虑肺动静脉瘘，建议脑梗死急性期过后，病情稳定时进一步行肺血管造影＋栓塞术或开胸手术治疗。

【出院时情况】

患者出院时病情平稳，无不适主诉，神经系统查体未见明显阳性体征。

二、讨论

反常栓塞是青年隐源性卒中最主要的原因之一，栓子通过心内或肺的异常通道，由右心系统直接进入左心系统引起的栓塞事件即为反常栓塞，最常见的病因为卵圆孔未闭，肺动静脉瘘（pulmonary arterio-venous fistula，PAVF）相对比较少见。PAVF 是指肺动脉与肺静脉不通过肺毛细血管网，而是直接通过扩大迂曲的血管或血管瘤相通[1]。大多数 PAVF 的患者可以终生无症状，但约 30% 的患者会出现中枢神经系统相关的并发症，包括癫痫、偏头痛、脑脓肿、短暂性脑缺血发作和脑梗死。

反常栓塞的发生可能取决于 PAVF 的灌注。Nakamura 等[2]认为 PAVF 导致脑反常栓塞有 3 种机制：①瘘道内血栓形成导致的栓塞；②下肢深静脉血栓栓子导致的栓塞；③红细胞增多症引起的血栓或栓塞。本病例血常规正常，未找到深静脉血栓存在的证据，经检查也未发现其他栓子来源。事实上，传统诊断技术也有可能发现不了小的栓子，尤其是当栓子位于骨盆或卒中发作时已脱落转移的栓子。PAVF 处血流缓慢，也有可能形成原位血栓，导致栓塞[3]。

本例患者为青年女性，急性起病，主要表现为右侧肢体麻木无力，结合头颅 MRI 结果，左侧脑室旁梗死诊断明确。但患者为青年女性，既往体健，且自身抗体、头颈部血管、动态心电图等未见明显异常，头 MRA 及弓上 CTA 显示颅内外血管未见明显异常。患者有吸烟史多年，为明确责任血管左侧大脑中动脉是否存在穿支口动脉粥样硬化可能，继续完善了动脉斑块增强高分辨率成像，结果正常。该患者反常栓塞风险量表 RoPE 评分为 7 分，提示卒中与反常栓塞有关。患者 TCD 发泡试验阳性，考虑存在右向左分流，进一步行经食管超声心动图＋右心造影可见卵圆孔闭合、左心耳内未见明显异常回声，但右心造影阳性，需考虑是否存在心外型右向左分流 PAVF 可能。该患者胸部 CT 提示右肺下叶类结节灶，进一步行肺 CTA-V 证实为肺动静脉瘘。综上所述，我们考虑本病例为肺动静脉瘘导致的脑栓塞可能性最大。

PAVF 发生率为 2/10 万～ 3/10 万[4]，极易被临床所忽视，但对于中青年缺血性脑卒中患者，合理掌握 RoPE 评分的使用，可以帮助我们提高反常栓塞诊断的阳性率[5]。TCD 发泡试验目前已被广泛用于右向左分流的筛查[6]。该病例经 TCD 发泡试验证实，平静呼吸注射激活生理盐水第 5 s 探及雨帘样栓子信号，发现存在右向左分流，当排除先天性心脏病如卵圆孔未闭等病因时，应考虑存在 PAVF 可能。

（张　彤）

三、专家点评

　　该病例提示我们，对青年隐源性卒中患者要高度重视反常栓塞。尤其是 TCD 发泡试验在静息状态下而不是 Valsalva 呼吸诱导下检测到较明显的右向左分流，除了考虑较大的卵圆孔未闭，还应高度怀疑肺动静脉瘘的可能性。肺动脉血管造影是诊断 PAVF 的金标准，可以提供病灶部位、大小、数量等信息，但其有创且存在一定的并发症风险，可进行无创的胸部 CT 进行初筛。近年来已有大量病例报告文献报道 PAVF 相关脑卒中、Percheron 梗死、脑脓肿等神经并发症，且已有文章报道 15 岁短暂性脑缺血发作患者合并 PFO 及 PAVF，故神经内科医师应提高对 PAVF 及相关并发症的认识，减少漏诊、误诊。

（审核及点评专家：曲　辉）

参考文献

［1］Ryan C，Jeanette D，Joseph FC，et al. Case studies. Ischemic stroke secondary to paradoxical embolism through a pulmonary arteriovenous malformation：case report and review of the literature. J Stroke Cerebrovas，2018，27（7）：e125-127.

［2］Nakamura H，Miwa K，Haruki T，et al. Pulmonary arteriovenous fistula with cerebral infarction successfully treated by video-assisted thoracic surgery. Ann Thorac Cardiovasc Surg，2008，14：35-37.

［3］李进，叶体辉，王振松，等 . 肺动静脉瘘致脑梗死一例 . 中国中西医结合影像学杂志，2017，15（3）：377-378.

［4］王丹凤，徐俊 . 肺动静脉瘘与缺血性卒中 . 中国卒中杂志，2019，14（2）：175-177.

［5］郑华光，王伊龙，陈启东，等 . 反常性栓塞风险量表在合并卵圆孔未闭的隐源性卒中或短暂性脑缺血发作患者中的应用 . 中国卒中杂志，2014，9（8）：654-662.

［6］Van H，Poommipanit P，Shalaby M，et al. Sensitivity of transcranial Doppler versus intracardiac echocardiography in the detection of right-to-left shunt. JACC Cardiovasc Imaging，2010，3（4）：343-348.

病例6 颈动脉蹼所致脑梗死

一、病例介绍

【主诉】患者男性，67岁，主因"醒后言语不利伴左侧肢体无力25 h"入院。

【现病史】患者24 h前睡醒后发现左侧肢体无力（最后正常时间：25 h前午睡前），尚可抬举，不能持物、行走，伴言语不利，可理解他人言语，伴饮水呛咳，无头晕，无视物旋转，无视物重影，无耳鸣，就诊于我院急诊，行头颅CT提示右颞叶及右脑岛局部低密度影，患者家属拒绝静脉溶栓及血管内介入治疗。给予阿司匹林、氯吡格雷、他汀及输液治疗后患者症状仍持续，为进一步诊治，以"脑梗死"收治入院。患者起病以来，精神差，睡眠可，二便正常，近期体重无明显下降。

【既往史、个人史、家族史】心房颤动病史5年，未治疗。吸烟史30年，每天10支，戒烟5年。否认高血压、糖尿病、高脂血症、卒中病史。否认饮酒史。否认家族遗传病史。

【入院查体】右侧卧位血压124/98 mmHg，左侧卧位血压134/88 mmHg。颈部血管听诊未闻及杂音。双肺呼吸音清，未闻及干湿啰音，心率86次/分，心律绝对不齐，第一心音强弱不等，各瓣膜听诊区未闻及杂音。腹软，无压痛、反跳痛，肝脾肋下未触及，双下肢无水肿。神经系统查体：神志清楚，构音障碍，双眼向右侧凝视，双侧瞳孔等大正圆，直径3 mm，直接及间接对光反射灵敏。双侧额纹对称，左侧鼻唇沟浅，左侧咽反射活跃。左侧上肢肌力1级，左侧下肢肌力2级，左侧上下肢肌张力升高，腱反射活跃。右侧肌力、肌张力、腱反射正常。左侧Babinski征阳性。NIHSS评分13分（凝视2分，左上4分，左下4分，构音1分，面瘫2分）。

【辅助检查】

1. 实验室检查：低密度脂蛋白3.2 mmol/L（↑），空腹葡萄糖8.24 mmol/L（↑），糖化血红蛋白8.7%（↑），同型半胱氨酸37.47 μmol/L（↑），B型钠尿肽（BNP）215.6 pg/ml（↑）。

2. 经胸超声心动图：左心室下壁运动明显减弱，左心增大（内径58 mm），左心室假腱索。

3. 头颅CT（发病1周）：右额颞叶、脑岛、顶叶大面积脑梗死（图6-1）。

4. 颈部血管彩超：右侧颈动脉分叉处考虑颈动脉蹼伴斑块形成（图6-2）。

5. 弓上CTA：右侧颈动脉分叉处管腔狭窄，轴位可见充盈缺损（图6-3）。

【入院时诊断】

1. 定位诊断：右侧颈内动脉系统

患者出现左侧上运动神经元性损害，定位于右侧皮质脊髓束；患者左侧中枢性面瘫，假性延髓麻痹，定位于右侧皮质脑干束；患者双眼向右凝视，结合患者左侧肢体无力，定位于右侧额叶侧视中枢。结合头颅CT显示右侧额颞叶、脑岛、顶叶大面积低密度影，为责任病灶，属右侧颈内动脉系统供血，故定位于此。

2. 定性诊断：脑梗死、颈动脉蹼伴斑块形成可能性大、心源性栓塞不除外

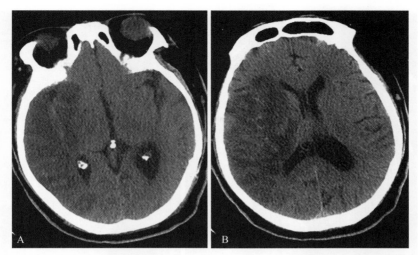

图 6-1　头颅 CT（发病 1 周）。**A** 和 **B**. 右额颞顶叶、脑岛、放射冠、基底节区大面积缺血梗死灶，伴出血渗出

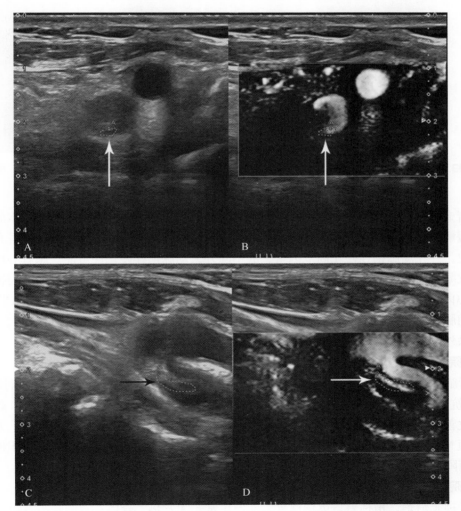

图 6-2　二维超声图像显示右侧颈内动脉。**A** 和 **B**. 横切面：可见后壁突入管腔的充盈缺损。**C** 和 **D**. 纵切面：后壁斑块内见无回声区，表面有较厚的膜状结构，不随血流漂动

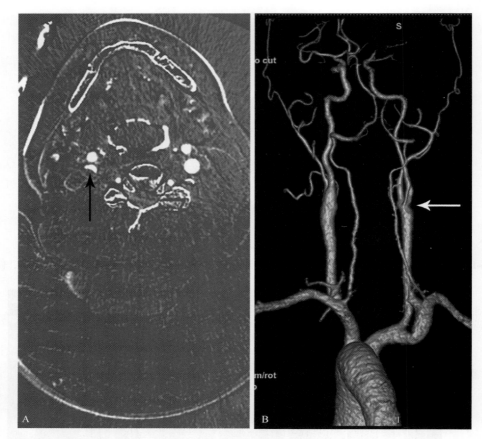

图 6-3（扫二维码看彩图） 弓上 CTA 显示右侧颈内动脉起始处充盈缺损突入管腔内。**A**. 轴位；**B**. 矢状位

患者老年男性，急性起病，病情迅速达高峰，存在神经功能缺损的症状和体征，症状持续不缓解，头颅 CT 已排除脑出血，结合症状和体征考虑脑梗死诊断明确。患者有长期大量吸烟史，存在动脉粥样硬化高危因素，故不除外大动脉粥样硬化性可能。患者心房颤动病史，未抗凝治疗，且此次起病急，病情迅速达高峰，故心源性栓塞不除外。入院完善超声心动图，心内结构未见异常，颈动脉超声提示右侧颈动脉蹼伴斑块形成，头颈 CTA 检查提示右侧颈动脉后壁向腔内伸展的充盈缺损，故病因考虑颈动脉蹼伴斑块形成可能性大，心源性栓塞不除外。

【住院后诊疗经过】

患者脑梗死诊断明确，病因考虑颈动脉蹼伴斑块形成，入院后予以阿司匹林肠溶片 100 mg 1 次 / 日抗血小板聚集、阿托伐他汀 40 mg 每晚 1 次（qn）调脂稳斑，控制血压、血糖及心室率，改善循环，肠内营养，抑酸保护胃黏膜，补液对症支持治疗。因患者躁动，无法配合完善头颅 MRI 检查，发病 1 周后复查头颅 CT 提示右额颞叶及右脑岛、顶叶大面积梗死伴渗出，停用阿司匹林。

【出院时情况】

患者神志清楚，精神差，鼻饲饮食，二便正常，无发热。查体：双肺呼吸音粗，未闻及干湿啰音，心率 90 次 / 分，心律绝对不齐，第一心音强弱不等，各瓣膜听诊区未闻及杂音。

腹软，无压痛、反跳痛，肝脾肋下未触及，双下肢无水肿。神经系统查体：神志清楚，构音障碍，双侧瞳孔等大正圆，直径 3 mm，直接及间接对光反射灵敏。双侧额纹对称，左侧鼻唇沟浅。左侧上肢肌力 1 级，左侧下肢肌力 1 级，左侧上下肢肌张力升高，左侧腱反射活跃。右侧肌力、肌张力、腱反射正常。左侧 Babinski 征阳性。余查体欠配合。

二、讨论

本例患者临床诊断为脑梗死，责任病灶定位于右侧额颞顶叶，为右侧大脑中动脉供血区，超声检查发现右侧颈动脉分叉处颈动脉蹼形成。因此，发病机制考虑斑块脱落可能，加重或导致右侧大脑中动脉狭窄或闭塞，进而引起相应的临床症状。

颈动脉蹼（carotid web，CAW）是指从颈动脉后壁向管腔内突出的薄膜样片状物，通常位于颈动脉分叉处及颈内动脉起始处，目前大多数学者认为其是非典型内膜型肌纤维发育不良[1]。Sajedi[2] 对 2 例 CAW 进行了内膜切除术，病理显示广泛内膜肌纤维增生伴随纤维化和黏液样变性，也有人认为其是一种发育异常[3]，容易被误诊为动脉粥样硬化斑块。

由于颈动脉蹼形态学改变细微，影像学医生及临床医生对其认识不足，目前尚缺乏颈动脉蹼在人群中的总体流行病学资料。Choi 等[1] 回顾了连续入组的缺血性卒中患者，CAW 患病率为 1.2%（卒中同侧的患病率为 0.7%）。现有的病例对照研究表明隐源性卒中患者同侧 CAW 的患病率为 9.4% ～ 37%[2, 4-6]，且常见于青年缺血性卒中患者。考虑到老年人常见的缺血性卒中病因多为心源性栓塞和大血管动脉粥样硬化，且动脉分叉处易形成动脉粥样硬化斑块，因此在老年患者中识别 CAW 可能更具有挑战性。

目前不同的影像技术对诊断 CAW 的准确率仍不清楚。CAW 在 CT 血管成像（CTA）中有特征性的改变：在矢状位表现为颈动脉分叉处或颈内动脉起始处沿着颈动脉后壁向腔内伸展的薄层充盈缺损，在轴位表现为薄层隔膜。CTA 的局限性在于缺乏有关血流动力学和病变成分的信息。与 CTA 相比，多普勒超声对 CAW 诊断的敏感性较低，它可能显示一种不明显的、高回声的病变，可能被误诊为动脉粥样硬化斑块，也可能高估了狭窄的程度。颈动脉蹼的超声检查报道最先由 Kliewer 和 Carroll 描述[7]，经血管造影证实为颈动脉蹼，颈动脉内膜切除术后病理显示为颈动脉蹼的内膜改变和血栓附着。

（黎洁洁　王　凝）

三、专家点评

该患者是一例颈动脉蹼致缺血性卒中的病例，特殊之处在于患者合并心房颤动，超声心动图显示左心房增大。入院初期考虑病因为心源性栓塞，随检查逐步完善，患者颈动脉蹼位于责任血管侧，且为单一血管栓塞，考虑病因为颈动脉蹼可能性大。颈动脉蹼的诊断主要依靠影像学，目前主要有 3 种方法：颈部血管超声及超声造影、CTA 及金标准 DSA。主要表现为线性腔内充盈缺损、颈内动脉后壁薄膜样突起、对比剂排空延迟及滞留。颈动脉蹼主要与动脉粥样硬化斑块和动脉夹层相鉴别，其鉴别要点包括：颈动脉蹼是颈动脉球部后壁的薄层结构；动脉粥样硬化斑块是血管壁的局限性增厚，但并不局限于颈动脉球部后壁；动脉夹层的隔膜常延伸超过颈动脉球部，并且可能与壁内血肿或假性动脉瘤相关。颈动脉蹼的药物治疗方面，缺乏强有力的循证医学证据，单纯抗血小板治疗效果不明确，而标准化抗凝治疗或许有效。但该患者因梗死面积大，入院初未启动抗凝治疗，给予阿司匹林抗血小板聚集后患者出现出血转化，暂停抗血小板聚集药物，定期复查头颅 CT，重新评估抗凝时机。对本患者使用抗凝治疗亦可同时覆盖心房颤动所致系统性栓塞的治疗。

（审核及点评专家：曲　辉）

参考文献

［1］Choi PM，Singh D，Trivedi A，et al. Carotid webs and recurrent ischemic strokes in the era of CT angiography. AJNR Am J Neuroradiol，2015，36（11）：2134-2139.

［2］Sajedi PI，Gonzalez JN，Cronin CA，et al. Carotid bulb webs as a cause of "cryptogenic" ischemic stroke. AJNR Am J Neuroradiol，2017，38（7）：1399-1404.

［3］McNamara MF. The carotid web：a developmental anomaly of the brachiocephalic system. Ann Vasc Surg，1987，1（5）：595-597.

［4］Joux J，Boulanger M，Jeannin S，et al. Association between carotid bulb diaphragm and ischemic stroke in young Afro-Caribbean patients. Stroke，2016，47（10）：2641-2644.

［5］Coutinho JM，Derkatch S，Potvin AR，et al. Carotid artery web and ischemic stroke：a case-control study. Neurology，2017，88（1）：65-69.

［6］Kim SJ，Allen JW，Nahab F，et al. Carotid webs in cryptogenic ischemic strokes：a matched case-control study. J Stroke Cerebrovasc Dis，2019，28（12）：104402.

［7］Kliewer MA，Carroll BA. Ultrasound case of the day. Internal carotid artery web（a typical fibromuscular dysplasia）. Radiographics，1991，11（3）：504-505.

病例 7　产褥期大脑静脉窦血栓形成

一、病例介绍

【主诉】患者女性，19 岁，左侧肢体无力 5 天，加重伴意识水平下降 1 天。

【现病史】患者于 5 天前（2019-10-08）自觉活动时肢体无力，左侧为著，当时未予诊治。4 天前（2019-10-09）患者左侧肢体无力症状加重，走路拖地，并出现抽搐 2 次，表现为双眼上视、牙关紧闭、颈部倾斜，随后出现肢体抽搐，无意识丧失、舌咬伤、二便失禁，每次持续 2～3 min 症状好转，于当日 14:00 左右就诊于当地医院，查头颅 MRI 示：①上矢状窦区流空信号消失；②右侧额叶、左侧额叶与顶叶信号异常，静脉性脑梗死合并少量出血性改变？给予抗炎、低分子量肝素抗凝、抗癫痫等药物治疗（具体用量不详）。患者症状逐渐加重，抽搐次数增多，每天发作 4～5 次，症状、持续时间同前。1 天前（2019-10-12）患者出现意识障碍，于我院神经内科急诊就诊，查体浅昏迷、呼之不应，双侧瞳孔不等大，左侧 3 mm，右侧 4 mm，完善头颅 MRI ＋ MRA ＋ MRV 检查，给予抗炎、抗癫痫治疗后收入院。

【既往史】"药物流产"病史 7 天，清宫术后 2 天，现仍有少量阴道流血。

【家族史】父亲脑梗死病史。

【入院查体】体温 37.0℃，脉搏 90 次 / 分，呼吸 14 次 / 分，血压 123/74 mmHg。双肺呼吸音粗，未闻及干湿性啰音，心律齐，腹软。神经系统查体：昏睡状态，记忆力、计算力、理解力减退，定向力查体不配合，双眼向右侧凝视，双侧瞳孔不等大，左侧 3 mm，右侧 4 mm，对光反射迟钝，角膜反射存在，示齿、伸舌不配合，双上肢肌力 1 级，双下肢肌力 2 级，四肢肌张力增高，腱反射亢进，双侧巴宾斯基征（＋）。颈软，脑膜刺激征阴性。

【辅助检查】

（一）入院前检查

1. 实验室检查结果

（1）血常规＋C 反应蛋白（CRP）（2019-10-12）：快速 CRP 58.03 mg/L（↑），白细胞绝对值 $14.93×10^9/L$（↑），中性粒细胞绝对值 $12.52×10^9/L$（↑），嗜酸性粒细胞绝对值 $0.01×10^9/L$（↓），淋巴细胞群相对值 10.3%（↓），嗜酸性粒细胞相对值 0%（↓），血红蛋白 121 g/L，平均血红蛋白量 31.3 pg，血小板绝对值 $206×10^9/L$，单核细胞群绝对值 $0.84×10^9/L$（↑），中性粒细胞相对值 83.8%（↑）。

（2）凝血功能（2019-10-12）：纤维蛋白原降解产物 8.91 μg/ml（↑），D- 二聚体 4.82 μg/ml（↑），凝血酶原时间 12.9 s（↑），国际标准化比值 1.17（↑），纤维蛋白原 3.45 g/L，凝血酶时间 12.7 s，活化部分凝血活酶时间 26.1 s。

（3）β 人绒毛膜促性腺激素（2019-10-12）：23 667 mIU/ml（↑）。

2. 影像学检查结果

（1）妇科超声（2019-10-12）：宫腔内无回声区，考虑宫腔少量积液。

（2）头颅 MR 增强扫描（2019-10-12）：①上矢状窦区流空信号消失；②右侧额叶、左侧额叶和顶叶混杂信号伴强化。上矢状窦区及窦汇、双侧大脑上静脉多发血栓形成继发双侧额叶、左侧顶叶静脉性脑梗死并出血。

（3）头部 CT 平扫＋CTA＋CTV（2019-10-13）：双侧额顶叶出血性病变（图 7-1 A～C）。

（4）头颅 MRI＋MRA＋MRV（2019-10-13）：双额顶叶异常信号，上矢状窦、右侧横窦及双额顶叶表面静脉信号异常（图 7-2），静脉窦血栓形成？头颅 MRV 示，上矢状窦、直窦、双侧横窦未见显影，双侧乙状窦部分节段未见显影（图 7-3）。

（二）入院后检查

1. 实验室检查结果

（1）风湿 3 项（2019-10-13）：类风湿因子 9.5 IU/ml，抗链球菌溶血素 O 27.8 IU/ml，C 反应蛋白 34.7 mg/L（↑）。

（2）补体 2 项（2019-10-13）：补体 C3 1.16 g/L，补体 C4 0.308 g/L。

（3）甲状腺功能 8 项（2019-10-14）：三碘甲状腺原氨酸（T_3）0.83 nmol/L（↓），甲状

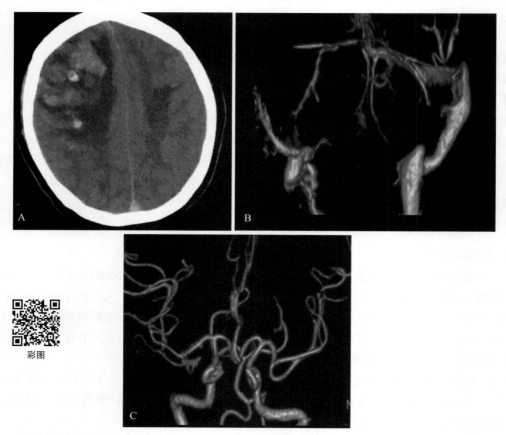

彩图

图 7-1（扫二维码看彩图） **A.** 头部 CT 平扫提示双侧额顶叶高密度出血性病变；**B.** 头部 CTV 提示右侧横窦、乙状窦部分未显影；**C.** 头部 CTA 未见异常

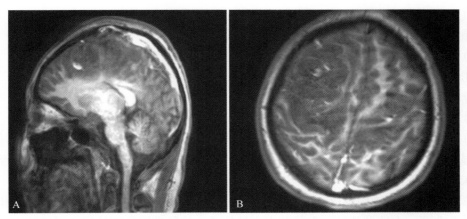

图 7-2　**A**. 头颅 MRI 矢状位增强扫描显示上矢状窦前部未显影；**B**. 头颅 MRI 增强序列提示双额顶叶混杂信号伴强化

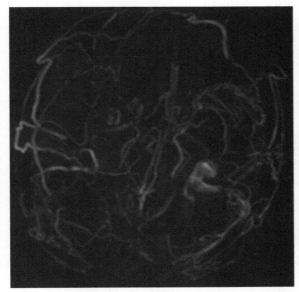

图 7-3　头颅 MRV。上矢状窦、直窦、双侧横窦未见显影，双侧乙状窦部分节段未见显影

腺素（T$_4$）84.97 nmol/L，游离 T$_4$（FT$_4$）8.17 pmol/L，游离 T$_3$（FT$_3$）3.16 pmol/L（↓），抗甲状腺球蛋白抗体（TgAb）＜0.9 IU/ml，抗甲状腺过氧化物酶抗体（TPOAb）0.35 IU/ml，促甲状腺素（TSH）2.328 μIU/ml，甲状腺球蛋白 2.48 ng/ml。

（4）自身抗体谱（2019-10-15）：未见异常。

（5）狼疮抗凝物 6 项＋凝血因子 8 项＋易栓症筛查（2019-10-16）：抗凝血酶Ⅲ活性测定 97%，蛋白 C 45%（↓）；狼疮抗凝物确认实验（DRVVT 法）25 s，狼疮抗凝物筛选实验（DRVVT 法）34.6 s，标准化比率（DRVVT 法）0.57（↓），狼疮抗凝物确认实验（SCT 法）28.7 s，狼疮抗凝物筛选实验（SCT 法）20.2 s，标准化比率（SCT 法）1.19，凝血因子Ⅱ 113.5%，凝血因子Ⅶ 69.8%，凝血因子Ⅹ 82.8%，凝血因子Ⅸ 227.9%（↑），凝血因子Ⅺ 176.8%（↑），凝血因子Ⅴ 98.2%，凝血因子Ⅷ 249.1%（↑），凝血因子Ⅻ 112.2%，蛋白 S 活性 109%。

（6）抗中性粒细胞胞质抗体（ANCA）检测（2019-10-16）：ANCA 抗体谱（－），ANCA

核周型（－），ANCA 胞质型（－），抗蛋白酶 3 抗体（IgG 型）2.77 RU/ml（－），抗髓过氧化物酶抗体（IgG 型）2.64 RU/ml（－）。

（7）抗心磷脂抗体（2019-10-17）：0.06 RU/ml（正常）。

2. 影像学检查结果

（1）双下肢血管超声（2019-10-15）：双下肢深静脉血流通畅。

（2）心脏超声（2019-10-15）：三尖瓣少量反流。

（3）全脑血管造影（2019-10-16）：颅内动脉纤细，上矢状窦、下矢状窦及右侧横窦、乙状窦显影不佳（图 7-4）。反复多次抽吸血栓及使用尿激酶溶栓（图 7-5），术后经微导管持续泵入尿激酶 5 万 U/h。

（4）头颅 CT（2019-10-17，去骨瓣术后）：右额颞顶叶去骨瓣术后改变，"静脉窦血栓治疗术后"改变；右额颞顶叶、左额叶出血性病变：静脉性脑梗死伴出血可能性大；中线结构左移（图 7-6）。

（5）头颅 MRI ＋ MRV（2019-10-30）：右额颞顶叶去骨瓣术后：脑膜脑膨出；右额颞

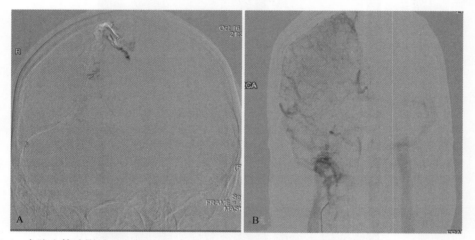

图 7-4 全脑血管造影（DSA）。**A**. 上矢状窦、下矢状窦显影不佳；**B**. 右侧横窦、乙状窦显影不佳

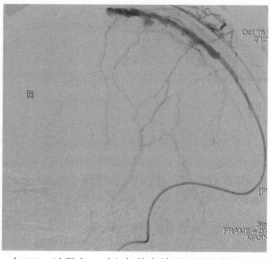

图 7-5 在 DSA 过程中，对上矢状窦抽吸血栓及使用尿激酶溶栓

顶岛叶、内囊后肢及左额顶叶异常信号影：符合静脉窦栓塞、伴出血；脑内多发出血灶（图7-7）。MRV 示，上矢状窦及分支静脉未见显影，右侧乙状窦、横窦较对侧纤细，直窦及大脑大静脉显示正常（图 7-8）。

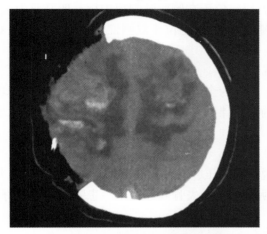

图 7-6　头颅 CT 示右额颞顶叶去骨瓣术后改变，右额颞顶叶、左额叶出血性病变

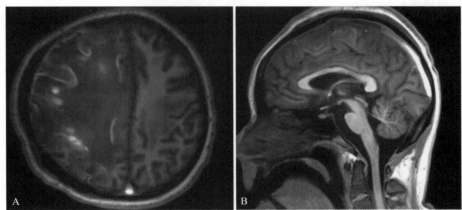

图 7-7　头颅 MRI。**A**. T1 轴位像显示右额顶叶混杂信号影，右额颞顶叶去骨瓣术后；脑膜脑膨出；**B**. T2 矢状位像显示上矢状窦部分再通

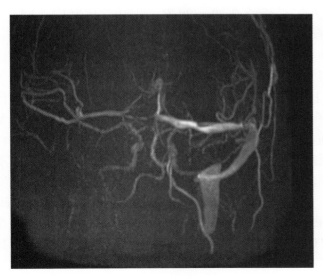

图 7-8　头颅 MRV 示右侧乙状窦、横窦部分再通

【入院时诊断】

1. 定位诊断：颅内静脉窦（上矢状窦、直窦、右侧横窦、乙状窦）

患者发病时表现为全面性癫痫发作，定位于广泛大脑皮质；查体有意识障碍，定位于网状激活系统；双眼向右侧凝视，结合影像学表现定位于右侧额叶侧视中枢；四肢肌力减退，四肢肌张力增高，腱反射亢进，双侧巴宾斯基征（＋），定位于双侧锥体束。结合头颅 CT、CTV 所示，定位于颅内静脉窦。

2. 定性诊断：产褥期大脑静脉窦血栓形成

患者青年女性，流产后 1 周，急性起病，表现为全脑功能受损的症状和局灶性神经功能缺损的症状与体征，影像学检查提示静脉性脑梗死伴出血性改变，相应引流静脉及静脉窦显影不佳，故诊断产褥期脑静脉窦血栓形成。

【住院后诊疗经过】

患者住院后给予生命体征监护，甘露醇脱水降颅压、皮下注射低分子量肝素抗凝及介入取栓和静脉窦内溶栓治疗。因脑水肿和脑疝明显，给予去骨瓣减压术。患者病情逐渐好转，神志转清。

【出院时情况】

查体：生命体征平稳，内科系统查体未见异常。神经系统查体：自主睁眼，语言功能查体不合作，角膜反射存在，双侧瞳孔大小不等，左侧瞳孔直径约 2.5 mm，对光反射灵敏，右侧瞳孔直径约 3 mm，对光反射迟钝。四肢肌力查体不配合，疼痛刺激有躲避动作。四肢肌张力增高，腱反射正常，双侧巴宾斯基征（＋），脑膜刺激征（－）。

二、讨论

颅内静脉血栓形成（cerebral venous thrombosis，CVT）是指由于多种病因引起的以脑静脉回流受阻、常伴有脑脊液吸收障碍导致颅内高压为特征的特殊类型脑血管病，在脑血管病中占 0.5% ～ 1%[1]。

（一）病因

CVT 在各年龄组均可发病，成年人发病年龄多在 20 ～ 30 岁，男 / 女之比为 1：（1.5 ～ 5），常无高血压、动脉粥样硬化、冠心病等病史[2]。年龄及病变部位与病因或危险因素有一定关系。病因或危险因素可分为感染性和非感染性，前者常继发于头面部或其他部位化脓性感染或非特异性炎症，后者则多与高凝状态、血液淤滞、血管壁损伤以及各种颅内压过低等有关，部分患者原因不明。约 85% 以上的患者存在一种或多种危险因素，包括：各种遗传性或继发性的血栓形成倾向（如 V 因子 Leiden 突变、凝血酶原基因 G20210A 突变、高同型半胱氨酸血症以及蛋白 C、蛋白 S 或抗凝血酶 Ⅲ 缺陷）、妊娠、产后或口服避孕药物、各种急慢性感染或炎性疾病、各种血液系统疾病、肿瘤或外伤等。不同年龄段患者的危险因素不尽相同，婴幼儿以脱水和围生期并发症多见，儿童以头面部急慢性感染多见，而成年女性则以口服避孕药物和围生期并发症多见。与国外报道不同，既往认为我国患者中 V 因子 Leiden 突变、凝血酶 G20210A 突变以及蛋白 C、蛋白 S 或抗凝血酶 Ⅲ 缺陷的发病率低，这些遗传性血栓形成疾患被认为不是我国 CVT 的主要病因。但近年来随着对这类疾病的重视，其检出率也逐年增高。总之，多种危险因素促使的血管壁损伤、血流动力学异常以及血液高凝状态是 CVT 的主要发病机制[3]。

（二）临床表现

1. 一般临床表现

CVT 大多为亚急性（48 h 至 30 天）或慢性（30 天以上）起病，症状和体征主要取决于静脉（窦）血栓形成的部位、性质、范围以及继发性脑损害的程度等因素。

（1）颅内高压和全脑功能损害：头痛是 CVT 的最常见症状，约 90% 的病例可出现头痛，多由颅内高压或颅内出血引起[4]。

（2）局灶性脑损害：由于静脉回流受阻，可导致静脉性梗死或出血性脑损害。局灶性神经功能缺损是 CVT 的常见表现，可单侧或双侧，或左右交替出现，包括中枢性运动障碍、感觉缺失、失语或偏盲等，见于 40% ～ 60% 的患者[5]。

（3）痫性发作：部分性或全面性癫痫发作有时可作为 CVT 的唯一表现。40% 的患者可有痫性发作，围生期患者甚至高达 76%，较动脉性卒中多见[6]。

（4）硬脑膜动静脉瘘的临床表现：CVT 常与硬脑膜动静脉瘘同时存在，其发生率可达39%，血栓多位于动静脉瘘的附近或引流静脉的下游，窦的回流多以皮质静脉为主[7]。

总之，对急性或反复发作的头痛、视物模糊、视盘水肿、一侧肢体的无力和感觉障碍、失语、偏盲、痫性发作、孤立性颅内压增高综合征、不同程度的意识障碍或认知障碍，以及不明原因的硬脑膜动静脉瘘，均应考虑 CVT 的可能。

2. 不同部位 CVT 的临床表现

（1）上矢状窦血栓形成：大多为非炎性，以婴幼儿、产褥期妇女和老年患者居多。临床表现与血栓形成部位、引流区受累范围以及基础病变有关。常为急性或亚急性起病，早期即可出现颅内压增高的表现，如头痛、呕吐、视盘水肿等。

（2）横窦、乙状窦血栓形成：可为炎性或非炎性，血栓向远端延伸，累及上矢状窦或直窦；向对侧延伸，形成双侧横窦、乙状窦血栓。血栓向近端延伸，导致颈静脉血栓形成。如果继发于化脓性中耳炎、乳突炎，除原发疾病的炎症表现（如局部皮肤红肿、疼痛、压痛）外，主要表现为头痛、呕吐、视盘水肿等颅内高压的症状和体征，也可伴有精神症状。

（3）直窦血栓形成：多为非炎性，病情进展快，迅速累及大脑大静脉和基底静脉，导致小脑、脑干、丘脑、基底节等深部结构受损，临床少见但病情危重。多为急性起病，主要表现为无感染征象的高热、意识障碍、颅内高压、癫痫发作、脑疝等，常很快进入深昏迷、去大脑强直、去皮质状态甚至死亡，部分患者可以突发幻觉、精神行为异常为首发症状。

（4）大脑皮质静脉血栓形成：单纯大脑皮质静脉血栓形成少见，约占所有 CVT 的 6%，以 Labbe 和 Trolard 等吻合静脉受累较多，可无临床表现，当局部皮质或皮质下水肿、梗死或出血时，常出现亚急性头痛和局灶性神经功能障碍。

（5）海绵窦血栓形成：多为炎性，常继发于鼻窦炎、鼻旁及上面部皮肤的化脓性感染，近年来少见报道。急性起病，临床表现具有一定特异性。由于眶内静脉回流受阻，可出现眶内软组织、眼睑、眼结膜、前额部皮肤水肿，眼球突出；因动眼神经、滑车神经、展神经和三叉神经眼支走行于海绵窦内，当其受累时可出现相应的症状，表现为患侧眼睑下垂、眼球各向活动受限或固定、瞳孔散大、对光反射消失、三叉神经眼支分布区感觉减退、角膜反射消失等。

（三）影像学检查

1. CT 和 MRI。神经影像学对诊断颅内静脉血栓形成（CVT）具有重要作用，目前该病的诊断主要依靠多模态影像学技术的联合应用，如 CT 结合 CTV、MRI 结合 MRV。CT 和 MRI 在 CVT 诊断中的优缺点比较见表 7-1。

表 7-1　CT 和 MRI 在 CVT 诊断中的优缺点比较

	CT + CTV	MRI + MRV
优点	● 主要静脉窦显影良好 ● 快速（5 ~ 10 min） ● 容易获得 ● 运动伪影较少 ● 可用于植入起搏器、除颤仪或患有幽闭恐惧症的患者	● 浅表和深静脉系统均可显影 ● 脑实质界限清晰 ● 可早期检测到缺血性改变 ● 无辐射暴露 ● 可检测到皮质和深静脉血栓形成 ● 可检测到大量出血和微出血
缺点	● 电离辐射暴露 ● 存在对比剂过敏风险 ● 碘对比剂相关肾病风险 ● 对微小脑实质异常的分辨率较低 ● 对皮质和深静脉血栓形成的检测能力很差	● 耗时 ● 运动伪影 ● 普及性差 ● 不适于植入心脏起搏器或患有幽闭恐惧症的患者 ● 存在钆对比剂诱导的肾源性系统性纤维化的低风险 ● 血流速度缓慢、复杂的血流模式和硬膜窦的正常解剖变异会影响结果
特异性和敏感性	● 对多层 CT/CTV 与 DSA 进行比较的小样本研究显示，敏感性 95%，特异性 91% ● 总体准确率为 90% ~ 100%，取决于具体静脉和硬膜窦	● 由于缺乏直接比较 MRI/MRV 与 DSA 的大样本研究，敏感性和特异性尚不清楚 ● 平面回波 T2 磁敏感加权成像联合 MRV 被认为是最敏感的成像序列
临床应用	● 急性发病时 ● 急诊患者 ● 当 MRI 不易获得时，多层 CTV 可作为初步的检查手段	● 急性或亚急性发病时 ● 急诊或门诊患者 ● CT/CTV 正常的疑似 CVT 患者 ● 疑似深部 CVT 患者（因基底硬膜窦走行复杂且其导血管更为多见）

CT，计算机断层显像；CTV，CT 静脉成像；CVT，颅内静脉血栓形成；DSA，数字减影血管造影；MRI，磁共振成像；MRV，磁共振静脉成像

2. MRI 磁敏感系列成像。传统 CT/CTV、MR/MRV 甚至 DSA 技术常不能很好地显示皮质静脉血栓征象，若同时结合 T2*GRE 或 SWI 等磁敏感成像技术，则有助于提高单纯皮质静脉血栓形成的诊断率。T2*GRE 或 SWI 对皮质静脉血栓的诊断符合率可达到 97%，即使是在 MRV 没有阳性发现时，T2*GRE 或 SWI 等磁敏感成像或 DWI 技术也有助于提高 CVT 诊断率，特别是在单纯皮质静脉血栓形成时[8]。

（四）治疗

治疗目的是重建闭塞的静脉窦循环路径，预防血栓进一步进展；治疗病因，防止复发。

1. 抗凝治疗

（1）一线药物治疗：欧洲神经病学学会联盟（EFNS）和美国心脏协会（AHA）/ 美国卒中协会（ASA）推荐，足量的肝素抗凝和口服抗凝剂大于 3 个月。急性期采用低分子量肝素或普通肝素，随后口服抗凝剂华法林 6 ～ 12 个月，维持 INR 2.0 ～ 3.0[3, 9]。

（2）新型抗凝剂，包括直接凝血酶抑制剂达比加群酯和 X a 因子抑制剂利伐沙班、阿哌沙班、依度沙班等，在 CVT 治疗中的临床经验有限，尚缺乏与华法林比较的随机对照试验。2014 年的一项回顾性研究中，分别使用利伐沙班（7 例）和华法林（9 例）治疗 CVT，平均观察 8 个月，结果发现，利伐沙班组 7 例完全恢复并伴不同程度血管再通，2 例出现轻微鼻出血；华法林组 8 例完全恢复，9 例不同程度血管再通，1 例出现月经增多。该研究表明 X a 因子抑制剂可取得与华法林相近的治疗效果，但其有效性和安全性仍需进一步评估[10]。

（3）抗凝治疗缺点在于，抗凝本身不具有溶栓作用，抗凝治疗显效慢。对抗凝治疗无效或临床症状恶化的患者，50% 预后不良。

2. 介入治疗

（1）介入干预的原因：尽管强化抗凝治疗，仍有 9% ～ 13% 的患者预后很差。在观察研究中发现，3% ～ 15% 的患者在抗凝治疗过程中病情继续恶化，死于急症期间[11]。

（2）介入治疗指征：昏迷、脑出血（ICH）、男性＞ 37 岁、中枢神经系统（CNS）感染；尽管充分的药物治疗，病情仍进展迅速；深静脉循环受累。

（3）介入治疗方法：在全身抗凝的基础上，可采用机械性碎栓＋置管溶栓术、球囊扩张术、颈内静脉溶栓、支架置入术、支架取栓术等多种方法联合治疗静脉窦血栓，可以针对不同病情的患者选择合适的方式，提高治疗效果，改善患者预后。

（4）尿激酶（UK）或重组组织型纤溶酶原激活剂（rt-PA）的用量：UK 初始剂量 10万 ～ 60 万 IU，随后 24 h 持续泵入 8 万 ～ 12 万 IU/h。rt-PA 初始剂量 1 ～ 5 mg，随后 24 h持续泵入 1 ～ 2 mg/h。

（王桂芳　魏　娜）

三、专家点评

颅内静脉血栓形成（CVT）是由多种原因导致的或不明原因的脑静脉回流受阻的一组特殊的、罕见类型的脑血管病。该病的病因复杂多样，起病形式、临床表现多种多样且特异性不强，容易误诊，特别是危重症脑静脉窦血栓形成，如不能在早期明确诊断并得到有效控制，常会危及患者的生命。本文报告了一例围生期脑静脉窦血栓形成的患者，该病例的特殊之处在于患者病情危重，采取了内科抗凝、静脉窦局部介入溶栓取栓、外科去骨瓣减压等多科联合协作的治疗手段。通过整理该患者的病例资料，查阅相关文献和指南，使临床医生能够深入了解本病的临床变化特点和影像学特征，提高诊断率，降低误诊及漏诊率，做到早期干预，减少患者的致残及死亡率，进一步改善预后。

（审核及点评专家：刘丽萍）

参考文献

［1］ Gayathri K，Ramalingam PK，Santhakumar R，et al. Cerebral sinus venous thrombosis as a rare complication of primary varicella zoster virus infection. J Assoc Physicians India，2016，64：74-76.

［2］ Canhao P，Ferro JM，Lindgren AG，et al.Causes and predictors of death in cerebral venous thrombosis. Stroke，2005，36：1720-1725.

［3］ Saposnik G，Barinagarrementeria F，Brown RD，et al. Diagnosis and management of cerebral venous thrombosis：a statement for healthcare professionals from the American Heart Association/American Stroke Association. Stroke，2011，42（4）：1158-1192.

［4］ Ferro JM，Canhao P，Stam J，et al. Prognosis of cerebral vein and dural sinus thrombosis：results of the International Study on Cerebral Vein and Dural Sinus Thrombosis（ISCVT）. Stroke，2004，35：664-670.

［5］ Appenzeller S，Zeller CB，Annichino-Bizzachi JM，et al. Cerebral venous thrombosis：influence of risk factors and imaging findings on prognosis. Clin Neurol Neurosurg，2005，107：371-378.

［6］ Khealani BA，Wasay M，Saadah M，et al. Cerebral venous thrombosis：a descriptive multicenter study of patients in Pakistan and Middle East. Stroke，2008，39：2707-2711.

［7］ Tsai FY，Kostanian V，Rivera M，et al. Cerebral venous congestion as indication for thrombolytic treatment. Cardiovasc Intervent Radiol，2007，30：675-687.

［8］ Wasay M，Azeemuddin M. Neuroimaging of cerebral venous thrombosis. J Neuroimaging，2005，15：118-128.

［9］ Ferro JM，Bousser MG，Canh OP，et al. European Stroke Organization guideline for the diagnosis and treatment of cerebral venous thrombosis-endorsed by the European Academy of Neurology. European Journal of Neurology，2017，24（10）：1203-1213.

［10］ Patel SI，Obeid H，Matti L，et al. Cerebral venous thrombosis：current and newer anticoagulant treatment options. Neurologist，2015，20（5）：80.

［11］ Stam J，Majoie CBLM，van Delden OM，et al. Endovascular thrombectomy and thrombolysis for severe cerebral sinus thrombosis：a prospective study. Stroke，39（5）：1487-1490.

病例 8　急性卒中血管内治疗术后监护及术中并发症诊治

一、病例介绍

【主诉】 患者男性，56 岁，突发左侧肢体麻木力弱伴言语不清 13 h。

【现病史】 患者于 13 h 前（2019-10-10，19:10）活动中突发左侧肢体麻木力弱、言语不清、口角歪斜，无意识丧失、视物成双、吞咽困难、饮水呛咳等，12 h 前就诊于当地医院，完善头 CT 未见明显出血，考虑脑梗死，于 11 h 前（2019-10-10，20:52）行静脉溶栓治疗，溶栓后 1 h 症状无改善，且逐渐加重，8.5 h 前（2019-10-10，23:30）就诊于我院急诊，仍左侧肢体麻木无力，言语不清，表现为咬字不清，尚可理解表达，完善 NIHSS 评分为 12 分（左上 4 ＋左下 4 ＋构音 1 ＋感觉 2 ＋面瘫 1），急行头 MRI ＋ MRA（发病 5.5 ～ 6 h，2019-10-10，1:10）及全脑动脉造影评估，于全麻下行 RMCA-M2 术中取栓 1 次并行球囊扩张，予以替罗非班 10 ml 动脉推注，此后持续泵入。术后右侧大脑中动脉下干血流通畅，M2 段分叉部夹层形成，但前向血流尚可，术后为进一步诊治收入神经重症医学科。

【既往史、个人史、家族史】 高血压病史半年余，糖尿病 8 年，冠心病待除外，无吸烟、饮酒史。

【入院查体】 体温 37.2℃，脉搏 92 次 / 分，呼吸 18 次 / 分，血压 157/86 mmHg。双肺呼吸音粗，未闻及干湿性啰音，心律齐，腹软。神经系统查体：查体不配合，嗜睡，构音障碍，双侧瞳孔等大等圆，直径 3 mm，对光反射灵敏，双侧额纹对称，左侧鼻唇沟稍浅，左上肢近端肌力 3＋级，远端肌力 3 级，左下肢近端肌力 2＋级，远端肌力 2－级，右侧肢体肌力 5 级，左侧肢体针刺觉较对侧减弱。左侧巴宾斯基征（＋），右侧病理征（－）。脑膜刺激征（－）。

【辅助检查】

（一）入院前检查

1. 头 MRI ＋ MRA（发病 5.5 h）：MRI 示右侧额岛叶、基底节区超急性期梗死灶（图 8-1 和图 8-2）；MRA 示右侧颈内动脉、大脑中动脉闭塞，左侧大脑前动脉双干，椎基底动脉多发狭窄，双侧大脑后动脉多发狭窄（图 8-3）。

2. 急诊全脑动脉造影（发病 6 h）：右侧大脑中动脉下干起始处重度狭窄，近全闭塞（图 8-4）。术后造影示，右侧大脑中动脉下干血流通畅，M2 段分叉部夹层形成，但前向血流尚可（图 8-5）。

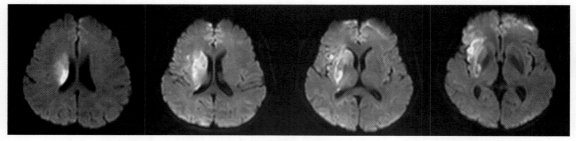

图 8-1 头磁共振 DWI 示右侧额岛叶、基底节区超急性期梗死灶

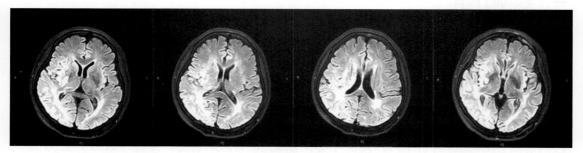

图 8-2 头磁共振 FLAIR 像示右侧额岛叶、基底节区异常信号

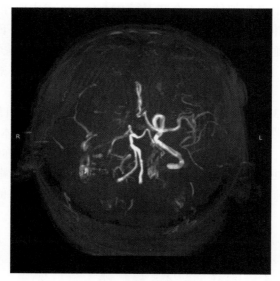

图 8-3 MRA 示右侧颈内动脉、大脑中动脉闭塞，左侧大脑前动脉双干，椎基底动脉多发狭窄，双侧大脑后动脉多发狭窄

（二）入院后检查

1. 术后即刻复查头 CT：未见明显渗血（图 8-6 A）。

2. 术后 6 h 复查头 CT：右侧基底节区、右侧顶叶低密度影，梗死面积较前扩大，未见明显渗血（图 8-6 B）。

3. 头 MRI ＋ MRA（发病第 2 天）：MRI 示右侧额岛叶、基底节区急性梗死灶伴少量渗血（图 8-7）。MRA 示右侧大脑中动脉下干起始处重度狭窄（图 8-8）。

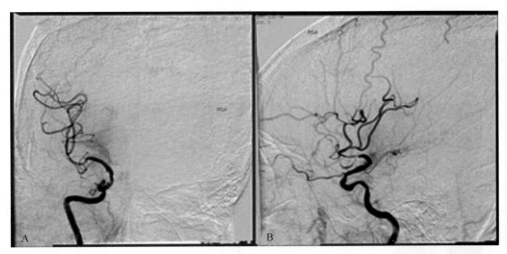

图 8-4　右侧颈内动脉造影正位（**A**）＋侧位（**B**）示，右侧大脑中动脉下干重度狭窄，右侧大脑前动脉未显影

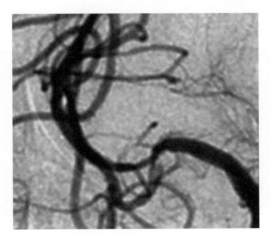

图 8-5　术后右侧颈内动脉造影示右侧大脑中动脉下干血流通畅，M2 段分叉部夹层形成

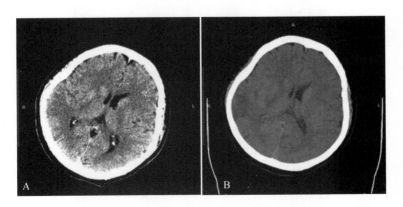

图 8-6　**A**. 术后即刻复查头 CT，未见明显渗血；**B**. 术后 6 h 复查头 CT 示，右侧基底节区、右侧顶叶低密度影，右侧脑室受压变形

4. 下肢静脉彩超：左侧胫后静脉血栓形成。

5. 肺动脉 CT 血管造影（CTPA）：肺动脉及其主要分支多发肺栓塞的可能性大（图 8-9）。

6. 血小板聚集试验：PAg- 花生四烯酸 71.81%（正常＜ 70%），PAg- 二磷酸腺苷 49.92%（正常 20% ～ 30%）。

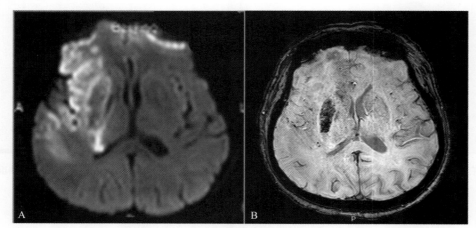

图 8-7 头磁共振 DWI 示右侧额岛叶、基底节区急性梗死灶（**A**），SWI 示伴有渗血（**B**）

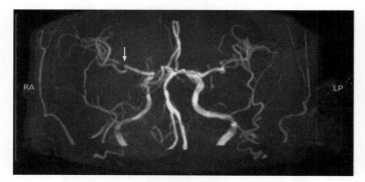

图 8-8 头 MRA 可见右侧大脑中动脉下干起始处重度狭窄（箭头示）

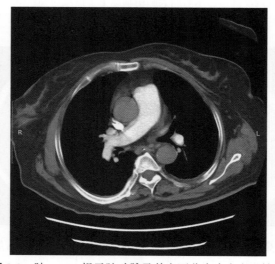

图 8-9 肺 CTPA 提示肺动脉及其主要分支多发充盈缺损

【入院时诊断】

1. 定位诊断：右侧颈内动脉系统

患者主要表现为左侧肢体无力，查体左上肢近端肌力 3 ＋级，远端肌力 3 级，左下肢近端肌力 2 ＋级，远端肌力 2- 级，左侧巴宾斯基征阳性，考虑累及右侧皮质脊髓束。左侧肢体麻木，查体左侧针刺觉较对侧减弱，考虑累及右侧脊髓丘脑束。言语不清，主要表现为咬字不清，查体构音障碍，双侧额纹对称，左侧鼻唇沟变浅，考虑累及右侧皮质核束。患者入院查体嗜睡，考虑累及广泛大脑皮质或脑干网状上行激活系统。结合头 MRI 可见右侧额岛叶、基底节区超急性期梗死灶，符合右侧颈内动脉系统供血区，且 MRA 示右侧颈内动脉、大脑中动脉闭塞，考虑定位于右侧颈内动脉系统。

2. 定性诊断：脑梗死

患者老年男性，急性起病，局灶神经功能缺损症状和体征持续不缓解，外院头 CT 未见高密度影，完善头 MRI 可见右侧额岛叶、基底节区 DWI 高信号，ADC 低信号，故定性诊断考虑脑梗死。

【住院后诊疗经过】

患者入院后给予重症监护，调脂稳定斑块、抑酸保护胃黏膜、补液、维持水电解质平衡等治疗，患者静脉溶栓、介入治疗后，RMCA-M2 分叉部夹层形成，前向血流尚可，术后继续替罗非班抗血小板治疗。发病 24 h 患者意识障碍、左侧肢体无力加重，复查头 MRI 考虑患者脑梗死面积较大，且伴渗血，MRA 提示大脑中动脉 M2 段严重狭窄，予桥接阿司匹林、氯吡格雷抗血小板治疗。后患者下肢深静脉血栓形成、肺栓塞，予低分子量肝素抗凝治疗，暂停抗血小板药物。患者病情逐渐好转，神志转清，可自主睁眼，予调整为新型口服抗凝剂利伐沙班抗凝治疗出院。

【出院时情况】

体温 36.5℃，脉搏 82 次 / 分，呼吸 15 次 / 分，血压 135/78 mmHg，血氧饱和度 100%。双肺呼吸音粗，未闻及干湿性啰音，心律齐，腹软，无肌紧张。神经系统查体：神清，构音障碍，双侧瞳孔等大等圆，直径 3 mm，对光反射灵敏，双侧额纹对称，左侧鼻唇沟变浅，左侧肢体 0 级，右侧肢体肌力 5 级，左侧肢体针刺觉较对侧减弱，左侧巴宾斯基征（ ＋），右侧巴宾斯基征（ － ）。脑膜刺激征（ － ）。

【随访情况】

90 天改良 Rankin 量表（mRS）评分 3 分。

二、讨论

患者诊断考虑急性大面积脑梗死，并行血管内治疗，关于术后监护与管理，参考《急性大动脉闭塞患者机械取栓术后管理：美国神经介入外科学会指南》《急性缺血性卒中血管内治疗术后监护与管理中国专家共识》等，需注意以下几个方面。

（一）术后一般监护管理

术后应收入神经重症监护病房（NICU），并至少完善 24 h 心电图、呼吸、脉搏血氧饱和度、无创血压监测及神经功能监测，并于术后即刻及术后 24 h 完善影像学检查[1]。

（二）血压监测与管理（图 8-10）

急性缺血性卒中行血管内治疗的患者多伴有颅内大动脉狭窄，对于症状性颅内大动脉狭窄患者的 WASID 研究[2]提示，血压控制不良是卒中再发和其他主要血管事件的强预测因子，即便对于颅内动脉严重狭窄患者而言，血压＜ 140/90 mmHg 可降低所有卒中再发率及狭窄血管区的卒中再发率，而 SBP 维持于 140 ～ 159 mmHg 并不降低卒中复发风险。同样，SAMMPRIS 研究[3]对积极药物治疗组给予强化降压方案，其结果也为血压目标值＜ 140/90 mmHg 提供了佐证，但前提是积极降压的同时保证患者安全性。同时，亦有多项研究发现血压水平高是梗死面积扩大及不良预后的独立危险因素[4]，而较低的 SBP 则预示临床结局良好[5]，但术中血压骤降提示神经功能预后不良[6]。

对于血管内治疗术前接受静脉溶栓的患者，按照目前的循证医学证据及指南，要求术前至术后 24 h 均应维持血压＜ 180/105 mmHg[7]。对于非静脉溶栓桥接血管内治疗的患者，血压目标需根据血管再通情况等诸多因素决定。对于血管再通情况良好 [梗死部位前向血流改良脑梗死溶栓（modified TICI，mTICI）分级＞ 2b/3] 的患者，高灌注综合征及出血转化的风险较高，术后 24 h 内建议 SBP 控制在＜ 140 mmHg。对于血管再通情况较差（梗死部位前向血流 mTICI 分级＜ 2a）的患者，为促进侧支循环建立，建议血压维持在较高水平。

早期术中收缩压的升高及术后收缩压水平的升高可能是预后不良的危险因素，接受血管内治疗的急性缺血性卒中患者应严密监测其围术期血压，尤其是收缩压水平。静脉溶栓桥接血管内治疗的急性缺血性卒中患者，术前至术后 24 h 内血压＜ 180/105 mmHg[7]。术前未接受静脉溶栓的患者，术后维持血压＜ 180/105 mmHg 可能是安全的。术后存在高灌注风险的患者应在充分评估血管再通情况及全身情况的基础下维持血压于较低水平，对于大部分患者收缩压降低至 120 ～ 140 mmHg 可能是比较合适的降压范围。急性血管开通情况不佳或有血

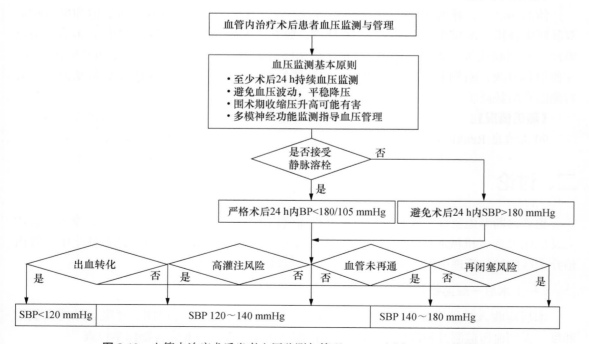

图 8-10 血管内治疗术后患者血压监测与管理。BP，血压；SBP，收缩压

管再闭塞倾向的患者不宜控制血压至较低水平，同时应尽量避免围术期血压波动。未来需要更多的高质量研究以探讨急性缺血性卒中患者血管内治疗术后的最佳血压管理策略[1, 8]。

（三）抗血小板治疗（图 8-11）

一项纳入 9 篇随机对照研究的 meta 分析[9]对于颈动脉、周围动脉、冠状动脉支架置入术后患者单抗及双抗治疗的获益及安全性进行了研究，发现双联抗血小板治疗并不能明显获益，但可能有改善预后的趋势，另外双联抗血小板治疗并不增加出血概率。国外小型研究发现围术期使用替罗非班的急性缺血性卒中血管内治疗患者可获得更好的再通率，但部分患者出现了颅内出血不良反应[10-11]。而国内研究则表明，急性卒中患者血管内治疗术后使用替罗非班并不会增加出血风险[12-13]。现有研究证据支持血管内治疗围术期使用替罗非班有助于改善大血管闭塞性卒中患者的血管再通，但出于安全性考虑应谨慎使用。国内一项观察性研究共纳入 180 例患者，其中 90 例在术中动脉内应用替罗非班（0.25 ～ 0.5 mg，以 1 ml/min 速度输注），随后继续静脉滴注 4 ～ 5 ml/h（如 0.2 ～ 0.25 mg/h），维持 12 ～ 24 h，结果发现，与未使用替罗非班的患者相比，使用替罗非班患者的症状性颅内出血率增加，但长期随访结果提示替罗非班治疗后死亡率更低[14]。

对于急性缺血性卒中血管成形术或取栓后内皮损伤反复闭塞的患者，可以考虑使用替罗非班作为血管内治疗的辅助治疗。目前推荐的剂量方案为联合导管内动脉给药，给予负荷剂量 0.4 μg/（kg·min）持续 30 min（总剂量不超过 1 mg），随后静脉泵入 0.1 μg/（kg·min）维持 24 ～ 48 h[15]，并在术后桥接阿司匹林 100 mg ＋氯吡格雷 75 mg 治疗时重叠使用替罗非班 4 h。术后 24 h 复查 CT 未见出血并根据血管开通情况，可启用阿司匹林 100 mg ＋氯吡格雷 75 mg 双抗治疗 1 ～ 3 个月，之后可改为阿司匹林或氯吡格雷长期单抗治疗。急诊支架置入术前应予服用负荷剂量抗血小板药物（阿司匹林 300 mg 及氯吡格雷 300 mg），术后给予阿司匹林 100 mg ＋氯吡格雷 75 mg 双抗治疗 1 ～ 3 个月，后改为长期单抗治疗。如术后出现非进展的无症状性颅内出血，在充分评估出血风险的基础上，可谨慎选择后续抗血小板药物的使用[1]。

（四）他汀类药物治疗

前瞻性登记研究[16]提示他汀类药物的使用并未增加血管再通率，但亚组分析发现使用他汀类药物可降低出院时的 NIHSS 评分，改善最终预后。长期服用他汀类药物可见到更佳的侧支循环。急性卒中患者服用他汀类药物后是否立即起效并不清，但可入院期间启动他汀类药物治疗，能够明显降低未来血管事件的发生率[17]。早期应给予强化他汀类药物治疗（瑞舒伐他汀 10 ～ 20 mg、阿托伐他汀 40 ～ 80 mg），可以改善患者的远期预后，但并不增加此次血管再通的机会[1]。

（五）抗凝治疗

血管内治疗术中的抗凝尚无定论，不推荐无选择地早期进行抗凝治疗，少数特殊患者，在谨慎评估风险、效益比后慎重选择。对于接受血管内治疗的合并非瓣膜性心房颤动的心源性栓塞患者，在充分评估出血风险后于术后 7 ～ 14 天启动抗凝治疗[1]。

（六）穿刺相关并发症

急性大动脉闭塞患者是穿刺相关并发症的高危人群，因其存在一些固有的危险因素，包

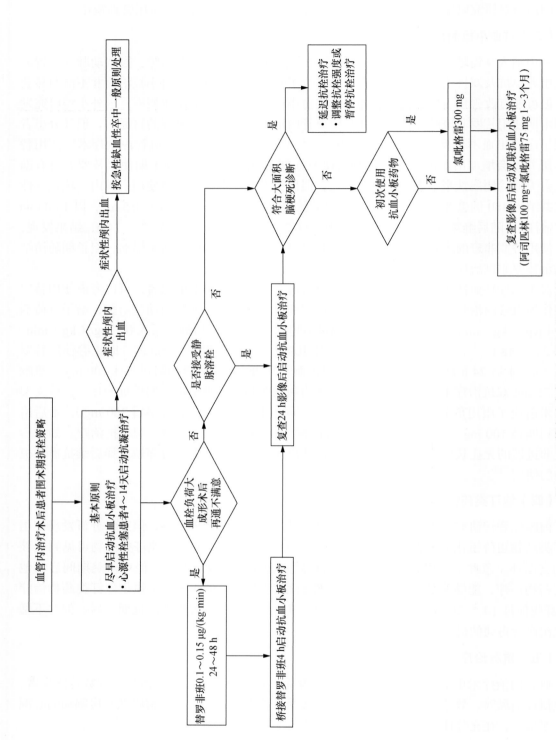

图 8-11 血管内治疗术后患者围术期抗栓策略

括潜在或药物相关的凝血障碍、rt-PA 治疗、既往股动脉穿刺史、外周血管病变、肥胖、高龄、应用较大动脉鞘或动脉切开。女性患者并发症发生率高于男性，但原因尚不清楚[18-19]。应用小管径的动脉鞘可能降低穿刺相关并发症[20]。穿刺相关并发症包括出血（常为局部血肿形成或腹膜后血肿）、动脉夹层、假性动脉瘤、动静脉瘘、外周动脉血栓形成或栓塞、感染等。这些并发症常见于静脉溶栓后应用大管径（≥ 7 F）动脉鞘的患者。出血和血肿形成常发生于治疗后 6 h 内，临床表现包括局部疼痛、肿胀、血细胞比容和血红蛋白下降。假性动脉瘤和动静脉瘘可能在数天或数周后才被发现。当怀疑发生并发症时，应积极完善超声或CT 血管成像检查，并请血管外科医师协助诊治[18]。

机械取栓术后穿刺部位最佳的止血方法仍有争议。压迫止血耗时较长且增加患者卧床时间，压迫时间的长短与穿刺部位并发症显著相关[21]。血管闭合装置已广泛应用于临床，包括机械缝合和胶原蛋白封堵[22-23]，但应用这些装置亦存在风险，包括腹股沟血肿、假性动脉瘤形成和感染[24-25]。对免疫功能低下的患者，在严格无菌操作的前提下推荐围术期应用抗生素治疗。在闭合穿刺点前，应进行股动脉血管造影以确定是否适合应用血管闭合装置，若发生并发症也可以作为参考[26]。

血管闭合装置在符合适应证的情况下是有益的，不同装置的并发症发生率相似。应用血管闭合装置快速止血的优势在于其能够使患者尽快活动。穿刺部位的严重并发症可急性或亚急性发生，需要急诊检查和干预。术后应选择合适且标准的监测措施，早期发现此类并发症[8]。

动脉夹层是指动脉壁内的退行性变或外伤引起内膜的撕裂，造成血管内膜不完整，在血流压力的作用下，血液成分通过破损的动脉血管内膜进入内膜下血管壁，压力作用使血管壁分层，部分血液滞留，导致血管腔狭窄、闭塞或形成假性动脉瘤。当血肿聚积在内膜及中层之间时可造成管腔狭窄，当血肿主要累及中膜与外膜时则可形成动脉瘤样扩张。DSA 影像学表现为：不规则管腔合并近端狭窄、梭形扩张、串珠或线样征、双腔或不规则扇形狭窄、静脉期对比剂滞留等。其中双腔征、内膜瓣是 DSA 典型的特征性表现。医源性动脉夹层多位于颈内动脉系统或椎基底动脉系统，颈总动脉夹层发生率则较低。远端动脉内径小，在实际手术操作中更容易受到导管、导丝的影响，尤其是导管交换更可能导致内膜受损，此种情况在一些老年血管迂曲患者中更容易发生。此外，造影时导管紧贴血管壁，对比剂"冲击"血管壁内膜也可形成动脉夹层。反复导管操作、交换及放置可增加医源性动脉夹层的发生率。大部分医源性动脉夹层无临床症状，且可以自愈，故无须特殊治疗，但应密切随访。如夹层较严重、经久不愈、伴有临床症状，可考虑治疗，其重点是阻止血栓栓塞事件、防止神经功能缺损和恢复血流，治疗包括溶栓、抗凝或抗血小板聚集、血管内或外科手术治疗。血管内支架置入对于治疗动脉夹层安全有效，特别是对于药物治疗无效的、有症状的患者，应该考虑支架置入治疗[27-28]。

（贾娇坤　魏　娜）

三、专家点评

随着血管内诊疗技术的进步，急性脑梗死除了静脉溶栓治疗，对于存在颅内外大血管严重狭窄或闭塞的患者可考虑血管内治疗，随之而来的血管内治疗术后监测与管理等问题逐渐引起广泛关注。本文报告了一例大面积脑梗死患者应用静脉溶栓桥接血管内治疗，详细描述了术后管理中对于抗栓药物、血压控制及并发症等的处理。通过整理该患者的病例资料，查阅总结相关文献和指南，使临床工作者对血管内治疗后术后管理的认识更加深入，进而降低此类患者的致死率及致残率，改善预后。

（审核及点评专家：刘丽萍）

参考文献

［1］中国卒中学会重症脑血管病分会专家撰写组 . 急性缺血性脑卒中血管内治疗术后监护与管理中国专家共识 . 中华医学杂志，2017，97（3）：162-172.

［2］Turan TN，Cotsonis G，Lynn MJ，et al. Relationship between blood pressure and stroke recurrence in patients with intracranial arterial stenosis. Circulation，2007，115（23）：2969-2975.

［3］Derdeyn CP，Chimowitz MI，Lynn MJ，et al. Aggressive medical treatment with or without stenting in high-risk patients with intracranial artery stenosis（SAMMPRIS）：the final results of a randomised trial. Lancet，2014，383（9914）：333-341.

［4］Goyal N，Tsivgoulis G，Iftikhar S，et al. Admission systolic blood pressure and outcomes in large vessel occlusion strokes treated with endovascular treatment. Journal of neurointerventional surgery，2017，9（5）：451-454.

［5］John S，Hazaa W，Uchino K，et al. Lower intraprocedural systolic blood pressure predicts good outcome in patients undergoing endovascular therapy for acute ischemic stroke. Interv Neurol，2016，4（3-4）：151.

［6］Lowhagen Hendén P，Rentzos A，Karlsson J-E，et al. Hypotension during endovascular treatment of ischemic stroke is a risk factor for poor neurological outcome. Stroke，2015，46（9）：2678-2680.

［7］Powers WJ，Rabinstein AA，Ackerson T，et al. 2018 guidelines for the early management of patients with acute ischemic stroke：a guideline for healthcare professionals from the American Heart Association/American Stroke Association. Stroke，2018，49（3）：e46-e110.

［8］Thabele Leslie-Mazwi，Michael Chen，Julia Yi，et al. Post-thrombectomy management of the ELVO patient：guidelines from the Society of NeuroInterventional Surgery. J NeuroIntervent Surg，2017，9（12）：1258-1266.

［9］PeetersWeem SM，van Haelst ST，den Ruijter HM，et al. Lack of evidence for dual antiplatelet therapy after endovascular arterial procedures：a meta-analysis. Eur J Vasc Endovasc Surg，2016，52（2）：253-262.

［10］Mangiafico S，Cellerini M，Nencini P，et al. Intravenous glycoprotein Ⅱb/Ⅲa inhibitor（tirofban）followed by intra-arterial urokinase and mechanical thrombolysis in stroke. Am J Neuroradiol，2005，26（10）：2595-2601.

［11］Ihn YK，Sung JH，Kim BS. Intravenous glycoprotein Ⅱb Ⅲa inhibitor（tirofban）followed by low-dose intra-arterial urokinase and mechanical thrombolysis for the treatment of acute stroke. Neuroradiol J，2011，24（6）：907-913.

［12］Zhang Y，Zhang QQ，Fu C. Clinical effcacy of tirofban combined with a Solitaire stent in treating acute ischemic stroke. Braz J Med Biol Res，2019，52（10）：e8396.

［13］Cheng Z，Geng X，Gao J，et al. Intravenous administration of standard dose tirofban after mechanical arterial recanalization is safe and relatively effective in acute ischemic stroke. Aging Dis，2019，10（5）：1049-1057.

［14］Zhao W，Che R，Shang S，et al. Low-dose tirofban improves functional outcome in acute ischemic stroke patients treated with endovascular thrombectomy. Stroke，2017，48（12）：3289-3294.

［15］中国卒中学会，中国卒中学会神经介入分会，中华预防医学会，等 . 替罗非班在动脉粥样硬化性脑血管疾病中的临床应用专家共识 . 中国卒中杂志，2019，14（10）：1034-1044.

［16］Restrepo L，Bang OY，Ovbiagele B，et al. Impact of hyperlipidemia and statins on ischemic stroke outcomes after intra-arterial fibrinolysis and percutaneous mechanical embolectomy. Cerebrovascular Disease，2009，28（4）：384-390.

［17］Ovbiagele B，Saver JL，Starkman S，et al. Statin enhancement of collateralization in acute stroke. Neurology，2007，68（24）：2129-2131.

［18］Shah VA，Martin CO，Hawkins AM，et al. Groin complications in endovascular mechanical thrombectomy for acute ischemic stroke：a 10-year single center experience. Journal of Neurointerventional Surgery，2016，8（6）：568-570.

［19］Ndrepepa G，Kastrati A. Bleeding complication in patients undergoing percutaneous coronary interventions：current status and perspective. Coron Artery Dis，2014，25：247-257.

［20］Zuckerman SL，Bhatia R，Tsujiara C，et al. Prospective series of two hours supine rest after 4fr sheath-based diagnostic cerebral angiography：outcomes，productivity and cost. Interv Neuroradiol，2015，21：114-119.

［21］El-Jack SS，Ruygrok PN，Webster MW，et al. Effectiveness of manual pressure hemostasis following transfemoral coronary angiography in patients on therapeutic warfarin anticoagulation. Am J Cardiol，2006，97：485-488.

［22］Baim DS，Knopf WD，Hinohara T，et al. Suture-mediated closure of the femoral access site after cardiac catheterization：results of the suture to ambulate and discharge（STAND I and STAND II）trials. Am J Cardiol，2000，85：864-869.

［23］Koreny M，Riedmüller E，Nikfardjam M，et al. Arterial puncture closing devices compared with standard manual compression after cardiac catheterization：systematic review and meta-analysis. JAMA，2004，291：350-357.

［24］Fargen KM，Velat GJ，Lawson MF，et al. Occurrence of angiographic femoral artery complications after vascular closure with Mynx and AngioSeal. Journal of NeuroInterventional Surgery，2013，5：161-164.

［25］Wu PJ，Dai YT，Kao HL，et al. Access site complications following transfemoral coronary procedures：comparison between traditional compression and angioseal vascular closure devices for haemostasis. BMC Cardiovasc Disord，2015，15：34.

［26］Sherev DA，Shaw RE，Brent BN. Angiographic predictors of femoral access site complications：implication for planned percutaneous coronary intervention. Catheter Cardiovasc Interv，2005，65：196-202.

［27］Goeggel SB，Hulliger J，Mathier E，et al. Iatrogenic vessel dissection in endovascular treatment of acute ischemic stroke. Clinical Neuroradiology，2019，29（1）：143-151.

［28］Groves AP，Kansagra AP，Cross DT，3rd，et al. Acute management and outcomes of iatrogenic dissections during cerebral angiography. Journal of NeuroInterventional Surgery，2017，9（5）：499-501.

病例 9 感染性动脉瘤

一、病例介绍

【主诉】患者男性，42 岁，主诉"突发头痛 6 天"。

【现病史】患者 6 天前（2020-07-23）办理出院（因感染性心内膜炎住院）手续时出现头痛，以后枕部为著，为持续性胀痛，可忍受，无恶心、呕吐，无视物模糊，无肢体麻木无力，程度逐渐加重。就诊于外院（吉林大学白求恩第一医院），查头 CT ＋ CTA 示（家属转述报告）：CT 未见出血；左侧大脑中动脉 M1-M2 分叉处见小囊状突起，大小约 2.8 mm×2.3 mm，考虑左侧大脑中动脉分叉处动脉瘤。给予"止痛片"治疗，头痛部分缓解。2020 年 7 月 24 日患者因"感染性心内膜炎"转诊至阜外医院，继续抗凝及抗感染治疗，因患者仍有头痛症状，于 7 月 26 日完善头 CT 示：蛛网膜下腔出血。遂于当晚转至我院急诊，行头 CT 示：蛛网膜下腔出血（SAH）。完善头 CTA 提示：左外侧裂池高密度影，SAH，伴局部动脉瘤钙化？右大脑中动脉分叉处动脉瘤。给予哌拉西林钠舒巴坦钠抗感染，甘露醇、尼莫地平等药物治疗及补液治疗。

【既往史、个人史、家族史】高血压病史 22 年，最高达 160/100 mmHg，未规律监测及服药。否认糖尿病病史。左胸部及左腿外伤史 20 年，曾致血气胸。心肌梗死，冠状动脉支架置入术后 4 年，规律服用阿司匹林、氯吡格雷、阿托伐他汀治疗。2 个月前曾出现一过性左上肢麻木，无明显无力，持续约 40 min 好转，当地医院诊断为"短暂性脑缺血发作"，给予输液治疗，症状未再复发。1.5 个月前（6 月中旬）出现咳嗽伴乏力，未予重视，服用止咳药物后咳嗽好转。1 个月前（7 月初）患者出现午后低热，最高体温 38.3 ℃，伴乏力、盗汗、面色苍白，无胸闷、气喘等，未就诊，半个月内体重下降约 7.5 kg。2 周前（2020-07-17）因发热就诊于吉林大学白求恩第一医院，完善病因筛查，头 CT 未见异常；超声心动图检查提示：主动脉瓣及二尖瓣赘生物形成，主动脉瓣轻度狭窄兼重度关闭不全，二尖瓣轻度关闭不全；血培养提示副血链球菌。予肝素抗凝治疗 7 天＋头孢米诺抗感染治疗 4 天，发热好转。后转诊至阜外医院（2020-07-24），予头孢呋辛 1.5 g 2 次/日抗感染治疗＋肝素抗凝治疗。否认食物及药物过敏史。吸烟史 20 年，3 包/日；饮酒史 20 年，偶饮酒。

【入院查体】右侧血压 121/61 mmHg，左侧血压 119/61 mmHg。脐周可见散在片状瘀斑，左侧第三肋间锁骨中线外侧 3 cm 处可见一 2 cm 瘢痕，左侧膝部可见一 2 cm 瘢痕，左侧胫前可见一 10 cm 瘢痕。双肺呼吸音清，未闻及干湿啰音，心律齐，主动脉瓣听诊区可闻及舒张早期叹气样杂音。腹软，无压痛及反跳痛，肝脾肋下未触及。神经系统查体：神清，语利，高级皮质功能粗测正常。双侧瞳孔等大等圆，直径 3 mm，双侧瞳孔直接及间接对光反射灵敏，眼球各向运动充分，未见眼震。双侧面部针刺觉对称，双侧角膜反射正常引出，双侧咀嚼对称有力。双侧额纹、面纹对称，闭目及示齿有力。双耳粗测听力可。双侧转颈、耸肩有力，伸舌居中。四肢肌力 5 级，肌张力正常。双侧指鼻、跟膝胫试验稳准。双侧针刺觉及音叉振动觉对称。四肢腱反射对称引出。双侧巴宾斯基征阴性。颈强直 3 横指。

【辅助检查】

1. 头 CT ＋ CTA（2020-07-23）：CT 示，左外侧裂池可疑高密度影（图 9-1），SAH？CTA 示，左侧大脑中动脉分叉处动脉瘤（图 9-2）。

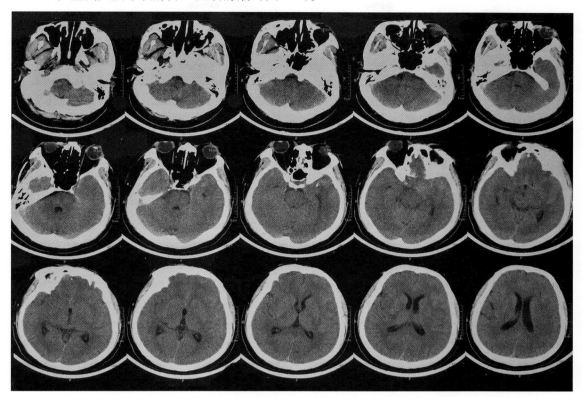

图 9-1　2020 年 7 月 23 日 CT 平扫，示左外侧裂池可疑高密度影

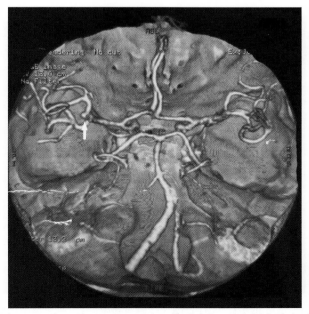

彩图

图 9-2（扫二维码看彩图）　2020 年 7 月 23 日 CTA（三维重建），示左侧大脑中动脉分叉处动脉瘤，体积 2.3 mm×2.8 mm

2. 头 CT ＋ CTA（2020-07-26）：CT 示，蛛网膜下腔出血（图 9-3。）CTA 示，左侧大脑中动脉分叉处动脉瘤（图 9-4）。

3. 超声心动图（2020-07-29）：主动脉瓣、二尖瓣附着物，结合病史，考虑感染性心内膜炎，赘生物形成。左心增大，二尖瓣中–重度关闭不全，主动脉瓣重度关闭不全，主动脉瓣上血流流速增快，心包积液（少量、局限）（图 9-5）。

4. 头颅 MRI（2020-07-30）：左颞叶、左额叶、左侧脑岛、右侧放射冠多发梗死灶（图 9-6）。

5. DSA（2020-07-30）：左侧大脑中动脉分叉处动脉瘤，分叶状，约 8 mm（图 9-7）。

6. 动脉瘤切除术后病理：炎性坏死及混合性血栓样组织，内见钙化，边缘偶见纤维结缔组织。

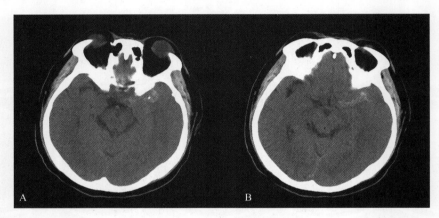

图 9-3　2020 年 7 月 26 日 CT 平扫，示左外侧裂池高密度影，内见点状钙化影，诊断 SAH

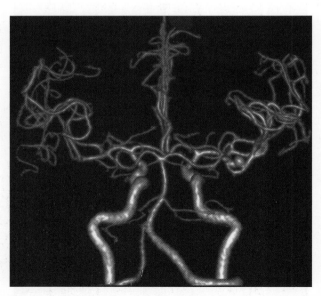

彩图

图 9-4（扫二维码看彩图）　2020 年 7 月 26 日 CTA（三维重建），示左侧大脑中动脉分叉处动脉瘤，动脉瘤体积较 7 月 23 日 CTA 动脉瘤体积增大

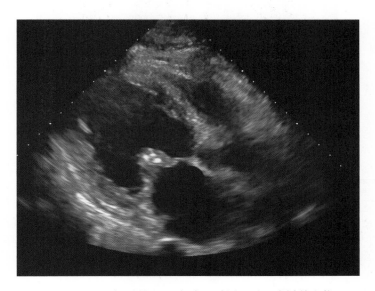

图 9-5　2020 年 7 月 29 日超声心动图，示二尖瓣赘生物

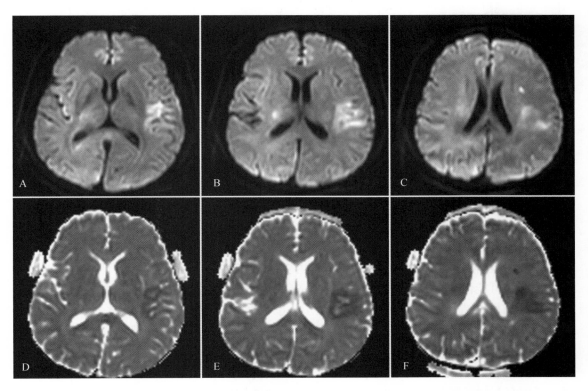

图 9-6　2020 年 7 月 30 日头颅 MRI，**A ～ C** 为 DWI 序列，**D ～ F** 为 ADC 序列，示左颞叶、左额叶、左侧脑岛、右侧放射冠多发梗死灶

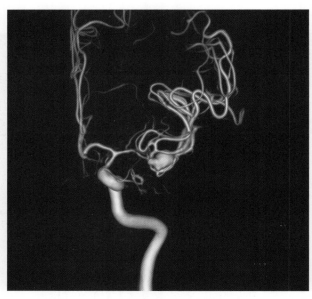

图 9-7 2020 年 7 月 30 日 DSA 三维重建，示左侧大脑中动脉分叉处动脉瘤，动脉瘤体积较 7 月 26 日 CTA 所示明显增大

【入院时诊断】

1. 定位诊断：蛛网膜下腔

患者突发头痛，后枕部为著，呈持续性胀痛，查体未见明显阳性体征，头 CT 提示蛛网膜下腔出血。考虑头痛为出血刺激颅内痛敏结构所致，故定位于蛛网膜下腔。

2. 定性诊断：左侧大脑中动脉动脉瘤破裂伴蛛网膜下腔出血

患者中年男性，急性起病。存在后枕部持续性胀痛表现，查体未见阳性体征。头 CT 可见左外侧裂池高密度影：SAH。完善头 CTA 可见左侧大脑中动脉分叉处动脉瘤形成，且出血部位与动脉瘤位置相符。故诊断为左侧大脑中动脉动脉瘤破裂伴蛛网膜下腔出血。患者发病前出现感染性心内膜炎，故考虑不能除外感染性颅内动脉瘤。

【住院后诊疗经过】

患者入院后完善相关检查，给予抗感染、脱水降颅压、抑酸护胃、缓解血管痉挛及对症支持治疗。患者于 2020 年 7 月 30 日 16:00 突发言语不清，不伴头痛、头晕、肢体无力等症状，持续不缓解，头颅 MRI（图 9-6）示脑内多发散在 DWI 高信号，ADC 低信号，考虑为心源性栓塞可能性大。1 h 后患者言语不清完全缓解，神经系统查体正常。神经介入科会诊建议行全脑血管造影术，左侧颈内动脉造影（图 9-7）见：左侧大脑中动脉分叉处动脉瘤，呈分叶状，约 8 mm。请神经外科会诊，建议手术，向家属充分交代风险后，患者于 8 月 3 日在全麻下行左侧大脑中动脉动脉瘤切除术＋颞浅动脉后支-大脑中动脉分支搭桥术，术中诊断感染性动脉瘤可能性大（图 9-8）。术后患者言语不能、右侧肢体无力、右侧中枢性面瘫，考虑有左侧基底节新发脑梗死。治疗上继续给予美罗培南联合万古霉素抗感染治疗，给予尼莫地平、法舒地尔预防脑血管痉挛。8 月 11 日患者一般情况可，病情平稳，转入普通病房，给予美罗培南联合万古霉素抗感染治疗，法舒地尔、尼莫地平预防脑血管痉挛，泮托拉唑抑酸，以及补液等对症治疗。

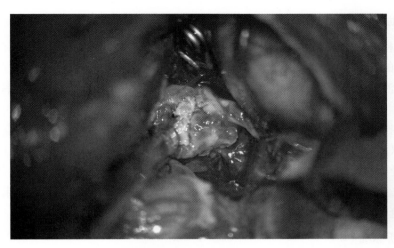

彩图

图 9-8（扫二维码看彩图）　术中可见动脉瘤壁淡黄色，与大脑中动脉及周围组织广泛粘连，内见脓性分泌物

【出院时情况】

体温 36.2℃，脉搏 88 次 / 分，呼吸 16 次 / 分，血压 134/70 mmHg，心肺腹查体未见明显异常。神经系统查体：神志清楚，不完全混合性失语，双侧瞳孔等大同圆，直径 2.5 mm，直接及间接对光反射均灵敏，眼球各向运动正常。右侧中枢性面瘫，伸舌右偏。四肢肌容积正常，右上肢肌张力减低，右上肢肌力 1 级，右下肢肌力 3 级，四肢腱反射可引出，双侧巴宾斯基征阴性。颈强直 3 横指。感觉及共济失调查体不能配合。

二、讨论

（一）感染性动脉瘤的概念及分类

感染性动脉瘤是动脉管壁受到病原微生物侵袭所形成的一种特殊类型的动脉瘤。根据解剖部位可以分为体腔内感染性动脉瘤（胸腔、腹腔）、周围性感染性动脉瘤（多位于四肢）和颅内感染性动脉瘤。颅内感染性动脉瘤（intracranial infectious aneurysm，IIA）是一种由微生物感染脑动脉血管壁引起的脑血管病变，其占颅内动脉瘤的比例很低。颅内感染性动脉瘤最常见的病因是感染性心内膜炎（infective endocarditis，IE）。感染性心内膜炎继发 IIA 的发生率并不高，但却是导致感染性心内膜炎患者死亡的重要原因。

（二）病原学及临床表现

草绿色链球菌属和金黄色葡萄球菌是引起 IIA 最常见的微生物，占 57% ～ 91%。其他还包括表皮葡萄球菌、凝固酶阴性葡萄球菌、肠球菌属、棒杆菌属等。革兰氏阴性菌则较少报道，常见的包括嗜麦芽寡养单胞菌、大肠埃希菌、鲍氏不动杆菌，以及少见的 HACEK 群细菌［嗜血杆菌属（H）、放线杆菌属（A）、人心杆菌属（C）、艾肯菌属（E）、金氏杆菌属（K）］。真菌包括念珠菌属、曲霉菌属、波氏假阿利什霉属、球孢子菌属等。IIA 的临床表现可分为原发病的表现及动脉瘤本身的占位效应或破裂症状。由于 IIA 常继发于感染性心内膜炎（IE），除 IE 的临床表现外，还可以出现头痛、眼肌麻痹、癫痫发作、感觉异常或肢体偏瘫等症状[1]。

（三）辅助检查

1. 病原学检查：血和组织标本的培养及组织病理学检查对 IIA 的诊断具有重要价值。对于血培养阴性的患者，术中留取动脉瘤组织标本或脓液进行培养或病理学检查，能提高病原学检出率。脓液或者病变组织的病原学分子监测能显著提高病原学诊断阳性率，具有非常良好的应用前景。

2. 影像学检查：影像学检查对于 IIA 的诊断至关重要。常用的影像学检查方法包括 CT、CT 血管造影（CTA）、MRI、磁共振血管造影（MRA）、数字减影血管造影（DSA）。MRA 作为一种非侵入性检查，可有效观察颅内囊性动脉瘤，但对 IIA 的敏感性不如 DSA。而 CTA 对远端及多发微小动脉瘤的检出缺乏敏感性，如果对 IIA 存在高度的临床怀疑，则需要进行 DSA 检查。故 DSA 仍是诊断 IIA 的金标准。

（四）诊断标准

诊断标准包括：①必须标准，影像检查发现颅内动脉瘤；②辅助诊断标准（a. 感染史，感染性心内膜炎、脑膜炎、海绵窦血栓性静脉炎、眼眶蜂窝织炎；b. 影像学特征，多发、血管远端、梭形、随访期间动脉瘤形态变化或新发动脉瘤；c. 其他证据，年龄 < 45 岁、近期腰椎穿刺史、住院期间发热或入院 1 周前有发热史、CT 或 MRI 示颅内出血）。

临床确诊 IIA 需要①+②（符合 a、b、c 中任意 3 点），临床高度怀疑 IIA 需要①+②（符合 a、b、c 中任意 2 点），临床疑似 IIA 需要①+②（符合 a、b、c 中任意 1 点）。

（五）治疗

对于未破裂动脉瘤，特别是手术或介入治疗困难者，予以抗感染治疗；如动脉瘤短期迅速增大，则可积极手术[2]。对于已经破裂的动脉瘤，因二次破裂的死亡风险极高，倾向手术治疗。对于合并感染性心内膜炎的 IIA 患者，由于心脏菌栓的脱落，短期内可导致新发动脉瘤和脑栓塞的发生，因此，除了动脉瘤的手术治疗外，这类患者尚需进行心脏手术治疗，增加了治疗的复杂性。无论是否需要手术治疗，早期、足量、足疗程、敏感药物抗感染治疗是一切治疗的基础。

（杨　波）

三、专家点评

颅内感染性动脉瘤（IIA）是一类少见的颅内血管病变，常发生于感染性心内膜炎患者中。随着抗生素的使用，风湿性心脏病所致感染性心内膜炎减少，但瓣膜退行性变、侵入性医疗操作以及吸毒人群的增加，导致感染性心内膜炎的控制不如预期那样明显减少。感染性心内膜炎（IE）的心脏以外症状纷繁复杂，但归根结底都是由于赘生物脱落形成细菌性栓塞或"异物"引起的免疫反应所致。IE 患者合并神经功能缺损最常见的原因是菌栓脱落导致的缺血性卒中，其次是颅内感染性动脉瘤、短暂性脑缺血发作和脑膜炎等。本例患者感染性心内膜炎诊断明确，短期内相继出现了感染性颅内动脉瘤破裂及心源性栓塞两类神经系统损害情况，临床非常少见，给临床医生作出治疗决策提出很大挑战。关于 IE 并发脑栓塞的抗栓治疗，2015 年《AHA 关于成人感染性心内膜炎诊断、抗菌治疗以及并发症管理的科学声明》给出如下推荐：①对于机械瓣相关 IE 合并中枢神经系统栓塞的患者，中止各种形式的抗凝治疗至少 2 周是合理的（Ⅱa，C）。②不推荐对 IE 患者起始应用阿司匹林或其他抗血小板药物（Ⅲ，B）。③在无出血并发症的 IE 进展阶段，重启长期的抗血小板治疗可能是合理的（Ⅱb，B）。IE 所致的颅内出血如果是由颅内动脉瘤破裂导致，这种情况死亡率高达 80%，必须紧急处理。如动脉瘤有增大或破裂迹象，也应考虑介入或手术治疗。另外，IE 患者存在指征时应及时手术。缺血性卒中并非手术的绝对禁忌证，但最佳手术时机还存在争议，一般认为如果没有严重神经损害（如昏迷），2 周内就可以早期手术。而如果发生脑出血，1 个月后方可考虑心脏手术。本例患者由于动脉瘤短期内迅速增大，再破裂出血可能是致命的，故先行颅内动脉瘤夹闭术，择期拟行心脏手术。临床中如果出现如此复杂的情况，一定与神经外科、介入科及心脏内、外科组成联合诊治小组，依据患者具体情况制订个体化治疗方案，只有这样才能保证患者有相对良好的预后。

（审核及点评专家：杨中华）

参考文献

［1］Sonneville R，Mirabel M，Hajage D，et al. Neurologic complications and outcomes of infective endocarditis in critically ill patients：the ENDOcardite en REAnimation prospective multicenter study. Crit Care Med，2011，39（6）：1474-1481.

［2］Peters PJ，Harrison T，Lennox JL. A dangerous dilemma：management of infectious intracranial aneurysms complicating endocarditis. Lancet Infect Dis，2006，6（11）：742-748.

病例 10 脑淀粉样血管病（很可能）

一、病例介绍

【主诉】 患者男性，65 岁，主诉"一过性左侧肢体力弱 13 天"，于 2020 年 1 月 2 日收入我院。

【现病史】 患者 13 天前（2019-12-20）晨起后自觉头部昏沉感，无视物旋转及视物成双，无自身晃动感且未跌倒，无恶心、呕吐，未在意。洗漱时突发自觉左手力弱，持物掉落，左上肢可抬举，无下肢力弱，站立及行走如常。无饮水呛咳及口齿不清，症状持续约 3 h 后自行缓解。遂自行服用阿司匹林 100 mg，期间未测量血压。次日，家人感其口角略有偏斜，就诊于当地中医医院予中成药活血改善循环治疗，期间每日规律口服阿司匹林 100 mg 抗血小板治疗，未再出现肢体力弱发作。为进一步诊治，就诊于我院。

【既往史、个人史、家族史】 高血压病史 15 年，最高达（160～170）/（95～100）mmHg，规律口服苯磺酸氨氯地平片降压治疗，平素血压控制于 160/90 mmHg；糖尿病病史 15 年，规律口服二甲双胍及格列苯脲治疗，未规律监测血糖；10 年前"面瘫"病史，具体不详。发现高脂血症 8 年，未规律用药及监测；曾间断服用阿司匹林 100 mg 抗血小板治疗。否认冠心病、脑血管病病史，否认肝炎、结核病病史，否认手术、外伤、输血史，否认过敏史，预防接种史不详。吸烟史 23 年，每日 40～60 支，已戒 25 年；饮酒史 50 年，平均每日 100 g。

【入院查体】 左侧卧位血压 163/88 mmHg，右侧卧位血压 163/94 mmHg，心率 65 次/分，律齐。神经系统查体：神清，言语流利，应答切题，理解力、定向力正常，近记忆力欠佳，计算能力欠佳，双侧瞳孔等大等圆，直接及间接对光反射灵敏，眼球各项运动充分，未见眼震。双侧额纹对称，左侧鼻唇沟略浅，伸舌居中。四肢肌力 5 级，四肢腱反射对称引出，双侧病理征未引出。双侧针刺觉正常对称。双侧指鼻、轮替试验灵活，跟膝胫试验稳准。Romberg 征阴性。颈软，脑膜刺激征阴性。

【辅助检查】

1. 血常规（发病第 14 天）：未见异常。

2. 糖化血红蛋白（发病第 14 天）：8%（↑）。

3. 血生化（发病第 14 天）：载脂蛋白 A$_1$ 0.89 g/L（↓），同型半胱氨酸 16.9 μmol/L（↑），间接胆红素 12.2 μmol/L（↑），葡萄糖 9.53 mmol/L（↑）；余各项正常。

4. ApoE 及 SLCO1B1 基因（发病第 14 天）：APOE E4/E4 检出，SLCO1B1 *1b/*1b 检出。

5. 血管超声（发病第 14 天）：双侧颈动脉内-中膜增厚伴斑块形成（目前未见明显易损倾向），右侧锁骨下动脉内-中膜增厚。

6. 下肢动脉超声（发病第 14 天）：双下肢动脉散在斑块形成。

7. 超声心动图（发病第 14 天）：主动脉窦及升主动脉增宽，主动脉瓣少量反流，左心室舒张功能减低。

8. 头部 MRI ＋ MRA（发病第 14 天）：MRI 示，脑内多发梗死灶及缺血性白质病变，脑内多发点状微出血，老年性脑改变，双侧上颌窦炎。MRA 示，双侧颈内动脉虹吸部管腔多发狭窄，左侧颈内动脉 C4 段管壁突起，右侧椎动脉颅内段管腔多发狭窄。

9. 蒙特利尔认知评估（MoCA）（发病第 17 天）：23 分。

10. 经颅多普勒超声（TCD）（发病第 17 天）：右侧颈内动脉颅外段、颈外动脉狭窄不除外，左侧颈内动脉虹吸段狭窄，双侧大脑后动脉狭窄，右侧椎动脉、基底动脉狭窄。

11. 弓上 CTA（发病第 18 天）：符合弓上及颅内主要动脉粥样硬化表现，多发斑块形成伴局部管腔不同程度变窄；右侧椎动脉纤细，V4 段局部显影欠清；左侧颈内动脉海绵窦局部小结节状血管突起。

12. 24 h 动态心电图（发病第 20 天）：窦性心律，频发室性期前收缩，有 R-on-T；室性逸搏；房性期前收缩；非阵发房性心动过速；阵发 ST 段改变。

13. 头部 CTA ＋ CTP ＋ CTV（发病第 20 天）：双侧颈内动脉虹吸段迂曲且粗细不均匀，左侧更为明显。右侧椎动脉末端纤细，左侧椎动脉末端粗细不均匀。颅内静脉窦未见明显异常。CTP 示，双侧半球 MTT、TTP、CBV、CBF 基本对称（图 10-1）。

14. 头部 MRI（发病第 23 天）：脑内多发梗死灶及缺血性白质病变，脑内多发点状微出血（图 10-2）。

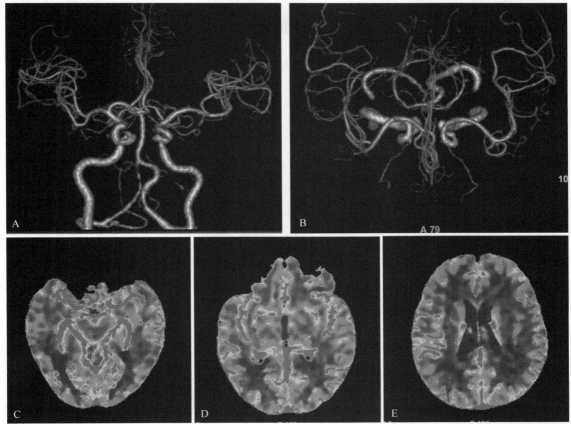

图 10-1（扫二维码看彩图）　患者头部 CTA ＋ CTP 检查（发病第 20 天）。**A** 和 **B**. 头部 CTA 示双侧颈内动脉虹吸段迂曲且粗细不均匀，左侧更为明显。右侧椎动脉末端纤细，左侧椎动脉末端粗细不均匀。**C** 至 **E**. 头部 CBV 示双侧血容量基本对称

彩图

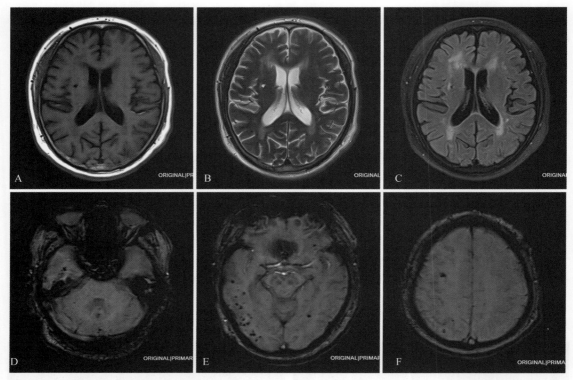

图 10-2　患者头部 MRI 检查（发病后第 23 天）。T1 序列（**A**）、T2 序列（**B**）、FLAIR 序列（**C**）可见双侧额顶叶皮质下、深部白质、脑室旁、右侧基底节区多发点状长 T1 长 T2 信号，FLAIR 高信号。SWI 序列（**D ~ F**）示脑内多发点状微出血

【入院时诊断】

1. 定位诊断：右侧颈内动脉系统

患者左侧肢体力弱，表现为持物不能，左侧中枢性面瘫，定位于右侧皮质脊髓束及皮质核束，患者无构音不清、饮水呛咳及眩晕、复视等症状，故血管定位于右侧颈内动脉系统。

2. 定性诊断：短暂性脑缺血发作

患者为老年男性，急性起病，主要表现为左手持物不能，症状持续 3 h 后自行缓解，考虑短暂性脑缺血发作的可能性大，入院后需完善头部 MRI 明确有无新发脑梗死灶以明确诊断。

3. 鉴别诊断

（1）脑梗死：患者为老年男性，急性起病，表现为左手力弱，既往存在高血压、糖尿病、高脂血症、吸烟等脑血管病危险因素，故应与该病相鉴别。但患者症状持续 3 h 后自觉缓解，入院查体未见神经系统缺损症状，此为不支持点。入院后查头部 MRI 明确有无新发梗死灶。

（2）淀粉样发作：脑淀粉样血管病（cerebral amyloid angiopathy，CAA）好发于老年人，可表现为反复、短暂的无力、麻木或其他皮质症状发作，可表现为阳性症状与阴性症状。患者为老年男性，急性起病，表现为一过性左侧肢体远端力弱，未累及近端，症状自行缓解，故应与该病相鉴别。患者入院后完善头颅磁共振 SWI 序列，必要时完善基因检查以明确诊断。

【住院后诊疗经过】

患者入院后完善头颅 MRI、血尿便常规、超声心动图检查等明确患者一般情况，患者头颅磁共振 SWI 提示脑内多发出血灶。完善 *ApoE* 基因筛查提示 E4/E4 型，考虑脑淀粉样血管病可能。完善颈部血管超声、弓上 CTA 等明确患者血管情况，提示患者颅内外血管多发狭窄。完善头 CTA ＋ CTP 明确患者脑部灌注情况，提示患者双侧脑血容量及血流量对称。请介入科会诊，考虑患者目前病情平稳，暂不介入治疗，介入科随诊，定期复查 CTA ＋ CTP，必要时行全脑血管造影检查。患者脑动脉多发狭窄，但微出血较多，故暂予单抗治疗。

【出院时情况】

患者无肢体力弱发作，出院查体未见神经功能缺损症状及体征。

【随访情况】

电话随访，患者未再出现肢体力弱及其他症状发作。

二、讨论

该患者为老年男性，急性起病，表现为神经功能缺损症状，症状自行好转，来院时无遗留症状。患者既往高血压、糖尿病、高脂血症及吸烟病史，均为动脉粥样硬化及脑血管病危险因素，故患者以"短暂性脑缺血发作"入院。但患者症状持续时间较长（3 h），且自首次发病 13 天内无再次发作，故入院当天对患者行头部 MRI 检查，提示患者脑内多发梗死灶及缺血性白质病变；SWI 序列提示脑内多发点状微出血，以右侧枕叶为著。患者微出血病灶符合脑淀粉样血管病（CAA）的病灶特点，故对患者行 *ApoE* 基因检测，提示 E4/E4 基因型。根据 Boston 诊断标准：CAA 确诊需要病例活检提示脑叶、皮质或皮质下出血，严重 CAA 伴有血管病，无提示其他诊断的病变。对于无病理活检的患者，可根据发病年龄 ≥ 55 岁，影像学提示局限于脑叶、皮质或皮质下的多发出血（可能有小脑出血），并排除其他原因引起的出血，此类患者可诊断为很可能的 CAA。改良 Boston 诊断标准在原影像学标准的前提下，加入单个脑叶、皮质或皮质下出血及局灶或播散的表面铁沉积作为诊断标准之一。该患者发病年龄大于 55 岁，存在多个脑叶的微出血病灶，同时未找到其他可以引起出血的原因，符合脑淀粉样血管病（很可能）的诊断标准，故诊断为该病。同时考虑患者入院主诉的一过性肢体力弱为淀粉样发作的可能性大，但该患者同时存在颅内动脉狭窄，行头部 CTP 提示双侧脑血流量基本对称，介入科考虑患者介入治疗后双联抗血小板的风险较大，故目前给予患者单抗治疗[1]。除此之外，患者影像学提示多发微出血及白质病变，且患者 *ApoE* 基因筛查提示为 E4/E4 基因型。此次入院检查患者 MOCA 评分低于正常水平，此类患者认知功能障碍风险较高，应注意向患者及家属进行健康宣教，定期复查患者认知功能情况。

（宋新杰　赵璟妍）

三、专家点评

脑淀粉样血管病（CAA）是一种由 β 淀粉样物质沉积于脑和软脑膜的中小血管内所引起的疾病，为脑小血管病分类的 Ⅱ 型，在原发性脑出血患者中为第二常见病因[2]。以往，

CAA 的诊断更多见于脑出血患者，特别是具有时间和空间多发特点的脑出血患者（如多次脑出血、不同脑叶出血）。对于一过性症状或发作性症状，急性期头部 CT 没有发现高密度出血征象的患者，临床多以短暂性脑缺血发作或腔隙性脑梗死作为患者的诊断，并给予相应的抗栓治疗。随着近年来神经影像技术的发展，脑微出血（cerebral microbleed，CMB）、皮质表面含铁血黄素沉积（cortical superficial siderosis，cSS）等特征性的 CAA 影像学标志物逐渐被认识。Boston 诊断标准也因此演进为改良 Boston 诊断标准。对于 CAA 认识的加深及诊断标准的改良，使我们更多地注意到其非出血性表现，包括认知功能减退、CAA 相关炎症，以及短暂性局灶性神经系统症状发作（transient focal neurological episodes，TFNE）或称为淀粉样发作（amyloid spells）。TFNE 在 CAA 患者中的发生率为 14%，特征性表现为短暂性、反复发作的、刻板的神经系统症状，包括麻木、无力、语言障碍等，其中最具特征性的表现是播散性的感觉异常，通常从手指向上肢近端蔓延，符合感觉皮质分布特征。其发作机制尚不明确。TFNE 可以表现为"阳性"症状，即发作性的播散性偏身感觉异常或视觉症状，也可以表现为"阴性"症状，如发作性的偏瘫或失语等，后者与经典的 TIA 发作极其类似，临床鉴别诊断面临很大挑战。临床工作中，在为患者制订治疗方案时，对于存在 CAA 临床及影像学特征的此类患者需考虑 TFNE 的可能，进行相应磁共振序列及认知功能等针对性的检查。

（审核及点评专家：陆菁菁）

参考文献

［1］Biffi A，Halpin A，Towfighi A，et al. Aspirin and recurrent intracerebral hemorrhage in cerebral amyloid angiopathy. Neurology，2010，75：693.

［2］Creen SM，Bacs BJ，Hern M，et al. Cerebral amyloid angiopathy and Alzheimer disease-one peptide，two pathways. Nat Rev Neurol，2020，16（1）：30-42.

病例 11 椎动脉夹层导致大面积小脑梗死伴脑疝

一、病例介绍

【主诉】患者男性，30岁，主因"突发右侧肢体麻木、力弱，行走不稳5个月"以"小脑梗死"于2020年12月14日收入我科。

【现病史】患者于5个月前（2020-07-23）安静状态下无明显诱因突发右侧肢体麻木、力弱，行走不稳，伴有头晕、自身晃动感，无视物成双，伴有恶心、呕吐，呕吐物为胃内容物。肢体力弱快速进展，次日晨起时感肢体无力加重，抬举困难，遂就诊于外院，CT提示"脑梗死"，立即行全脑血管造影术（2020-07-24）显示：右侧椎动脉V3段闭塞，右侧椎动脉V4段可见夹层影，余血管未见异常。行右侧椎动脉颅内段夹层近段血栓抽吸术，右侧椎动脉颅内段夹层支架置入术。术后次日（2020-07-25）患者出现头痛、口齿不清，且出现睡眠增多，患者家属为求进一步诊治转入我院。我院急诊复查头部CT提示：双侧小脑半球、小脑蚓部缺血梗死灶，左侧小脑半球大面积梗死。全麻下行后正中开颅去骨瓣减压术＋脑室穿刺术（2020-07-28），术后给予脱水降颅压、减轻脑水肿、抗感染、镇静镇痛、调脂稳定斑块、保肝、功能康复锻炼等治疗。患者出院后规律口服阿司匹林100 mg 1次/日，规律康复锻炼，目前可独立行走、生活自理。为复查椎动脉情况，今日收入我院。患者自患病以来，饮食可，睡眠可，二便如常，体重无明显变化。

【既往史、个人史、家族史】既往体健，否认食物及药物过敏史。3年前排尿时晕倒1次，伴有心悸，是否有肢体抽搐不详，当时无外伤。吸烟15年，平均5支/日，已戒烟。否认家族遗传性疾病病史。

【入院查体】体温36.0℃，脉搏70次/分，呼吸18次/分，血压152/94 mmHg。头部后枕部去骨瓣术后；双肺呼吸音清，可闻及少许湿啰音；心音低钝，各瓣膜听诊区未闻及明显杂音；腹部凹陷，未触及压痛、反跳痛及肌紧张，肠鸣音3次/分。神经系统查体：神志清，双侧瞳孔等大等圆，直径约2.5 mm，对光反射存在，双眼水平向右眼震；右侧肢体中枢性瘫痪，左上肢指鼻试验、左下肢跟膝胫试验欠稳准，双侧深、浅感觉对称；脑膜刺激征阴性。

【辅助检查】

1. 血常规、尿常规、便常规各项正常。凝血功能检查及D-二聚体各项正常，血生化仅同型半胱氨酸升高，余未见异常。

2. 颈部血管超声：未见异常。

3. 下肢动脉超声：未见异常。

4. 超声心动图：心内结构及血流未见异常。

5. 24 h动态心电图和24 h动态血压监测：未见异常。

6. 头部 CT：颅后窝缺血梗死灶伴出血，局部去骨瓣（图 11-1）。

7. 头部 MRI ＋ MRA：双侧小脑半球、小脑蚓部缺血梗死灶伴局部渗出，幕上脑室扩大，各大血管分布及形态未见明显异常（图 11-2 和图 11-3）。

8. 颈部 CTA：右椎动脉可见支架（图 11-4）。

9. 动脉斑块高分辨率增强 MRI：左侧椎动脉 V4 段局部稍窄，右侧后交通动脉开放（图 11-5）。

【入院时诊断】

1. 定位诊断：椎–基底动脉系统

右侧肢体中枢性瘫痪，定位于左侧皮质脊髓束。水平向右眼震，左侧肢体共济欠稳准，定位于左侧小脑、前庭及其联络纤维。综上，定位于左侧脑干及小脑。结合头颅 MRI 提示左侧小脑半球、脑桥左侧缺血梗死灶，小脑蚓部、右侧小脑半球小片缺血梗死灶，故定位于小脑、脑干。血管定位于椎–基底动脉系统。

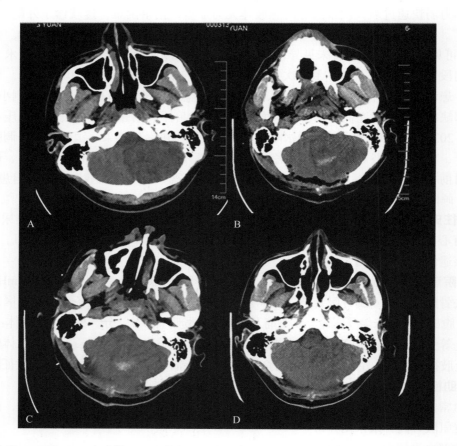

图 11-1　头部 CT 平扫。**A.** 发病第 5 天：枕部开颅术后改变，双侧小脑半球、小脑蚓部缺血梗死灶，右额钻孔脑室引流术后。**B.** 发病第 8 天：颅后窝缺血梗死灶伴出血，去骨瓣术后，右侧脑室引流术后，枕大孔区结构拥挤。**C.** 发病第 10 天：颅后窝缺血梗死灶伴出血，去骨瓣术后，较发病第 8 天时 CT 变化不明显；右侧脑室引流术后，枕大孔区结构拥挤。**D.** 发病第 14 天：颅后窝缺血梗死灶伴出血，局部去骨瓣，较发病第 10 天时 CT 高密度影减少；右额穿刺后改变，枕大孔区结构拥挤，鼻窦内异常密度影

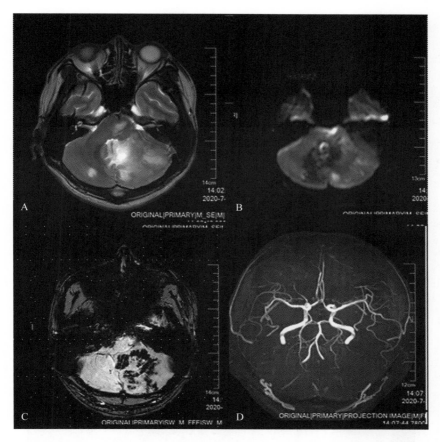

图 11-2　发病第 4 天头部 MRI ＋ MRA。**A ～ C**. 双侧小脑半球、小脑蚓部缺血梗死灶伴局部渗出，幕上脑室扩大。**D**. MRA 未见明显异常血管影，各大血管分布及形态未见明显异常

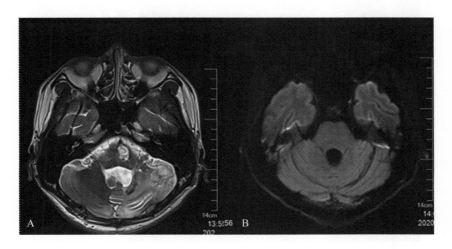

图 11-3　发病 1 个月头部 MRI ＋ MRA。**A ～ C**. 左侧小脑半球、脑桥左侧缺血梗死灶，局部出血渗出吸收期；小脑蚓部、右侧小脑半球小片缺血梗死灶，伴少量出血渗出。**D**. MRA 可见前交通动脉、右侧后交通动脉显影

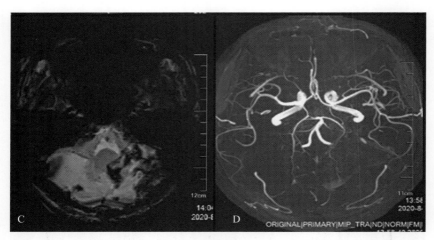

图 11-3　续

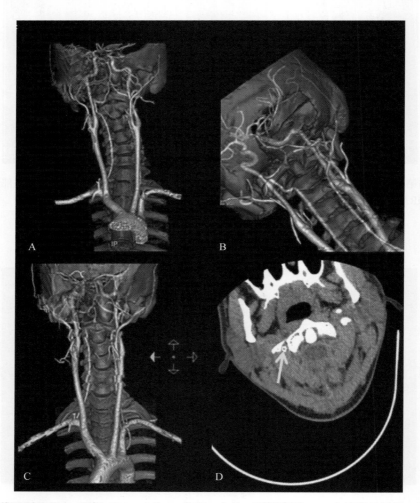

彩图

图 11-4（扫二维码看彩图） 颈部 CTA。**A** 和 **B**.发病 1 个月，颈部脊髓 CTA 未见明显异常，右椎动脉可见支架。**C** 和 **D**.发病 5 个月，颈部脊髓 CTA 未见明显异常，右椎动脉可见支架（箭头示），右侧寰枢关节间隙增宽

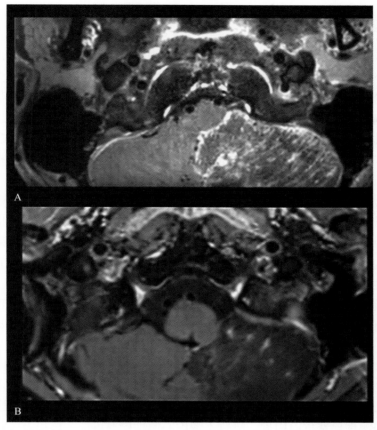

图 11-5 动脉斑块高分辨率增强 MRI。**A**. 2020 年 8 月 3 日：左侧椎动脉 V4 段局部稍窄，右侧后交通动脉开放。**B**. 2020 年 12 月 17 日：左侧椎动脉较对侧稍纤细，右侧后交通动脉开放

2. 定性诊断：小脑梗死

患者青年男性，急性起病，突发右侧肢体无力，结合 CT 及 MRI，患者小脑梗死诊断明确。既往无高血压、糖尿病等动脉粥样硬化危险因素。发病后外院 DSA 提示右椎动脉夹层、闭塞，因此病因考虑动脉夹层，已于外院行支架置入术。入院后行高分辨率 MRI 未见椎动脉 V3 及 V4 段壁间血肿。为明确病因，入院后行相应 CT 检查，同时显示颈椎椎体及椎动脉，发现其右侧寰枢关节间隙增宽，稳定性欠佳，与患者支架置入部位符合，考虑动脉夹层病因与此相关。

【住院后诊疗经过】

给予患者以下诊疗措施：①一级护理，监测生命体征。②继续抗血小板治疗。③复查高分辨率 MR、头颈 CTA、颈动脉超声、TCD，复查血常规、生化等指标，动态监测异常指标变化。④请康复科会诊，行床旁康复。⑤择期神经外科门诊就诊，行颅骨修补。⑥门诊复查高分辨率 MR 血管成像，根据成像结果调整抗血小板治疗方案。

【出院时情况】

神志清楚，双侧瞳孔等大等圆，直径约 2.5 mm，对光反射存在，双眼水平向右眼震；右侧肢体中枢性瘫痪，双侧深、浅感觉对称。余查体未见异常。

二、讨论

患者为青年男性，突发起病，快速加重，主要表现为右侧肢体无力、行走不稳，查体提示右侧肢体中枢性瘫痪、水平向右眼震，结合头部 CT 提示双侧小脑梗死，头部 MR 提示左侧小脑半球、脑桥左侧缺血梗死灶，小脑蚓部、右侧小脑半球小片缺血梗死灶，故小脑、脑桥梗死诊断明确。

该患者既往无高血压、糖尿病等动脉粥样硬化危险因素，CTA、MRA 未见椎动脉狭窄、夹层等异常；CTA 脊髓（颈部）提示颈椎退行性变、寰枢关节异常，不除外椎动脉受到不稳定的寰枢关节压迫导致后循环缺血，因而引发小脑、脑桥梗死。

当优势椎动脉受压，且合并椎动脉先天性闭锁、发育不全、开窗或对侧椎动脉狭窄等因素，常导致脑缺血发生[1-3]。骨赘或骨刺是椎动脉受压的最常见病因[4]，也有文献报道过纤维带或寰枢椎骨异常、寰枢椎不稳定等非创伤性的病因[5-8]。反复扭转颈部、椎动脉受到纤维或骨性结构压迫，导致血管壁受损形成血栓；潜在的机制包括血管内膜直接受损，或夹层、穿孔、假性动脉瘤形成等局部异常继发导致远端栓塞[9]。

本例患者院前 DSA 提示椎动脉夹层，CT（颈部）提示颈椎退行性变、寰枢关节位置异常，结合患者有搬运家具等负重史，不除外椎动脉受到不稳定的寰枢关节活动导致动脉夹层可能。

此外，本患者为青年卒中，既往不合并高血压、糖尿病等动脉粥样硬化危险因素，结合患者既往有"晕厥"病史，需要与心源性栓塞相鉴别。但超声心动结果提示心脏功能及结构未见异常，心电图及 24 h 动态心电监测未见心房颤动等心律失常，TCD 增强试验不提示卵圆孔未闭等心源性栓塞危险因素，故暂不考虑心源性栓塞可能。该患者既往有长期吸烟病史，需要考虑大动脉粥样硬化的可能性，入院后颈动脉及下肢动脉超声未见动脉粥样硬化性改变，且高分辨率 MRI、CTA 等检查均未提示动脉粥样硬化性斑块形成的证据，故暂不考虑。

（宋新杰　刘诗蒙）

三、专家点评

正常情况下动脉血管壁由内膜、中膜和外膜三层结构构成，三层结构紧密结合，之间无腔隙。当患者存在导致血管壁胶原纤维或弹性纤维异常的疾病，或存在其他基础易感情况，在外界因素的作用下，动脉血管壁正常的结构分离，可产生夹层。夹层可由严重的外伤导致，但绝大多数的头颈部动脉夹层是自发性或与轻度的机械性刺激相关。

动脉夹层是青年卒中的常见病因。然而动脉夹层本身原因也各不相同。临床最常见到的是颈部推拿按摩，近年来随着健身运动的普及，与其相关的动脉夹层也较为常见。此外，溜冰、球类运动、游泳、潜水、跳舞、瑜伽等运动以及分娩、咳嗽或打喷嚏等均为动脉夹层的常见病因。椎动脉受到毗邻的韧带、肥大的肌肉组织、骨性结构或不稳定的关节等压迫导致动脉夹层在临床上也常常可见。文献报道，椎动脉受压可发生在各个椎骨水平，高颈段最常见，其中 C1 ～ 2 是最常见的部位[4]。椎动脉横穿 6 个颈椎和寰椎的横突，穿过寰枕韧带，通过大孔进入颅骨。寰枕关节是颈部旋转的主要部位，椎动脉从 C1 横突口进入寰枕韧带时位置相对固定。这种解剖关系使椎动脉在该部位易于受累。根据另一项系列病例报道，转头方向与受压椎动脉的侧别无明确相关性，且半数患者缺乏椎动脉闭塞证据[10]。本病例的鉴别诊断需要考虑血管炎、动脉夹层等，但两次高分辨率 MRI 均未提示上述异常，且患者自身免疫性抗体为阴性。故目前考虑寰枢关节结构异常、不稳定，导致椎动脉受压为本病例的病因。

　　近年来，青年卒中的病因筛查逐渐被大家重视。对于病因为夹层的患者，特别是椎动脉夹层，责任动脉周围骨性结构和韧带及肌肉的评价及了解对于真正的病因筛查尤为重要。

（审核及点评专家：陆菁菁）

参考文献

［1］Chen JJ，Chung MH，Yang CH，et al. Vertebrobasilar artery anomaly presenting with transient bow hunter's syndrome. Tzu Chi Med J，2010，，22：149-152.

［2］Yamaguchi S，Horie N，Tsunoda K，et al. Bow hunter's stroke due to stretching of the vertebral artery fenestration：a case report. NMC Case Rep J，2015，2：9-11.

［3］Darkhabani MZ，Thompson MC，Lazzaro MA，et al. Vertebral artery stenting for the treatment of bow hunter's syndrome：report of 4 cases. J Stroke Cerebrovasc Dis，2012，21：908.e1-908.e5.

［4］Rastogi V，Rawls A，Moore O，et al. Rare etiology of bow hunter's syndrome and systematic review of literature. J VascInterv Neurol，2015，8：7.

［5］Mapstone T，Spetzler RF. Vertebrobasilar insufficiency secondary to vertebral artery occlusion from a fibrous band：case report. J Neurosurg，1982，56：581-583.

［6］Matsuyama T，Morimoto T，Sakaki T. Bow hunter's stroke caused by a nondominant vertebral artery occlusion：case report. Neurosurgery，1997，41：1393-1395.

［7］Chough CK，Cheng BC，Welch WC，et al. Bow hunter's stroke caused by a severe facet hypertrophy of C1-2. J Korean Neurosurg Soc，2010，47：134-136.

［8］Go G，Hwang SH，Park IS，et al. Rotational vertebral artery compression：Bow Hunter's syndrome. J Korean Neurosurg Soc，2013，54：243-245.

［9］Sherman DG，Hart RG，Easton JD. Abrupt change in head position and cerebral infarction. Stroke，1981，12：2-6.

［10］Zaidi HA，Albuquerque FC，Chowdhry SA，et al. Diagnosis and management of bow hunter's syndrome：15-year experience at barrow neurological institute. World Neurosurg，2014，82：733-738.

［11］Duan G，Xu J，Shi J，et al. Advances in the pathogenesis，diagnosis and treatment of bow hunter's syndrome：a comprehensive review of the literature. Interv Neurol，2016，5：29-38.

病例 12 原发免疫性血小板减少症合并脑梗死

一、病例介绍

【主诉】患者女性，85 岁，主诉"言语不利伴左侧肢体无力 9 天"。

【现病史】患者 9 天前（2019-07-29，23:00）醒后被家属发现口角歪斜、言语含混，伴左侧肢体无力，左上肢不能持物，左下肢尚能抬离床面，无意识丧失。外院头 CT 未见出血。于 2019 年 7 月 30 日 01:00 到达我院，测血压 128/55 mmHg，NIHSS 评分 9 分（意识水平 1 ＋凝视 2 ＋面瘫 2 ＋左上肢 3 ＋感觉 1），头部 MRI 提示右侧额颞顶叶、脑岛脑梗死，MRA 示右侧大脑中动脉未显影。03:00 行急诊介入手术，取栓 3 次，部分再通。术后带气管插管入重症监护室，NHISS 评分 12 分（意识水平 1 ＋凝视 2 ＋面瘫 2 ＋左上肢 4 ＋左下肢 3），24 h 复查头部 MRI 见大面积梗死伴少量渗血，胃液潜血阳性。8 月 1 日开始给予那屈肝素 0.4 ml 每 12 h 一次，并给予头孢他啶抗感染、抑酸护胃、凝血酶止血等治疗。患者逐渐神志转清，左侧肢体肌力较前稍好转，肺炎较前吸收，胃液及便潜血仍为阳性，于 8 月 7 日转入我科继续治疗。

【既往史、个人史、家族史】心房颤动病史 3 年，平素口服达比加群 110 mg 1 次 / 日、酒石酸美托洛尔缓释片 25 mg 2 次 / 日、单硝酸异山梨酯 20 mg 1 次 / 日、螺内酯 20 mg 1 次 / 日。发病前 5 天出现黑便，查血红蛋白 45 g/L，外院考虑上消化道出血，停用达比加群，给予输血治疗 3 天共 1600 ml，并输注止血药物，具体不详。2 年前可疑消化道出血病史。否认高血压、糖尿病、脑血管病病史，否认过敏史。

【入院查体】体温 36.6℃，脉搏 78 次 / 分，呼吸 18 次 / 分，左侧血压 113/62 mmHg，右侧血压 81/67 mmHg。双肺呼吸音粗，心房颤动，心率 82 次 / 分，腹软，肝脾肋下未触及，双下肢轻度水肿。神经系统查体：神志清楚，构音障碍，双侧瞳孔等大等圆，直径 2.5 mm，对光反射存在，眼球各向运动可，左侧鼻唇沟浅，伸舌偏左，余脑神经查体未见明显阳性体征。左上肢肌力 0 级，左下肢肌力 2 级，右侧肢体可自主活动，左侧巴宾斯基征阳性。感觉查体欠配合。颈软，脑膜刺激征阴性。NHISS 评分 10 分（面瘫 2 ＋左上肢 4 ＋左下肢 3 ＋构音 1）。

【辅助检查】

1. 头部 MRI ＋ MRA（发病 2 h）：头部 MRI 提示右侧额颞顶叶、脑岛脑梗死，MRA 示右侧大脑中动脉未显影（图 12-1）。

2. 血小板绝对值变化：最低值为 2019 年 9 月 6 日，为 8×10^9/L（图 12-2 和图 12-3）。

3. 下肢静脉彩超（2019 年 8 月 27 日）：双下肢肌间静脉血栓形成。

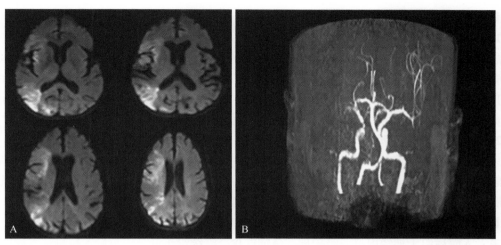

图 12-1　**A**. 头部磁共振 DWI 序列示右侧额颞顶叶、脑岛脑梗死；**B**. MRA 示右侧大脑中动脉未显影

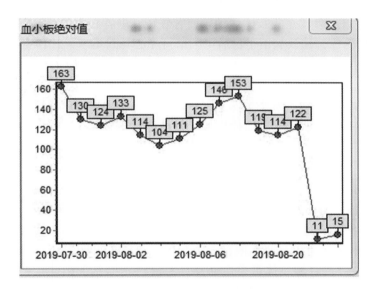

图 12-2　2019 年 7 月 30 日至 2019 年 8 月 20 日血小板绝对值变化趋势

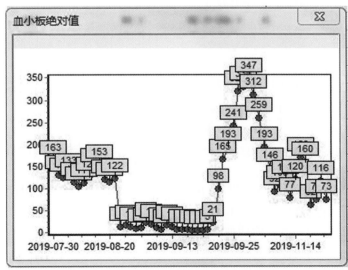

图 12-3　2019 年 7 月 30 日至 2019 年 11 月 14 日血小板绝对值变化趋势

【入院时诊断】

1. 定位诊断：右侧颈内动脉系统

患者以突发左侧肢体无力起病，查体左侧肢体肌力差，巴宾斯基征阳性，考虑累及右侧皮质脊髓束。查体有左侧中枢性面舌瘫，考虑累及右侧皮质核束。结合头部 MRI，提示右侧额颞顶叶、脑岛脑梗死超急性期可能性大，上述传导束均经过此处，右侧 MCA 未显示，考虑为责任病灶，由右侧颈内动脉系统供血，故定位于此。

2. 定性诊断：脑梗死

患者老年女性，急性起病，突发神经功能缺损的症状和体征，符合血管分布，症状持续不缓解，结合头部 MRI ＋ MRA，急性期脑梗死诊断明确。患者心房颤动病史明确，无明显大动脉粥样硬化证据及危险因素，结合发病部位特点，病因考虑心源性栓塞。

【住院后诊疗经过】

患者入院后给予神经内科一级护理，鼻饲饮食，继续给予低分子量肝素抗凝［发病 57 h 开始，其中 8 月 1 日至 8 月 23 日每 12 h 一次（q12 h），8 月 24 日至 9 月 4 日每日一次（qd）］，并给予肢体康复训练，逐渐过渡为经口进食，左侧肢体活动较前有好转。患者心房颤动请心内科会诊，不建议长期口服抗凝药物治疗，建议病情平稳后可酌情行左心耳封堵术。2019 年 9 月 4 日常规复查血常规，血小板回报 $11 \times 10^9/L$，考虑不能除外肝素相关血小板减少症，立即停用低分子量肝素。血小板最低值为 $4 \times 10^9/L$，请血液科会诊，行骨髓穿刺术活检提示原发免疫性血小板减少症，给予口服激素治疗后，血小板恢复正常，期间患者出现泌尿系统感染，给予对症支持治疗。后患者出现双小腿肌间静脉血栓形成，依据患者心房颤动血栓、出血评分，有抗凝指征，多次复查便潜血阴性，加用小剂量利伐沙班 10 mg 1 次／日抗凝，逐渐减量口服激素，之后患者病情平稳，予康复治疗并出院。

【出院时情况】

血压 110/60 mmHg，双肺呼吸音清，心房颤动，心率 78 次／分，腹软，肝脾肋下未触及，双下肢无水肿。神经系统查体：神志清楚，言语流利，双侧瞳孔等大等圆，直径 2.5 mm，对光反射存在，眼球各向运动可，左侧鼻唇沟浅，伸舌偏左，余脑神经查体未见明显阳性体征。左上肢肌力 2 级，左下肢肌力 3 级，右侧肢体可自主活动，左侧巴宾斯基征阳性。颈软，脑膜刺激征阴性。NHISS 评分 6 分（面瘫 1 ＋左上肢 3 ＋左下肢 2）。

二、讨论

本患者脑梗死病因考虑为心源性栓塞，应用抗凝治疗期间出现血小板降低情况，需要鉴别肝素相关血小板减少症和其他原因引起的血小板减少症。

血小板减少症常见有原发免疫性血小板减少症（primary immune thrombocytopenia，ITP）、肝素诱导的血小板减少症（heparin-induced thrombocytopenia，HIT）、血栓性血小板减少性紫癜（thrombotic thrombocytopenic purpura，TTP）等。

血小板减少症的主要病因有脓毒症、药物反应、ITP、HIT 及 TTP 等。血小板减少可能有一定的阈值，ITP 患者血小板在（70 ～ 100）$\times 10^9/L$ 可以维持凝血稳定性，血小板低于 $50 \times 10^9/L$ 通常需要终止抗凝治疗，而且 ITP 患者即使血小板低于 $10 \times 10^9/L$，也基本不发生皮肤以外的出血。

ITP 的发生与抗血小板抗体有关，主要是抗血小板膜糖蛋白 Ⅱb～Ⅲa 及 Ⅰb～Ⅸ 抗体，抗体激活补体，补体结合于血小板上，导致血小板被网状内皮系统吞噬。目前对 ITP 相关的缺血性卒中发病机制尚不明确，ITP 患者血小板计数通常低于正常水平，且血小板大小、形态异常，多数 ITP 相关的缺血性卒中患者抗血小板抗体水平会升高，推测 ITP 本身即可能是缺血性卒中的少见原因。

对于 ITP 患者的治疗，目前临床上多推荐免疫抑制治疗或者血浆置换方案，并且需要监测血小板微粒（platelet microparticle，PMP）水平，如血小板低于 10×10^9/L 可以输注血小板。泼尼松治疗后 PMP 可降低，减量后若再次升高，可应用环孢素治疗 1～3 个月，通常可使 PMP 水平下降至正常水平。慢性 ITP 患者血小板计数 < 100×10^9/L 可持续 12 个月以上。研究认为，对于慢性 ITP 患者，血小板 30×10^9/L 是治疗阈值，治疗包括高剂量的类固醇激素、静脉应用丙种球蛋白、抗 Rh 抗体、利妥昔单抗、促血小板生成素类似物等药物治疗及脾切除。

HIT 是抗凝药物相关抗体所致的血小板减少症，由特异性 IgG 抗体引起，该抗体可识别血小板因子 4（platelet factor 4，PF4），PF4 结合于肝素或者其他聚阴离子，形成抗 PF4/肝素复合体（PF4/H），引起血小板破坏，并发生血栓。典型 HIT（免疫介导的肝素诱导的血小板减少症）通常发生在静脉滴注普通肝素（unfractionated heparin，UFH）大约 1 周后，少见于皮下注射低分子量肝素（low molecular weight heparin，LMWH）后，也有报道发生于骨科手术后或接受预防性抗栓药物磺达肝癸钠后，甚至是应用华法林时发生。在急性缺血性卒中使用 UFH 治疗时，HIT 发生率在西方国家是 0.3%，在亚洲是 3.1%，HIT 发生率与肝素剂量的关系不确切。双嘧达莫也可引起不典型的 HIT，其发生率为 3.9/100 万，与其他药物相比，双嘧达莫导致的 HIT 发生速度往往更快。当应用肝素及其类似物治疗时出现血小板减少和血栓事件，就要怀疑 HIT 的可能性，研究认为测定 PF4/H 抗体阳性可确诊为 HIT，确诊后应立即停用上述药物。

越严重的血小板减少，预示血栓形成的危险越大，与血小板减少 < 30% 的患者相比，血小板减少 90% 的患者，血栓的危险升高 8 倍。HIT 有神经系统并发症者死亡率高，且并发症往往是多发的血栓和多血管狭窄。文献报道，在 HIT 相关卒中患者的尸检中发现动脉血栓是富含血小板的白色血栓。

对于免疫相关的血小板减少症患者，需及早启动激素和血浆置换治疗，严重 HIT 患者需输注血小板治疗[1]。

（丛衡日　刘艳芳）

三、专家点评

肝素诱导的血小板减少症（HIT）是在应用肝素类药物的过程中出现的、由抗体介导的肝素副作用，临床上以血小板计数降低为主要表现，可导致动静脉血栓形成。常见的病变特征是血小板计数下降至其基线的 50% 以下，且最低血小板计数小于 20×10^9/L。此患者是在应用低分子量肝素的基础上出现血小板进行性下降，我们开始怀疑为肝素诱导血小板减少，但患者血小板最低值为 4×10^9/L，血小板数目异常下降，且 PF4/H 抗体阴性，均不支持此病。后为明确诊断，行骨髓穿刺活检，明确诊断为原发免疫性血小板减少症。给予丙种球蛋白及激素治疗，患者好转。通过管理此患者，缺血性卒中患者临床中应用抗血小板聚集药物或肝素等药物，应监测血常规；对于 ITP，给予激素等治疗，血小板正常，血栓风险高的患者可考虑抗栓治疗，但需密切监测出血风险。

（审核及点评专家：李菁晶）

参考文献

［1］张爱娟，高琳芝，张爱元 . 血小板减少合并缺血性卒中的诊治进展 . 中国卒中杂志，2019，14（2）：178-182.

病例 13 茎突过长综合征引起的双侧颈内动脉夹层

一、病例介绍

【主诉】患者男性，43 岁，主诉"发作性视野缺损伴言语不利 4.5 h"。

【现病史】患者于就诊前 4.5 h（2020-10-20，12∶30）开车时和右侧车辆发生刮蹭，这时患者发现自己不能看见身体右侧的事物，同时伴言语不利、表达困难，但可理解他人言语，上述症状持续约 30 min 完全缓解。病程中不伴有肢体麻木无力、头痛、头晕、恶心、呕吐等症状，遂就诊于我院急诊，完善头颅磁共振成像（MRI），未见新发梗死灶，完善弓上 CT 血管成像（CTA），提示颅内血管显影差，左侧颈内动脉夹层可能，右侧颈内动脉可见凸起，不除外动脉瘤。

【既往史、个人史、家族史】3 周前因咽部疼痛曾行颈部刮痧治疗；1 周前因颈部不适行颈部按摩；否认高血压、糖尿病病史；吸烟史 30 年，平均 30 支 / 日，未戒；偶饮酒，平均 1 ～ 2 次 / 月，每次白酒 7 ～ 8 两，未戒；否认相关疾病家族史。

【入院查体】右侧上肢血压 187/122 mmHg。心肺腹查体未见阳性体征。双侧桡动脉搏动对称，双侧足背动脉搏动可。神经系统查体：神清，语利，高级皮质功能粗测正常。双侧瞳孔等大等圆，直径 2.5 mm，双侧瞳孔直接及间接对光反射灵敏，眼球各向运动充分，未见眼震。额纹及鼻唇沟双侧感觉对称，伸舌居中。四肢肌力 5 级，肌张力正常；双侧肢体针刺觉及音叉觉对称；双侧指鼻、跟膝胫试验稳准；病理征阴性。

【辅助检查】

1. 头颅 MRI（2020-10-20）（图 13-1）：脑内散在点状脱髓鞘改变，左侧大脑后动脉纤细：狭窄？

2. 弓上 CTA（2020-10-20）（图 13-2）：左侧颈内动脉颈段中远段可见等低密度斑块，管腔狭窄（＞ 90%）；右侧颈内动脉颈段末端局限性膨隆：动脉瘤。

3. 生化 35 项（2020-10-21）：甘油三酯 2.18 mmol/L，总胆固醇 5.32 mmol/L，低密度脂蛋白胆固醇 3.81 mmol/L，载脂蛋白 B 1.17 g/L，同型半胱氨酸 50.59 μmol/L。

4. 类风湿 3 项（2020-10-21）：C- 反应蛋白 2.99 mg/L。

5. *CYP2C19* 基因检测（2020-10-21）：*2/*2 检出，慢代谢型。

6. 血小板聚集（PAgT）试验（2020-10-21）：PAg- 花生四烯酸 2.79%（52% ～ 84%），PAg- 二磷酸腺苷 48.8%（52% ～ 84%）。

7. 凝血因子 8 项（2020-10-21）：凝血因子Ⅶ 49.7%。

8. 血常规（2020-10-21）：白细胞绝对值 11.42×10^9/L，中性粒细胞绝对值 8.33×10^9/L。

9. 甲状腺功能、补体、狼疮抗凝物 6 项、易栓症筛查、自身抗体谱、血液系统 3 项、乙

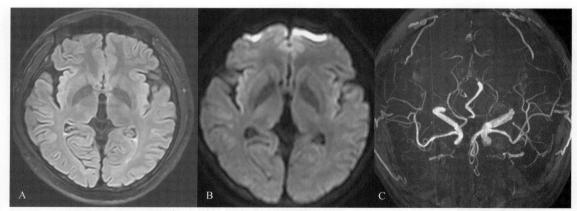

图 13-1 头颅 MRI（发病当天）。**A**. 液体衰减反转恢复序列（FLAIR）未见明显异常，脑内散在点状脱髓鞘改变；**B**. 弥散加权成像（DWI）未见明显异常；**C**. 磁共振血管成像（MRA）左侧大脑后动脉纤细：狭窄？

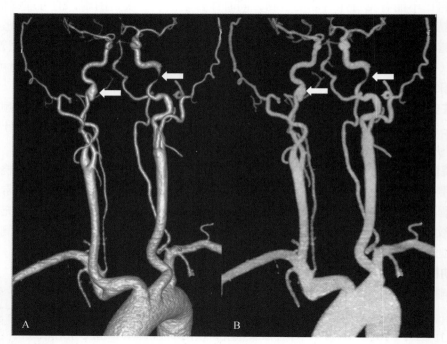

彩图

图 13-2（扫二维码看彩图） 弓上 CTA（发病当天）。**A**. CTA 三维图像显示左侧颈内动脉颈段中远段可见等低密度斑块，管腔狭窄（＞ 90%）；右侧颈内动脉颈段末端局限性膨隆：动脉瘤。**B**. CTA 最大密度投影（MIP）显示同样改变

型肝炎（简称乙肝）5 项、抗中性粒细胞胞质抗体检测均正常。

10. 全脑血管造影（2020-10-23）：右侧颈内动脉瘤状突起，考虑动脉瘤可能性大（图 13-3）。

11. 颈内动脉高分辨率 MRI（2020-10-23）：左侧颈内动脉颈段中远段及入颅处异常改变：夹层可能性大；右侧颈内动脉颈段末端管腔不规则突起，其内可见分隔（图 13-4）。

12. 颈部血管超声（2020-10-26）：双侧颈内动脉内-中膜增厚伴斑块形成（目前斑块无易损倾向），右侧锁骨下动脉起始处内-中膜增厚。

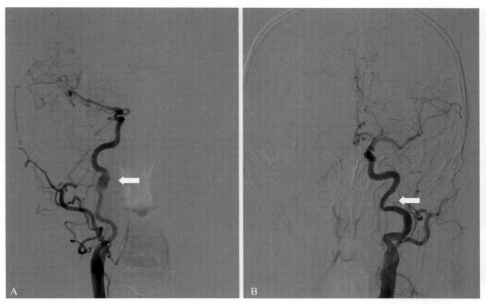

图 13-3　脑数字减影血管造影（DSA）（发病第 4 天）。**A.** 右侧颈内动脉正位 DSA 提示右侧颈内动脉动脉瘤（箭头示）；**B.** 左侧颈内动脉正位 DSA，箭头所指为动脉狭窄迂曲

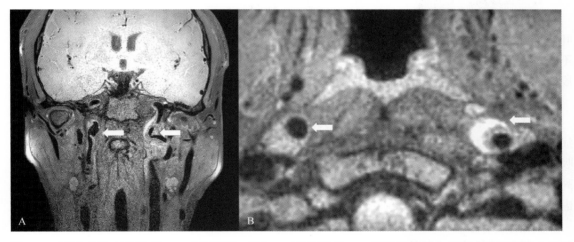

图 13-4　颈内动脉高分辨率 MRI（发病第 4 天）。**A.** 高分辨率 MRI 冠状位提示左侧颈内动脉颈段中远段及入颅处异常改变：夹层可能性大；右侧颈内动脉颈段末端管腔不规则突起，其内可见分隔。**B.** 高分辨率 MRI 轴位提示左侧颈内动脉新月形改变，可见壁间血肿

13. 双下肢动静脉血管超声、主动脉弓、降主动脉、双侧肾动脉、腹主动脉、腹腔干、肠系膜上动脉、髂动脉均未见明显异常。

14. 数字 X 线摄影（DR）茎突正位（2020-10-30）：右侧茎突长度约 7.1 cm，左侧茎突长度约 9 cm，下段可疑分段、成角，未见透亮线状影。诊断：双侧茎突过长，不除外左侧茎突分段（图 13-5）。

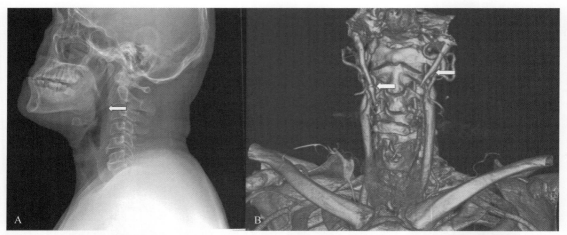

图 13-5（扫二维码看彩图） **A**.茎突正位显示右侧茎突长度约 7.1 cm，左侧茎突长度约 9 cm，下段可疑分段、成角，未见透亮线状影。**B**.用弓上 CTA 原始图像手动合成骨骼加血管三维图像，清晰显示延长成角的茎突与颈内动脉关系紧密

彩图

【入院时诊断】

1. 定位诊断：左侧颈内动脉系统

患者临床表现为发作性右侧视野缺损，目前症状缓解，查体阴性，故病灶定位于左侧顶叶或枕叶视觉中枢及其视辐射；发病时有言语不利、言语表达困难，但可理解他人言语，为不完全性运动性失语，故病灶定位于左侧额下后部；同时影像学提示左侧颈内动脉颈段中远段狭窄，综上考虑病灶区由左侧颈内动脉供血，故责任血管定位于左侧颈内动脉。

2. 定性诊断：短暂性脑缺血发作、左侧颈内动脉夹层可能性大

患者中青年，急性起病，临床表现为发作性右侧视野缺损伴言语不利，持续 30 min 后症状缓解，目前神经系统查体无阳性体征，故定性诊断考虑为短暂性脑缺血发作；患者存在吸烟、饮酒、肥胖、男性等大动脉粥样硬化性危险因素，结合影像学弓上 CTA 及颈内动脉高分辨率 MRI 可见左侧颈内动脉颈段中远段狭窄，患者 1 周前存在颈部按摩史，故病因考虑左侧颈内动脉夹层可能性大。

【住院后诊疗经过】

入院后给予低盐、低脂饮食，检测血压、血糖等。考虑患者短暂性脑缺血发作，左侧颈内动脉夹层可能性大，首剂给予氯吡格雷 300 mg ＋阿司匹林肠溶片 100 mg 口服抗血小板聚集治疗，之后给予氯吡格雷 75 mg ＋阿司匹林肠溶片 100 mg 每日 1 次抗血小板聚集治疗，同时给予阿托伐他汀钙 40 mg 每晚 1 次降脂稳定斑块及抑酸保护胃黏膜治疗。入院后第 3 天考虑患者存在右侧颈内动脉瘤，为降低出血风险，改为阿司匹林肠溶片 100 mg 每日 1 次单抗治疗。

请神经外科会诊不考虑开颅治疗，建议介入治疗。请介入科会诊，不考虑介入治疗，给予保守治疗。考虑患者左侧颈内动脉夹层可能与患者左侧茎突过长有关，建议患者行手术治疗。

【出院时情况】

患者一般情况较好，未诉不适症状。神经系统查体：神清，语利，高级皮质功能粗测正

常。双侧瞳孔等大等圆，直径 2.5 mm，双侧瞳孔直接及间接对光反射灵敏，眼球各向运动充分，未见眼震。额纹及鼻唇沟双侧感觉对称，伸舌居中。四肢肌力Ⅴ级，肌张力正常；双侧肢体针刺觉及音叉觉对称；双侧指鼻、跟膝胫试验稳准；病理征阴性。

二、讨论

本例患者为青年卒中。青年卒中的定义为：18 ～ 45 岁的急性脑血管病，包括急性缺血性脑血管病和急性出血性脑血管病。病因包括：动脉粥样硬化、栓塞、非动脉粥样硬化、凝血障碍和全身炎症、围生期、未明原因。18 ～ 35 岁的青年人，脑卒中多见于动脉夹层、心源性栓子、非动脉硬化性血管病和血栓形成前状态；超过 35 岁，发生脑卒中的原因以动脉粥样硬化为主要原因[1]。结合该患者的弓上 CTA、全脑血管造影和高分辨率 MRI 表现，病因分析如下：

1. 累及中枢神经系统的血管炎。病因分为：①感染性，包括结核、梅毒、支原体及病毒感染等；②非感染性，包括原发性中枢神经系统血管炎、系统性血管炎、结缔组织病继发性血管炎。该患者无明确的感染因素，红细胞沉降率、免疫相关检查及其他血管超声检查均正常，故暂不支持累及中枢神经系统的血管炎。

2. 纤维肌性发育不良（fibromuscular dysplasia，FMD）：有研究认为这是青年人缺血性卒中的第三位原因，多见于青年女性，是一种节段性的非粥样硬化性的动脉疾病，其主要特征是血管壁发育异常、畸形[2]。近年来，超微结构研究认为纤维肌性发育不良是一种先天性中胚层的疾病，主要以平滑肌细胞发生成纤维细胞样转化为特征。FMD 患者 50% 合并动脉瘤，不仅可以引起缺血性卒中，也可以合并出血性卒中。该患者全脑血管造影及弓上 CTA 未见颅内血管多发节段性狭窄，故暂不考虑该病可能。

3. 茎突过长综合征：该患者为青年男性，双侧颈内动脉病变（左侧狭窄、右侧瘤样扩张），发病前有颈部按摩史，影像学检查发现双侧茎突过长（右侧茎突长度约 7.1 cm，左侧茎突长度约 9 cm，而正常人为 3 cm），在除外其他可能病因后，考虑该病因的可能性大。

（于丹丹　艾伟平）

三、专家点评

患者为青年男性，急性起病，表现为发作性视野缺损伴言语不利等神经功能受损症状，既往无高血压、糖尿病等脑血管病高危因素，CTA 示与年龄不符的颈动脉迂曲，颈动脉夹层与动脉瘤同时存在，病前有颈部按摩史，三维重建可见茎突过长且与颈动脉关系密切，考虑本次起病乃茎突过长、长期压迫颈动脉所致，局部按摩是诱因。因此，下一步治疗应请头颈外科处理过长的茎突。

近 10 年来，随着诊断率的提高，茎突过长综合征的报道逐渐增多。Eagle 综合征是指由于茎突形态、长度、方位异常和（或）茎突舌骨韧带骨化而引起的一系列症状，称为茎突过长综合征或茎突综合征（styloid process syndrome，SPS），最早是由 Watt Eagle 在 1937 年首先阐述，故又称 Eagle 综合征。临床可以表现为相邻神经的压迫症状，如面神经、副神经、舌下神经、迷走神经；或者表现为颈内静脉或者颈内动脉受压改变导致的临床症状[3]。本例患者就是茎突过长，影响双侧颈内动脉，而且双侧颈内动脉出现了不同的演变过程——颈内动脉扩张形成动脉瘤和动脉夹层改变，临床表现为短暂性脑缺血发作。

茎突正位 DR 片、全口 DR 和头或者弓上 CTA 的三维成像检查可以明确茎突的长度、角度以及与颈内动脉的关系，进一步明确茎突过长与临床症状的关系。关于茎突过长的诊断标准尚未有定论；对于茎突长度，文献报道多为 25 ～ 30 mm；超过 3 cm 可以诊断茎突过长[4]，约 4% 的人群存在茎突过长，其中只有 4% ～ 15% 的人群有症状。X 线对茎突分节及茎突舌骨韧带骨化显示欠佳，CT 重组图像可以显示茎突形态与周围组织的关系。如关系密切，过长的茎突可能造成进一步的神经血管损伤，建议手术切除过长的茎突。

总之，茎突过长综合征是基于众多非特异性症状的一组多样的临床表现。理解诊断性的检查和相关的影像学结果，对于最终的治疗选择尤为重要。随着药物和外科治疗的进步，茎突过长综合征变得容易识别，而且拥有了比较成熟的治疗体系[5]。

（审核及点评专家：陈启东）

参考文献

［1］Smajlović D. Strokes in young adults：epidemiology and prevention. Vasc Health Risk Manag，2015，11：157-164.

［2］Bender MT，Hurtado C，Jiang B，et al. Safety assessment of endovascular treatment of cerebral aneurysms in patients with fibromuscular dysplasia. Interv Neurol，2018，7（1-2）：110-117.

［3］Czako L，Simko K，Thurzo A，et al. The syndrome of elongated styloid process，the Eagle's syndrome——from anatomical，evolutionary and embryological backgrounds to 3D printing and personalized surgery planning. Report of five cases. Medicina，2020，56（9）：458

［4］Eagle WW. Elongated styloid process：symptoms and treatment. AMA Arch，Otolaryngol，1958，67：172-176.

［5］Badheya A，Jategaonkara A，Anglin Kovacs AJ，et al. Eagle syndrome：a comprehensive review. Clinical Neurology and Neurosurgery，2017，159：34-38.

病例 14 皮质静脉血栓形成

一、病例介绍

【主诉】患者女性，22岁，主因"言语含糊、右侧肢体无力12 h"收入神经重症医学科。

【现病史】患者12 h前（2020-08-15，20:30）睡醒后发觉右侧肢体无力，表现为右臂及右脚抬举费力、右手不能持物，伴昏昏欲睡感和右侧肢体麻木，无头痛、呕吐，无肢体抽搐，无大小便失禁，未特殊诊治自行休息至当晚23时左右，右侧肢体无力加重至完全不能活动，伴言语含糊，意识水平下降，表现为昏睡及淡漠寡语，于23:30就诊于当地医院，急查头CT提示左侧额顶叶脑出血，给予甘露醇脱水降颅压、对症补液治疗，患者症状无明显好转。约4 h前（2020-08-16，5:00）转至我院急诊，以"脑出血"收入神经重症医学科继续治疗。

【既往史】体健，否认高血压、糖尿病史。自然受孕，孕早期（2019年11月）曾有数次测量血压升高，140/90～150/100 mmHg，其后测量血压基本在正常范围：120/80～130/90 mmHg，故未特殊诊治。发病前1周于当地医院剖宫产育有一男一女，产后母乳喂养。产后至此次发病期间，患者存在间歇性头晕不适，自测血压120/80 mmHg左右，未特殊诊治。

【个人史、家族史】否认吸烟、饮酒史及药物过敏史，否认家族遗传病史及类似疾病史

【入院查体】体温36.4℃，脉搏85次/分，呼吸22次/分，血压173/111 mmHg。双肺呼吸音粗，双下肺少许湿啰音，心率85次/分，律齐，未闻及杂音。腹软，无明显压痛、反跳痛，下腹部正中见手术切口，敷料干燥无渗出。神经系统查体：嗜睡，运动性失语，双侧瞳孔直径2 mm，对光反射灵敏，双侧眼球左侧凝视，右侧鼻唇沟变浅，伸舌不合作。右侧肢体肌力0级，左上肢肌力5级，左下肢肌力3级，右侧肢体针刺觉减退，右侧巴宾斯基征（＋）。颈抵抗约3横指。格拉斯哥昏迷量表（GCS）评分：E3V2M6。NIHSS评分：1a 1、1b 1、1c 0、凝视1、视野0、面瘫2、左上0、右上4、左下2、右下4、共济0、感觉1、语言2、构音1、忽视0，共计19分。

【辅助检查】

1.实验室检查结果

（1）血常规（2020-08-16）：白细胞绝对值12.89×10⁹/L（↑），中性粒细胞绝对值11.22×10⁹/L（↑），红细胞绝对值3.89×10¹²/L，血红蛋白120 g/L，血小板绝对值346×10⁹/L（↑）。

（2）凝血功能（2020-08-16）：纤维蛋白降解产物4.4 μg/ml，D-二聚体定量1.96 μg/ml（↑），凝血酶原时间12 s，国际标准化比值1.09，纤维蛋白原4.44 g/L（↑），凝血酶时间13.8 s，活化部分凝血活酶时间29.1 s。

（3）肝肾功能、离子、血脂（2020-08-16）：谷丙转氨酶6.9 U/L，谷草转氨酶7.2 U/L，

白蛋白 39.4 g/L，尿素 3.2 mmol/L，肌酐 33.9 μmol/L，钠 140 mmol/L，钾 3.72 mmol/L，氯 101 mmol/L，葡萄糖 6.57 mmol/L，肾小球滤过率 161.99 ml/min；总胆固醇 7.27 mmol/L（↑），甘油三酯 1.15 mmol/L。

（4）心肌梗死 3 项＋ BNP（2020-08-16）：未见异常。

（5）补体 2 项（2020-08-18）：补体 C3 1.82 g/L（↑），补体 C4 0.355 g/L。

（6）类风湿 3 项（2020-08-18）：C 反应蛋白 101 mg/L（↑），类风湿因子 9.7 IU/ml，抗链球菌溶血素 O 38.6 IU/ml。

（7）甲状腺功能 8 项（2020-08-18）：三碘甲状腺原氨酸（T_3）0.7 nmol/L（↓），促甲状腺激素（TSH）0.066 μIU/ml（↓），甲状腺素（T_4）140.4 nmol/L，游离 T_4（FT_4）12.1 pmol/L，游离 T_3（FT_3）3.65 pmol/L，抗甲状腺球蛋白抗体（TgAb）＜ 0.9 IU/ml，抗甲状腺过氧化物酶抗体（TPOAb）0.58 IU/ml，甲状腺球蛋白 1.77 ng/ml。

（8）肿瘤标志物（2020-08-18）：糖类抗原 125（CA-125）59.17 U/ml（↑），甲胎蛋白（AFP）8.23 ng/ml（↑），余未见异常。

（9）易栓症筛查（2020-08-19）：蛋白 S 活性 40.3%（↓），抗凝血酶Ⅲ活性 86%，蛋白 C 活性 128%。

（10）狼疮抗凝物（2020-08-19）：狼疮抗凝物确认实验 34 s，狼疮抗凝物筛选实验 59.1 s，标准化比值 1.49（↑）。

（11）凝血因子 8 项（2020-08-19）：凝血因子Ⅹ 138.2%（↑），凝血因子Ⅸ 169.3%（↑），凝血因子Ⅷ 166.3%（↑），凝血因子Ⅱ 119.4%，凝血因子Ⅶ 84.9%，凝血因子Ⅺ 145.3%，凝血因子Ⅴ 80.4%，凝血因子Ⅻ 59.8%。

（12）抗中性粒细胞胞质抗体谱（2020-08-19）：阴性。

（13）自身抗体谱（2020-08-19）：抗核抗体筛查试验核颗粒型 1∶100，抗 nRNP 抗体弱阳性（↑），抗 SM 抗体弱阳性（↑），余阴性。

（14）抗磷脂抗体谱 4 项（2020-08-19）：阴性。

（15）华法林基因检测：CYP2C9 *1/*1 检出，酶活性高，快代谢；VKORC1 AA 检出，酶活性低。

2. 影像学检查结果

（1）妇科 B 超（2020-08-16）：产后恢复期子宫声像图，子宫恢复不良？

（2）头部 CT ＋ CTA ＋ CTV（2020-08-16）：CT 平扫示左侧额顶叶出血性病变；CTA 示左侧大脑中动脉分支受压移位，未见血管畸形；CTV 示左侧额顶叶皮质静脉显示不清，左侧横窦、乙状窦较右侧略细（图 14-1）。

（3）头部 CT 灌注成像（CTP）（2020-08-16）：左侧额顶叶病变区灌注减低，周边灌注略低（图 14-2）。

（4）脑 DSA（2020-08-18）：可见左侧皮质静脉显影及排空延迟（图 14-3）。

（5）上肢和下肢静脉超声（2020-08-18）：双侧上肢和下肢深静脉血流通畅。

（6）泌尿系统超声（2020-08-21）：未见异常。

（7）腹部超声（2020-08-21）：脂肪肝。

（8）头部 MRI 增强＋ MRV（2020-08-24）：MRI 增强示，左侧顶叶出血性病变，可见皮质静脉血栓信号。MRV 示，左侧顶叶皮质静脉未显示，左侧横窦、乙状窦纤细，右侧横窦中段狭窄（图 14-4）。

（9）心脏超声（2020-08-25）：目前心内主要结构及血流未见明显异常，左心功能正常。

（10）甲状腺彩超（2020-08-25）：甲状腺右叶囊肿，TI-RADS 2 类。

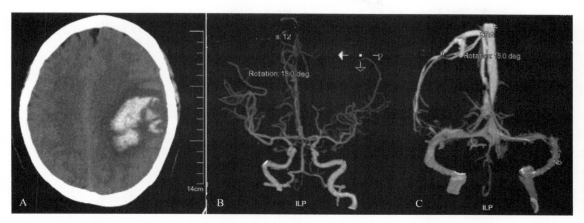

图 14-1　头部 CT ＋ CTA ＋ CTV（2020-08-16）。**A**. CT 平扫，左侧额顶叶出血性病变；**B**. CTA 示，左侧大脑中动脉分支受压移位，未见血管畸形；**C**. CTV 示，左侧额顶叶皮质静脉显示不清，左侧横窦、乙状窦较右侧略细

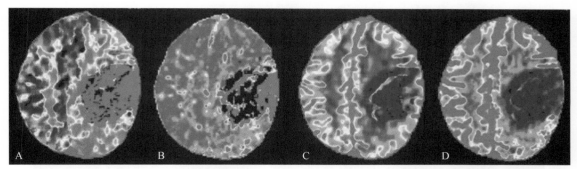

图 14-2（扫二维码看彩图）　头部 CTP（2020-08-16）。左侧额顶叶病变区灌注减低，周边灌注略低。**A**. TTP；**B**. MTT；**C**. CBV；**D**. CBF

彩图

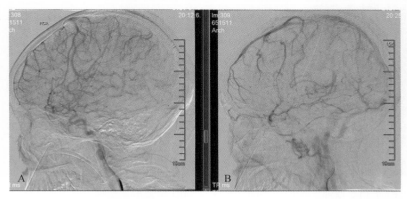

图 14-3　脑 DSA（2020-08-18），可见左侧皮质静脉显影及排空延迟。图 **A** ～ **F** 为 DSA 由动脉期至静脉期表现

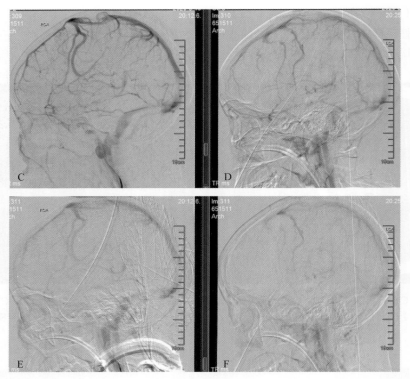

图 14-3　续

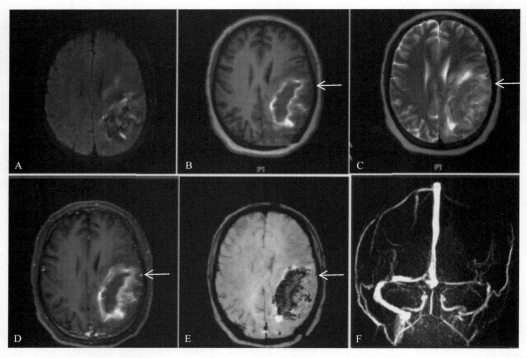

图 14-4　头部 MRI 平扫及增强＋ MRV（2020-08-24）。MRI 增强示，左侧顶叶出血性病变，可见皮质静脉血栓信号（箭头示）。MRV 示，左侧顶叶皮质静脉未显示，左侧横窦、乙状窦纤细，右侧横窦中段狭窄。**A**. DWI；**B**. T1 像平扫；**C**. T2 像平扫；**D**. T1 增强；**E**. T2*GRE；**F**. MRV

【入院时诊断】

1. 定位诊断：左侧额顶叶

（1）右侧肢体偏瘫，查体右侧肢体肌力 0 级，右侧巴宾斯基征阳性，定位于左侧皮质脊髓束。

（2）右侧偏身痛觉减退，定位于左侧脊髓丘脑束或丘脑皮质束。

（3）右侧鼻唇沟变浅，定位于左侧皮质脑干束。

（4）双侧眼球向左凝视，定位于左侧额中回后部侧视中枢。

（5）言语不利，查体运动性失语，定位于左侧额下回后部。

（6）颈抵抗 3 横指，定位于脑膜。

综上，结合患者入院时头 CT 提示左侧额顶叶出血性病变，故定位于左侧额顶叶。

2. 定性诊断：脑出血、皮质静脉血栓形成

患者青年女性，急性起病，目前处于产褥期，存在获得性血栓前状态（易栓症），临床主要表现为意识障碍、言语障碍、肢体偏瘫，提示存在神经系统局灶性损害。结合入院时头部 CT 提示左侧额顶叶出血性病变，考虑脑组织损害性质为：脑出血。结合头部 CTV ＋ CTP 提示左侧额顶叶皮质静脉显示不清，全脑血管造影可见左侧皮质静脉显影及排空延迟，未见静脉窦血栓形成，头部 MRI 增强可见皮质静脉血栓信号，故病因考虑为脑皮质静脉血栓形成。

3. 鉴别诊断

（1）脑静脉窦血栓形成：以婴幼儿、产褥期妇女和老年患者居多，常为急性或亚急性起病，早期即可出现颅内压增高的表现，可出现不同程度的意识障碍，累及脑皮质静脉，可出现局限或全身性癫痫、偏瘫、偏身感觉障碍、双下肢瘫痪伴膀胱功能障碍、失语等。本患者为产褥期女性，出现意识障碍、言语障碍、肢体偏瘫，患者 D- 二聚体异常升高，头 CT ＋ CTA ＋ CTV ＋ CTP 提示左侧额顶叶皮质静脉显示不清，全脑血管造影可见左侧皮质静脉显影及排空延迟，未见静脉窦血栓形成，头部 MRI 增强＋ MRV 可见皮质静脉血栓信号，故考虑为脑皮质静脉血栓形成。

（2）脑动静脉畸形：脑动静脉畸形属于脑血管畸形的一种类型，好发人群为青少年，最常见的症状是脑出血。其发生率为动脉瘤的 1/7 ～ 1/4，男性为女性的 2 倍，发病年龄高峰为 20 ～ 39 岁，平均年龄 25 岁，60 岁以上者不足 5%。本患者 DSA 未见脑动静脉畸形，故可排除。

（3）颅内肿瘤：可出现颅内压增高表现，以及直接刺激、压迫、破坏脑神经引起的神经功能缺损症状，且易合并癫痫，部分肿瘤可引起颅内出血，影像学可见明显的占位效应。本患者肿瘤标志物未见明显异常，且头部 MRI 增强未发现肿瘤证据，故暂不考虑。

【住院后诊疗经过】

患者入院后给予重症监护，监测生命体征、出入量。患者头部 CT 提示左侧额顶叶出血，予甘露醇 250 ml 静点，每 6 h 一次（q6 h）脱水降颅压，以及对症补液维持电解质平衡。完善全脑血管造影检查未发现明显静脉窦血栓形成及脑动静脉畸形，可见左侧皮质静脉显影及排空延迟，头部 MRI 增强可见皮质静脉血栓信号，因此考虑脑出血的病因为皮质静脉血栓形成继发出血，予低分子量肝素 6000 U 皮下注射，每 12 h 一次抗凝治疗。患者肺部感染，予头孢哌酮钠舒巴坦钠抗感染治疗。患者处于剖宫产围术期，双侧乳房予芒硝外敷回奶，腹

部手术切口，产科拆线换药。住院治疗 10 天，患者目前意识水平恢复清楚，可执行简单命令，病情好转，回当地医院继续治疗。

【出院时情况】

患者神清，可执行简单命令。GCS 评分：E4V5M6。NIHSS 评分：1a 0、1b 1、1c 0、凝视 0、视野 0、面瘫 2、左上 0、右上 4、左下 0、右下 4、共济 0、感觉 1、语言 1、构音 0、忽视 0，总计 13 分。

二、讨论

颅内静脉血栓形成（cerebral venous thrombosis，CVT）[1-2] 是指由多种病因引起的以脑静脉回流受阻，常伴有脑脊液吸收障碍导致颅内高压为特征的特殊类型脑血管病，在脑血管病中占 0.5%～1.0%。CVT 包括脑静脉窦血栓形成、皮质静脉血栓形成和脑深静脉血栓形成三种形式，其中约 17% 涉及皮质静脉阻塞。

单纯皮质静脉血栓形成（isolated cortical venous thrombosis，ICVT）[3] 占所有脑卒中的 1%，占 CVT 的 6.3%，目前仅有为数不多的 ICVT 病例报道。小皮质静脉血栓形成很少单独发生，通常与 CVT 有关，典型症状是局灶性神经功能缺损（脑损伤区域较小）和癫痫发作，颅内压升高不像 CVT 那样常见。

（一）病因及危险因素

CVT 的重要危险因素包括含雌激素的口服避孕药、血栓前（高凝）状态（遗传性或获得性易栓症）、妊娠和产褥期、感染、恶性肿瘤、头部损伤（对静脉结构造成直接损伤）和炎性疾病。与 CVT 相关的遗传性易栓症包括 V 因子 Leiden 突变和凝血酶原基因 G20210A 突变，以及抗凝血酶Ⅲ、蛋白 C、蛋白 S 缺陷。最常见的获得性血栓前状态是妊娠、产褥期和口服避孕药。抗磷脂综合征也是 CVT 的一个重要且可治疗的原因，对原因不明的病例应常规筛查。在 55 岁以上的患者中，恶性肿瘤是一个常见原因。

CVT 其他不太常见的原因包括局部感染（耳、鼻窦、口腔、面部或颈部）、伴有静脉窦损伤的头部损伤、缺铁性贫血、炎性疾病（系统性红斑狼疮、Behçet 病、伴有多血管炎的肉芽肿病、炎症性肠病和结节病），以及血液疾病（与 JAK2 V617F 突变相关的骨髓增生性疾病、阵发性夜间血红蛋白尿和血红蛋白病）。

（二）常见临床表现

患者多表现为局灶性神经功能缺损的症状及体征，如肢体无力、感觉异常、失语等，也可有头痛、癫痫发作、意识障碍等。

（三）影像学表现

1. CT + CTA：直接征象有高密度征、空三角征、条索征。间接征象包括弥漫的脑组织肿胀、静脉性梗死、特征性的脑出血。

2. MRI + MRV：可直接显示颅内静脉和静脉窦血栓，较 CT 更为敏感和准确，但血栓随发病时间不同而有所变化。在血栓形成过程中，血栓内高铁血红蛋白和还原血红蛋白产生顺磁性物质，可以在磁敏感序列 SWI 或 T2*GRE 上表现为低信号，对诊断 CVT 比常规系列成像具有更高的敏感度和特异度。

3. DSA：是诊断 CVT 的金标准，但不是常规和首选检查。并且，DSA 对诊断单纯皮质静脉血栓形成的效果差。

（四）治疗

1. 病因治疗：积极治疗病因，感染性血栓应及时足量、足疗程使用敏感抗生素治疗；原发部位化脓性病灶必要时可行外科治疗，以彻底清除感染来源（Ⅰ级推荐）。

2. 抗凝治疗

（1）对于无抗凝禁忌的 CVT 应及早进行抗凝治疗。急性期使用低分子量肝素，成人常用剂量为 0.4 ml 皮下注射，2 次 / 日［180 AXa IU/（kg·24 h）］；如使用普通肝素，初始治疗应使部分凝血活酶时间延长至少 1 倍。疗程可持续 1 ～ 4 周。伴发于 CVT 的少量颅内出血和颅内压增高并不是抗凝治疗的绝对禁忌证（Ⅱ级推荐，B 级证据）。

（2）低分子量肝素的安全性和有效性略优于普通肝素（Ⅱ级推荐，B 级证据）。

（3）急性期过后应继续口服抗凝药物，常选用华法林，目标 PT-INR 值保持在 2 ～ 3，疗程视血栓形成倾向和复发风险大小而定（Ⅱ级推荐，C 级证据）。对于有可迅速控制危险因素的 CVT，如妊娠、口服激素类避孕药，抗凝治疗 3 个月；对于危险因素不明或轻度遗传性血栓形成倾向的 CVT，口服抗凝治疗应持续 6 ～ 12 个月；对于发作 2 次以上或有严重遗传性血栓形成倾向的 CVT，可考虑长期抗凝治疗（Ⅱ级推荐，B 级证据）。闭塞静脉（窦）的再通作为停止口服抗凝治疗的依据尚未明确（Ⅲ级推荐，C 级证据）。

（4）新型口服抗凝药在 CVT 中的疗效有待进一步观察（Ⅲ级推荐，C 级证据）。

（李世雨　申　园）

三、专家点评

颅内静脉血栓形成（CVT）包括脑静脉窦血栓形成、皮质静脉血栓形成和脑深静脉血栓形成三种，在脑血管病中占 0.5% ～ 1.0%；而单纯皮质静脉血栓形成（ICVT）占 CVT 的 6.3%，相对比较少见，目前仅有病例报道。并且，ICVT 的典型症状是局灶性神经功能缺损和癫痫发作，颅内压升高和全脑症状不明显，影像表现多为脑出血或脑梗死，ICVT 特征性的影像学表现出现率较低，故临床诊断较为困难，而 ICVT 与常规脑出血或脑梗死的治疗原则截然不同，因此明确诊断对后续治疗至关重要。

该病例较特殊之处有两点：① ICVT 较少见，诊断相对困难；②患者系产褥期女性，为脑静脉系统血栓形成的常见危险因素，其抗凝治疗方案需考虑该群体的特殊性。目前指南推荐对妊娠期和产褥期的急性 CVT 患者皮下应用低分子量肝素。华法林可通过胎盘致畸，孕期（特别是前 3 月、后 3 月）禁止应用华法林；但华法林几乎完全经肝代谢，乳汁分泌量极少，不会对母乳喂养的婴儿产生影响，因此，哺乳期患者急性期过后可以过渡至口服华法林抗凝治疗。关于抗凝治疗的疗程，仍缺乏随机对照试验（RCT）证据，目前指南建议临床实践中抗凝方案根据复发及出血风险制订。该患者易栓症筛查提示蛋白 S 活性降低，凝血因子 8 项提示凝血因子 Ⅹ、Ⅸ、Ⅷ升高，但此项检查是在患者应用低分子量肝素抗凝治疗后进行，故不能排除抗凝干扰，无法确定该患者是否存在遗传性或获得性易栓症可能，建议患者抗凝治疗 3～6 个月后，在停用抗凝药物后复查，进一步明确病因，决定是否需要长期抗凝。

（审核及点评专家：温　森）

参考文献

［1］European Stroke Organization guideline for the diagnosis and treatment of cerebral venous thrombosis-endorsed by the European Academy of Neurology. European Journal of Neurology，2017，24：1203-1213.

［2］中华医学会神经病学分会，中华医学会神经病学分会脑血管病学组 . 中国颅内静脉血栓形成诊断和治疗指南 2019. 中华神经科杂志，2020，53（9）：648-663.

［3］Coutinho JM，GerritsmaJorn J，Zuurbier SM，et al. Isolated cortical vein thrombosis：systematic review of case reports and case series. Stroke，2014，45：1836-1838.

病例 15　脑干梗死

一、病例介绍

【主诉】患者男性，87岁，主诉"头晕伴行走不稳7天"。

【现病史】患者于入院前7天（2020-01-01，20：00）安静状态下无明显诱因突发头晕伴恶心、呕吐，表现为头昏沉感，与头位和体位改变无明显相关，患者自觉身体晃动时头晕加重，伴双侧听力下降、间断高调耳鸣较平日加重，左侧为著，无视物旋转、复视，无耳堵、耳部闷胀感。同时自觉行走不稳，左侧肢体无力，可持物行走，症状持续存在，当日未就诊，具体血压不详。次日症状持续不缓解，就诊于附近医院，发病后14 h行头部CT检查未见异常高密度影，考虑为"脑梗死"，将规律服用的氯吡格雷（波立维）改为阿司匹林100 mg 1次/日（qd）抗血小板、阿托伐他汀钙20 mg每晚1次（qn）降脂稳定斑块、改善脑循环等治疗。发病后6天复查头部CT后可见左侧脑桥臂新发低密度影，"脑梗死"诊断明确，继续给予上述药物治疗后患者症状未见进一步加重。目前仍有头晕、左侧肢体无力，较发病时稍好转。

【既往史、个人史、家族史】高血压10余年，收缩压最高170 mmHg，规律口服氯沙坦钾50 mg 1次/日；2型糖尿病20余年，规律口服阿卡波糖（拜糖苹）及格列喹酮片；12年前因心律失常（具体不详）行心脏起搏器植入术，平时规律口服氯吡格雷75 mg 1次/日及阿托伐他汀钙20 mg每晚1次；前列腺切除术后；白内障术后；双耳听力下降、间断双侧高调耳鸣10余年。否认食物及药物过敏史。生于北京，久居本地，无疫区、疫情、疫水接触史，无牧区、矿山、高氟区、低碘区居住史，无化学性物质、放射性物质、有毒物质接触史，无工业毒物、粉尘接触史。否认冶游史、嗜酒史、吸烟史。否认家族性遗传病史。

【入院查体】体温36.2℃，脉搏73次/分，呼吸18次/分，血压159/86 mmHg。双肺呼吸音清，未闻及干湿啰音，心律齐，未闻及明显杂音。腹软，无压痛及反跳痛，肝脾肋下未触及。神经系统查体：神清，言语较少，反应稍迟钝。双侧瞳孔等大等圆，直径3 mm，双侧瞳孔直接及间接对光反射灵敏，眼球各项运动充分，向左凝视左向水平眼震，向右凝视右向水平眼震，向上凝视上跳性眼震，无复视，双侧角膜反射正常引出。双侧额纹对称、双眼闭目有力，双侧鼻唇沟对称。双耳听力减退，Weber试验居中，Rinne试验双侧气导＞骨导。伸舌居中。四肢肌容积正常，左侧肢体肌力5-级，右侧肢体肌力5级，双侧肢体肌张力正常。四肢腱反射对称减低。双侧掌颏反射、Hoffmann征阴性。双侧巴宾斯基征阴性。左侧指鼻及跟膝胫试验欠稳准，右侧共济运动正常，Romberg征睁眼、闭眼均不稳。四肢及躯干针刺觉、音叉振动觉、皮质感觉正常。颈软，脑膜刺激征阴性。

【辅助检查】

1. 实验室检查

（1）心肌梗死3项＋B型钠尿肽（发病第5天）：B型钠尿肽121.5 pg/ml（↑），肌钙蛋白I 0.07 ng/ml（↑），余未见异常。

（2）血常规（发病第8天）：未见异常。

（3）血生化（发病第8天）：甘油三酯 0.77 mmol/L，低密度脂蛋白胆固醇 1.64 mmol/L，总胆固醇 2.84 mmol/L（↓），同型半胱氨酸 21.96 μmol/L（↑），（空腹）葡萄糖 6.35 mmol/L（↑），高密度脂蛋白胆固醇 0.82 mmol/L（↓）。

（4）尿常规（发病第8天）：尿糖（－），尿酮体（±，↑），尿亚硝酸盐（＋，↑），尿白细胞（2＋，↑）。

（5）C反应蛋白（发病第8天）：18.9 mg/L（↑）。

（6）肿瘤标志物（男性）（发病第8天）：游离前列腺特异性抗原 2.31 ng/ml（↑），糖类抗原19-9（CA19-9）35.51 U/ml（↑），总前列腺特异性抗原 10.86 ng/ml（↑）。

2. 头颈部影像学检查

（1）头部CT（发病第2天）：左侧基底节、双侧侧脑室额角旁、右侧侧脑室枕角旁、左侧小脑多发斑片状缺血性脑白质病变。

（2）头部CT（发病第6天）：与发病第2天（2020-01-02）头部CT相比，左侧脑桥臂新发低密度影。

（3）经颅多普勒超声（TCD）（发病第9天）：右侧颈外动脉狭窄不除外。左侧大脑中动脉狭窄，左侧颈内动脉虹吸段狭窄。

（4）主动脉弓超声（发病第9天）：主动脉弓、降主动脉近段血流通畅。

（5）颈动脉超声（发病第12天）：双侧颈动脉内-中膜增厚伴斑块形成，右侧锁骨下动脉起始处斑块形成。

（6）弓上CTA（发病第13天）：左侧锁骨下动脉近段、双侧颈总动脉分叉部及颈内动脉起始部混合性斑块形成，左侧颈总动脉近段条状非钙化斑块形成，双侧椎动脉颅内段多发钙化斑块形成，可见局部管腔狭窄（图15-1）。

（7）头部CT（发病第33天）：脑内多发斑片状缺血性脑白质病变，左侧脑桥臂可见新发低密度影，脑动脉硬化，老年性脑改变，右侧筛窦炎（图15-2）。

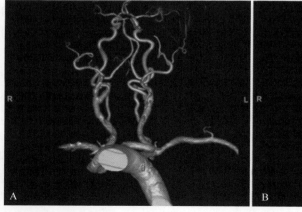
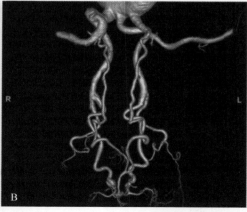

彩图

图 15-1（扫二维码看彩图） 患者弓上CTA检查（发病第13天）。图示左侧锁骨下动脉近段管腔混合性斑块形成，局部管腔略狭窄；左侧颈总动脉近段条状非钙化斑块形成，局部管腔狭窄；双侧颈总动脉分叉部及颈内动脉起始部混合性斑块形成，局部管腔狭窄，左侧为著；双侧椎动脉颅内段多发钙化斑块形成，局部管腔狭窄

3.超声心动图（发病第 9 天）：起搏器植入术后；左心房增大，左室壁增厚，主动脉窦稍增宽，主动脉瓣退行性改变，二尖瓣少量反流，左心室舒张功能减低。

4.动态心电图（发病第 14 天）：窦性心律失常，起搏信号，有干扰脱节现象，偶发室性期前收缩，多种形态，频发房性期前收缩，阵发房性心动过速。

5.下肢动脉超声（发病第 15 天）：双侧下肢动脉多发斑块形成，双侧胫前动脉多发中重度狭窄。

6.睡眠呼吸暂停监测（发病第 22 天）：睡眠连续性差，符合中度睡眠呼吸暂停，均为阻塞性睡眠呼吸暂停，睡眠结构紊乱。

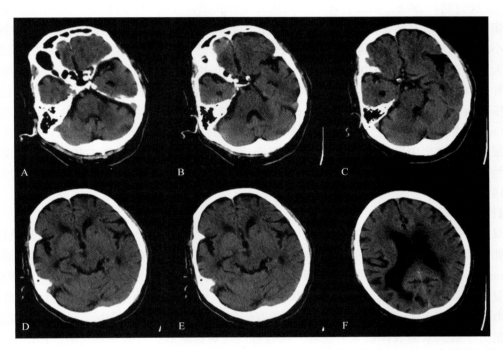

图 15-2　患者头部 CT（发病第 33 天）。**A** 和 **B**.左侧脑桥臂可见新发低密度影。**C** 至 **F**.左侧基底节、双侧侧脑室额角旁、右侧侧脑室枕角旁、左侧小脑多发斑片状缺血性脑白质病变

【入院时诊断】

1.定位诊断：椎基底动脉

患者主要表现为头晕伴恶心、呕吐、行走不稳，查体可见凝视诱发的水平眼震和上跳性眼震、左侧肢体共济运动欠稳准，考虑中枢前庭小脑系统受累；患者还表现为双侧耳鸣加重，左侧为著，查体发现双耳听力减退，Weber 试验居中，Rinne 试验双侧气导＞骨导，考虑双侧听神经及其传导通路受累。结合上述定位，考虑病变位于脑桥。结合 2 次头部 CT 可见左侧脑桥臂新发低密度影，与症状相符合，考虑为责任病灶，该部位属于椎基底动脉供血区，故定位。

2.定性诊断：脑梗死、大动脉粥样硬化可能性大

依据患者急性卒中样起病，表现为头晕及行走不稳，伴有耳鸣，症状持续不缓解，查体可见眼震、肢体力弱、共济失调等局灶性神经系统定位体征，发病后 3 次头部 CT 比较可

见新发低密度影，脑梗死诊断明确。患者既往存在高血压、糖尿病等大动脉粥样硬化危险因素，考虑病因为大动脉粥样硬化的可能性大。结合新发病变为单个、范围超过两个 CT 层面，符合穿支动脉供血区，同一血管分布区无其他病灶，发病机制考虑为动脉斑块阻塞穿支动脉病变，可完善脑血管评估进一步明确病因及发病机制。

【住院后诊疗经过】

患者入院后完善颈部血管超声、TCD、弓上 CTA、超声心动图等脑血管及心脏相关评价，未发现颅内外大血管严重狭窄。患者脑梗死诊断明确，入院时已发病 7 天，不符合静脉溶栓及取栓指征，不考虑溶栓治疗；患者入院时 NIHSS 评分 4 分（左上 1 分，左下 1 分，共济 2 分），发病时间 > 24 h，脑血管评估未发现大血管狭窄，发病机制考虑为动脉斑块阻塞穿支动脉病变，且患者高龄，消化道出血风险高，因此入院后继续给予阿司匹林 100 mg 1 次 / 日抗血小板聚集治疗，未应用联合抗血小板方案。患者老年男性，病因考虑大动脉粥样硬化可能性大，给予阿托伐他汀 20 mg 每晚 1 次降脂稳定斑块，监测肝肾功能、血脂、肌酶等。予银杏叶提取物改善脑循环、丁苯酞清除自由基治疗。患者高血压、糖尿病，住院期间给予监测血压及血糖，继续给予氯沙坦钾 50 mg 1 次 / 日降压及阿卡波糖 50 mg 3 次 / 日、格列喹酮片 30 mg 3 次 / 日降糖。经治疗后患者病情逐步平稳，给予平衡功能康复锻炼。患者住院期间睡眠差，存在卒中后抑郁情绪，请心理科会诊，并遵照会诊意见给予右佐匹克隆、艾司西酞普兰及劳拉西泮等药物改善情绪及睡眠。患者头晕及左侧肢体无力明显好转，于 2020 年 2 月 14 日出院。

【出院时情况】

双肺呼吸音清，未闻及干湿啰音，心律齐，未及明显杂音。腹软，无压痛及反跳痛，肝脾肋下未触及。神经系统查体：神清，言语较少，反应稍迟钝。双侧瞳孔等大等圆，直径 3 mm，双侧瞳孔直接及间接对光反射灵敏，眼球各项运动充分，向右凝视右向水平眼震。未见复视。双侧角膜反射正常引出。双侧额纹对称、双眼闭目有力，双侧鼻唇沟对称，双耳听力减退，Weber 试验居中，Rinne 试验双侧气导 > 骨导。伸舌居中。四肢肌容积正常，四肢肌力 5 级，双侧肢体肌张力正常。四肢腱反射对称减低。双侧掌颏反射、Hoffmann 征阴性。双侧巴宾斯基征阴性。左侧指鼻及跟膝胫试验欠稳准，右侧共济运动正常，Romberg 征睁眼、闭眼均不稳。四肢及躯干针刺觉、音叉振动觉、皮质感觉正常。颈软，脑膜刺激征阴性。

【随访情况】

电话随访，患者仍偶有头昏沉感，持续数秒钟缓解，肢体无力基本恢复，行走不稳较出院时好转。

二、讨论

患者为老年男性，急性起病，表现为突发头晕伴恶心、呕吐，双侧耳鸣、左侧为著，同时自觉行走不稳，左侧肢体无力，查体提示双眼凝视诱发的水平和上跳性眼震，左侧肢体共济运动差，头部 CT 提示左侧脑桥臂低密度影，结合患者年龄、起病特点、临床表现及头部 CT 考虑诊断为"脑梗死"。患者因心脏起搏器植入术后，所以未行头 MRI 检查。入院后评估脑血管情况，颅内外血管未发现大动脉狭窄，但存在多发钙化斑块形成。结合患者既往存在高血压、糖尿病等大动脉粥样硬化及脑血管病危险因素，故病因考虑为大动脉粥样硬化可能。结合患者头部 CT 提示单个新发病变，范围超过两个 CT 层面，符合穿支动脉供血区，同一血管分布区无其他病灶，患者发病机制考虑为动脉斑块阻塞穿支动脉病变。同时患者左心房增大，在起搏心律的同时仍出现心律失常，因而心源性栓塞的风险同样存在。但住院期间检查未发现心房颤动，需要进一步追踪及随访。

脑桥臂又称小脑中脚，位于脑桥外侧被盖部，是联系小脑与脑桥的纤维，为额桥-顶枕-小脑纤维通路，构成脑桥的一部分[1]。脑桥臂由小脑前下动脉（AICA）供血，小脑上动脉部分参与供血。脑桥臂病变以眩晕和病灶同侧的小脑性共济失调、耳聋、耳鸣、周围性面瘫、面部痛觉障碍、Horner 征和病灶对侧的躯体痛温觉障碍为临床特征，主要累及第Ⅶ、Ⅷ、Ⅴ对脑神经[2]。本例患者主要表现为头昏沉感、小脑性共济失调、双眼眼震、耳鸣。孤立的脑桥臂梗死临床少见，常由 AICA 血栓栓塞引起或继发于基底动脉和分支的严重动脉粥样硬化性疾病。也有少数双侧脑桥臂梗死的报道。在临床中遇到脑桥臂病变时，除脑梗死外，还需要与脑桥梗死或出血后出现的沃勒变性、多发性硬化、急性播散性脑脊髓病（ADEM）、多灶性脑白质病变、免疫重建炎症综合征、脑白质营养不良、可逆性后部脑病综合征、渗透性脱髓鞘综合征、小脑型多系统萎缩（MSA-C）、共济失调综合征、脑干脑炎、Wilson 病、肝性脑病、甲苯中毒等疾病相鉴别[1]。诊断时除了考虑患者的年龄和发病特点，还要仔细评估大脑或脑干的综合影像学表现，并关注患者是否存在免疫抑制、高血压、移植后状态、大剂量化疗、电解质紊乱或吸食毒品等可以引起脑桥臂病变的非血管病因[1]。

（宋新杰　任国平）

三、专家点评

本例患者的疾病过程相对简单，但患者高龄、基础病较多，因而在临床实践中具有一定的代表性。

首先，患者在就诊之初，以头晕、耳鸣、行走不稳为主诉，且以往有严重的听力问题，首诊头部 CT 检查在发病次日进行，未见异常。此种患者在门急诊日常工作中容易误诊为周围性眩晕，需要临床首诊的医生有一定的警惕性。对于此类高龄、听力下降严重、配合度欠佳的患者，神经系统查体更需要详细且有重点。本例患者查体可以见到上跳性眼震，提示我们其病变部位应包括中脑、结合臂、脑桥中脑交界或桥延交界舌下神经周围核、延髓、被盖腹侧、小脑蚓部前部等结构[3]。查体同时发现患者有一侧肢体的力弱和共济失调，进一步提示其中枢性病变的可能。随后再次复查 CT 提示病变位于左侧脑桥臂，证实了这一考虑。

其次，本例患者因其急性卒中样起病的发病形式，头晕、耳鸣、行走不稳、肢体力弱的表现，卒中诊断不难确定。尽管患者高龄、基础病多，但对于患者的诊断，仍不能满足于"脑梗死"这一层面，对于其病因及发病机制的评价也是非常必要的。对于本患者，弓上 CTA 发现大动脉粥样硬化表现（斑块形成和节段性狭窄）的同时，发现双侧椎动脉和基底动脉的迂曲延长，为患者的病因诊断提供了进一步的证据。同时，老龄患者心房颤动的发生率增加，本例患者虽有起搏器植入，但心电监测仍发现有心律失常，虽未发现心房颤动，但患者左心房增大，心功能欠佳，因此对于心源性栓塞也需要进一步的随访与筛查，必要时调整抗栓治疗方案。

（审核及点评专家：陆菁菁）

参考文献

［1］Morales H，Tomsick T. Middle cerebellar peduncles：magnetic resonance imaging and pathophysiologic correlate. World J Radiol，2015，7（12）：438-447.

［2］Dong Q，Jing G，Han J. The endovascular treatment of bilateral infarction of middle cerebellar peduncles. Etiology and endovascular treatment analysis. Neurosciences（Riyadh），2017，22（1）：56-61.

［3］Eggers SDZ，Bisdorff A，vonBrevern M，et al. Classification of vestibular signs and examination techniques：nystagmus and nystagmus-like movements. J Vestib Res，2019，29（2-3）：57-87.

一、病例介绍

【主诉】患者男性，44 岁，主因"头痛、呕吐、四肢无力 1 个月，加重伴尿便障碍 10 天"入院。

【现病史】患者 1 个月前无明显诱因出现头痛、颈部及枕部疼痛，伴呕吐，呕吐时头晕，四肢活动正常，大小便正常，无发热，无抽搐，无感冒、腹泻病史。有时伴有视物成双，水平复视。病情逐渐加重，20 天前到外院就诊，诊断脑干病变待查，住院 1 周，无好转，出现排尿困难、双下肢乏力。2 周前患者病情加重，呕吐频繁，四肢无力，双下肢无法站立行走，便秘，尿潴留，留置尿管。于 10 天前转入我院急诊留观，腰穿压力 125 mmH₂O，外送细胞学检查未见肿瘤细胞，自身免疫性脑炎抗体、脱髓鞘 3 项均阴性，治疗后双下肢无力症状有所好转，可床旁站立 2 min，但同时出现双侧手掌有手套感，双足底厚，头颈部出汗多，语调低、语速慢、咳嗽无力，无胸闷、气短。自发病以来患者体重下降约 10 kg。

【既往史、个人史、家族史】既往体健，饮酒 10 余年，3～4 两／日，近 2 个月来因身体不适戒酒。患者久居内蒙古，长期贩牛。否认冠心病、糖尿病、高血压病史，否认疫苗接种史。否认食物及药物过敏史。否认手术外伤史。否认家族史。

【入院查体】生命体征平稳，心肺腹无明显异常。神经系统查体：神清，构音障碍，时间、地点定向力正常，记忆力、计算力正常，双侧瞳孔等大等圆，直径 3 mm，双侧瞳孔直接及间接对光反射灵敏，双侧眼球运动充分，向左注视时可见水平眼震。双侧面部针刺觉对称，双侧角膜反射正常引出，双侧咀嚼对称有力。双侧额纹对称，左侧鼻唇沟浅，闭目及示齿有力，双耳粗测听力正常，Weber 征居中，Rinne 试验双侧气导＞骨导。双侧软腭上抬有力，双侧咽反射消失。双侧转颈、耸肩有力，伸舌居中，未见舌肌纤颤。四肢肌容积正常，双上肢肌力 5 级，双下肢肌力 4 级，双侧肢体肌张力正常。右侧腱反射减弱，左侧腱反射正常。双侧指鼻试验不稳，双侧跟膝胫试验不准，闭目难立征不稳。双侧下肢膝关节以下针刺觉减退，双侧音叉振动觉对称正常。双侧掌颏反射、Hoffmann 征阴性，双侧 Babinski 征（＋）。颈软，脑膜刺激征阴性。保留导尿。

【辅助检查】

1. 脑脊液检查（发病后 20 天，本院）

（1）脑脊液常规：细胞总数 1/μl，白细胞数 1/μl。

（2）脑脊液生化：糖 3.82 mmol/L，蛋白质 52.41 mg/dl（↑），氯化物 124 mmol/L。

（3）脑脊液细胞病理学：未见恶性肿瘤细胞。

（4）自身免疫性脑炎抗体（脑脊液＋血液）：抗 NMDAR、CASPR2、AMPA1、AMPA2、LGI1、GABAᵦR、GAD65 抗体均为阴性。

（5）IgG 寡克隆区带（脑脊液＋血液）：均为弱阳性（±）。

（6）24 h IgG 鞘内合成率：-0.47。

（7）神经元抗原谱抗体 IgG（脑脊液＋血液）：均为阴性（-）。

（8）脱髓鞘 3 项（脑脊液＋血液）：均为阴性（-）。

2. 肝功能（发病后 27 天，本院）：谷丙转氨酶 90.8 U/L（↑）。

3. 血布鲁氏菌虎红试验（发病后 30 天，外院）：阴性。

4. 影像学检查

（1）头颈部 MRI（发病后 16 天，外院）：脑干至颈 5 椎体水平脊髓肿胀，并见异常信号，考虑非肿瘤性病变可能性大（图 16-1 至图 16-4）。

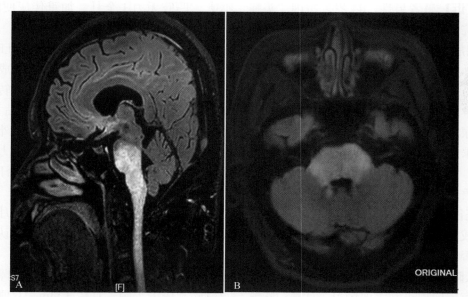

图 16-1 头颈部 MRI，FLAIR 序列矢状位（**A**）和轴位（**B**），可见脑桥、延髓和颈 1～颈 4 椎体水平髓内高信号。脑桥稍肿胀、饱满

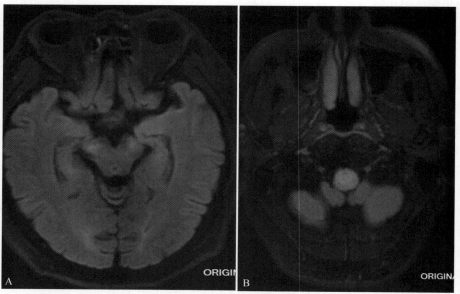

图 16-2 头部 MRI 的 FLAIR 序列，提示双侧中脑大脑脚（**A**）和延髓（**B**）高信号

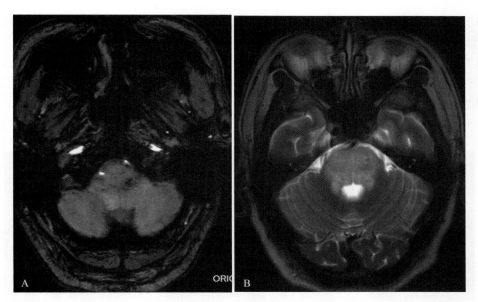

图 16-3　头部 MRI 的 SWI 和 T2 序列。**A.**SWI 序列可见左侧延髓背外侧少量低信号，提示轻度渗血；**B.** T2 序列可见双侧脑桥长 T2 信号，脑桥肿胀

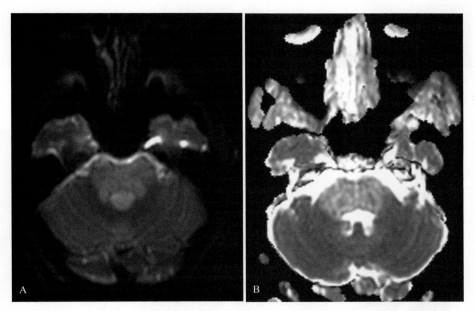

图 16-4　头部 MRI 的 DWI 序列（**A**）和 ADC 序列（**B**），脑桥病灶 DWI 和 ADC 序列均呈高信号，提示血管源性水肿

（2）头部 MRS（发病后 16 天，外院）：NAA 未见明显下降，Cho 未见明显升高，Cho/NAA = 0.6（正常），Cho/Cr = 1.59（↑），NAA/Cr = 2.4（↑）。

（3）DR 胸部正位片（发病后 19 天，本院）：两肺纹理重。

（4）头部 CT 平扫（发病后 19 天，本院）：脑干略肿胀，密度减低；脑内散在腔隙灶。

（5）头部 PET-MRI（发病后 25 天，本院）：脑桥、延髓及扫描野内颈髓多处代谢不均匀增高灶，脑脊髓炎可能性大，随访或必要时活检。

（6）头颈部增强 MRI（发病后 34 天，本院）：脑干腹侧异常迂曲血管影。脑干至颈 5 椎体水平长 T1 长 T2 信号，脑干部分病灶有不规则强化（图 16-5）。

（7）颈段 CTA（发病后 39 天，本院）：颈段脊髓血管畸形（图 16-6）？

（8）全脑数字减影血管造影（发病后 44 天，本院）：颈段硬脑膜动静脉瘘（图 16-7）。

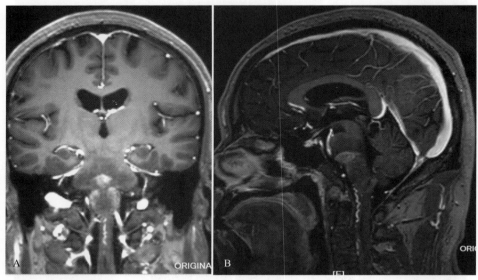

图 16-5 头颈部增强 MRI，冠状位（**A**）和矢状位（**B**），可见脑桥异常强化灶，并可见延髓和颈 1～颈 4 前表面异常蚯蚓状血管强化影

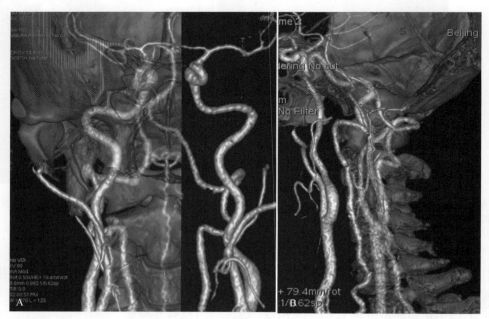

彩图

图 16-6（扫二维码看彩图） 颈段 CTA 的前视图（**A**）和侧视图（**B**），可见颈 1～颈 5 椎体水平异常迂曲扩张的动脉血管

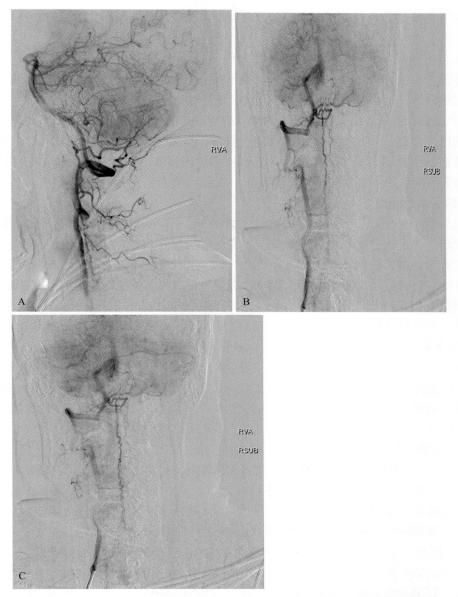

图 16-7　右侧椎动脉 DSA，侧视图（**A**）及正位图（**B** 和 **C**），显示由右侧椎动脉颅内段发出的明显迂曲扩张的脊髓前动脉

【入院时诊断】

1. 定位诊断： 脑桥、延髓及颈髓

（1）颈髓神经根：患者颈后神经根性疼痛，颈髓 MRI 提示异常信号，可定位于此。

（2）深感觉传导通路：患者闭目难立征不稳，故定位于此。

（3）双侧皮质脑干束：患者构音障碍，双侧咽反射消失，头部 MRI 提示脑干异常信号，故定位于此。

（4）双侧皮质脊髓束：患者双下肢无力，双侧 Babinski 征阳性，可定位于此。

（5）双侧脊髓丘脑束：患者双下肢膝关节以下针刺觉减退，故定位于此。

（6）双侧小脑前庭系统：患者头晕，可见水平眼震，双侧指鼻、跟膝胫试验不稳，可定位于此。

（7）自主神经系统：患者排尿费力、便秘，可定位于此。

结合患者头颅 MRI 及 PET-MRI，综合定位于脑桥、延髓及颈髓。

2. 定性诊断： 脑桥中央髓鞘溶解症？脑脊髓炎？

患者中年男性，急性起病，根据患者颈后神经根性疼痛、闭目难立征不稳、双下肢无力、双侧巴宾斯基征阳性、头晕，可见水平眼震，双侧指鼻、跟膝胫试验不稳，排尿费力、便秘，考虑脑干脊髓病变。结合患者头颅 MRI 及 PET-MRI 特点，考虑脑桥中央髓鞘溶解症或脑脊髓炎可能。患者自发病以来体重下降 10 kg，不能排除肿瘤可能。

【住院后诊疗经过】

入院后给予神经内科一级护理，普食，留陪 1 人；完善肿瘤标志物、凝血、腹部超声、下肢血管超声等常规检查。患者咳嗽费力，急查血气分析，必要时给予监护、吸氧。嘱患者家属注意看护，避免跌倒、摔伤，每日活动下肢，预防双下肢静脉血栓形成。向患者及其家属交代病情，仍有进展加重的可能。请神经感染与免疫科、神经外科会诊，不排除原发性中枢神经系统淋巴瘤可能，建议活检，复查头颈部增强 MRI。头颈部增强 MRI 报告脑桥中央髓鞘溶解，矢状位及冠状位颈髓腹侧可见迂曲血管，考虑颈段脊髓动静脉瘘可能，建议行颈段 CTA 及全脑 DSA。DSA 证实存在枕骨大孔区硬脊膜动静脉瘘，供血动脉为右侧椎动脉发出的脑膜后动脉，引流静脉为髓周静脉。期间给予甘露醇、甲钴胺、维生素 B_1、复合维生素 B 治疗，构音障碍、咳嗽无力、双下肢无力症状好转，言语进食正常，仍存在后枕部疼痛、尿便障碍。请神经外科脊髓组和神经介入科会诊后，建议行硬脊膜动静脉瘘微创血管内栓塞术，必要时联合神经外科手术治疗。

【出院时情况】

患者确诊颈段脊髓硬脊膜动静脉瘘，患者家属经商议后要求赴外院诊治。出院查体：神清，构音障碍，时间、地点定向力正常，记忆力、计算力正常，双侧瞳孔等大等圆，直径 3 mm，双侧瞳孔直接及间接对光反射灵敏，双侧眼球运动充分，未见眼震。左侧鼻唇沟浅，闭目及示齿有力。双侧转颈、耸肩有力，伸舌居中，未见舌肌纤颤。四肢肌容积正常，双上肢肌力 5 级，双下肢肌力 4 级，双侧肢体肌张力正常。右侧腱反射减弱，左侧腱反射正常。双侧指鼻、跟膝胫试验不准，闭目难立征不稳。双侧下肢膝关节以下针刺觉减退，双侧音叉振动觉对称正常。双侧掌颏反射、Hoffmann 征阴性，双侧 Babinski 征（＋）。颈软，脑膜刺激征阴性。保留导尿。

【随访情况】

出院后 20 天随访患者，患者于外院行硬脊膜动静脉瘘微创血管内栓塞术联合神经外科手术治疗，术后四肢肌力恢复正常，但是仍遗留二便障碍，保留导尿。

二、讨论

该患者头颅及颈椎 MRI 示脑干、延髓至颈 5 椎体水平脊髓肿胀并异常信号，病灶范围和阶段很长、很广，但是该患者的临床症状和体征较轻。临床上，脑桥中央髓鞘溶解症的病灶双侧较为对称，该患者脑桥部分层面可见类似蝶翼状的长 T2 信号病灶，但是该患者的病灶不仅位于脑干，而且延伸到颈 5 椎体水平，病灶过大、过长，而且患者的临床症状和体征较轻，不太符合脑桥中央髓鞘溶解症的临床表现。该患者需要鉴别原发性中枢神经系统淋巴瘤，因为该病影像上可以表现为病灶近中线分布，影像重于临床。但是该患者头颅增强 MRI 可见脑干腹侧异常血管强化影，因此需要考虑到脑干和颈髓血管畸形的可能[1-2]。故进一步行颈段脊髓 CTA 和全脑 DSA，进一步证实了颈段脊髓硬脊膜动静脉瘘的诊断。据文献报道，脊髓硬脊膜动静脉瘘如果应用激素可能会加重病情，有报道该病患者应用激素后导致四肢瘫痪的情况发生。由于颈段脊髓硬脊膜动静脉瘘引起脊髓长节段长 T1 长 T2 信号容易误诊为急性脊髓炎，而如果误诊为急性脊髓炎给予大剂量激素冲击治疗的话，很容易加重病情。因此，作出急性脊髓炎的诊断前，需要仔细排除脊髓硬脊膜动静脉瘘的可能。头颈部增强 MRI 可见脑干腹侧或背侧异常血管强化影是两者重要的鉴别点，因为急性脊髓炎不会出现脑干腹侧或背侧明显的异常血管强化影。

（张长青）

三、专家点评

　　颈段脊髓硬脊膜动静脉瘘的临床表现不具有特异性，影像学表现容易首先考虑为急性脊髓炎而给予激素冲击治疗，但是不仅无效，而且可能使病情明显加重[1-4]，所以使用激素后病情加重也是诊断脊髓动静脉瘘的线索之一。加重的原因考虑主要与激素引起水钠潴留、加重脊髓静脉高压和脊髓水肿相关。该病较为少见，因此需要了解该病的影像学表现，与急性脊髓炎鉴别。该病的治疗方法有硬脊膜动静脉瘘微创血管内栓塞术和神经外科手术治疗两种方式，也可以联合两种手术方式[5]。该患者最后行硬脊膜动静脉瘘微创血管内栓塞术联合神经外科手术治疗，术后肢体无力明显好转，应该说预后不错。因此。脑干和脊髓长节段病变的患者需要仔细鉴别，除外颈段硬脊膜动静脉瘘的可能。

（审核及点评专家：邵晓秋）

参考文献

［1］Takahashi H，Ueshima T，Goto D，et al. Acute tetraparesis with respiratory failure after steroid administration in a patient with a dural arteriovenous fistula at the craniocervical junction. Internal medicine，2018，57：591-594.

［2］Rain S，Udding J，Broere D. Acute clinical worsening after steroid administration in cervical myelitis may reveal a subdural arteriovenous fistula. Case reports in neurology，2016，8：234-242.

［3］Strowd RE，Geer C，Powers A，et al. A unique presentation of a spinal dural arteriovenous fistula exacerbated by steroids. Journal of Clinical Neuroscience：official journal of the Neurosurgical Society of Australasia，2012，19：466-468.

［4］McKeon A，Lindell EP，Atkinson JL，et al. Pearls & oysters：clues for spinal dural arteriovenous fistulae. Neurology，2011，76：e10-e12.

［5］Maimon S，Luckman Y，Strauss I. Spinal dural arteriovenous fistula：a review. Adv Tech Stand Neurosurg，2016，43：111-137.

病例 17　脊髓血管畸形

一、病例介绍

【主诉】患者男性，73 岁，主因"间断性头晕 3 个月"以"脑干、颈髓病变性质待查"于 2020 年 6 月 11 日收入我院。

【现病史】患者于 3 个月前（2020 年 3 月）无明显诱因出现间断性头晕，严重时伴视物旋转、耳鸣，伴恶心、呕吐，无视物成双及视物模糊。约 3 h 缓解，每日发作 1 次，伴有全身乏力，并逐渐出现饮水呛咳、说话费力，自感"气短"，可自行行走及持物，无肢体麻木，无头痛及意识障碍。就诊于外院，头部 MRI 检查提示"延髓及颈 2 ～ 3 水平颈髓内异常信号伴强化，考虑髓内肿瘤可能"，给予甲磺酸倍他司汀片、抑酸等对症治疗。患者自觉头晕症状较前好转，就诊于我院神经外科门诊，经多位神经外科专家会诊后，考虑髓内肿瘤可能性不大，为进一步诊治收入我科。

自发病以来，神志清楚，精神尚可，饮食、睡眠好，大便费力，小便正常。

【既往史、个人史、家族史】高血压病史 40 年，最高达 140/90 mmHg，未服用降压药。发现血糖升高 2 个月，规律服用利格列汀 1 片（早餐前）、格列喹酮 1 片 3 次 / 日（三餐前）。右侧胫骨骨折 50 余年，无钢钉、钢板。吸烟史 50 余年，20 支 / 天，已戒 2 个月。饮酒史 50 年，3 两 / 天，已戒 2 个月。青霉素过敏史。否认家族遗传病史。

【入院查体】血压 108/65 mmHg，心率 70 次 / 分。右下肺可闻及湿啰音。心律齐，未闻及明显杂音。腹软，无压痛及反跳痛，肝脾肋下未触及。神经系统查体：神清，构音障碍。理解力、定向力、记忆力、计算力均正常，双侧瞳孔等大等圆，直径 3 mm，双侧直接及间接对光反射灵敏，眼球各向运动充分，未见眼震。双侧面部针刺觉对称，双侧咀嚼对称有力。双侧额纹、面纹对称，闭目及示齿有力，右耳听力粗测下降，Weber 征居中，Rinne 试验左侧气导＞骨导，右侧骨导＞气导。双侧软腭上抬有力，双侧咽反射消失。双侧转颈、耸肩有力，伸舌居中，未见舌肌萎缩及舌肌纤颤。双上肢肌力 5 级，下肢肌力 4 级。四肢肌张力、肌容积正常。左侧指鼻试验欠稳准。Romberg 征（闭目难立征）阳性。四肢腱反射活跃。双侧掌颏反射、Hoffmann 征阳性。右侧 Babinski 征阳性，余病理征未引出。颈软，脑膜刺激征阴性。

【辅助检查】

1. 入院前检查

头颅 MRI ＋增强（发病后 3 个月）：延髓及 C2 ～ 3 水平颈髓内异常信号影伴强化，缺血性脑白质病变；右侧上颌窦黏膜下囊肿。

2. 入院后检查

（1）头颅 MRI ＋ MRA（发病后 3 个月）：MRI 示延髓、颈髓上段异常信号，炎性脱髓鞘？颈椎椎管内血管畸形不除外，胶质瘤不除外；缺血性脑白质病变，老年性脑改变（图

17-1）。MRA 示右侧胚胎型大脑后动脉，椎－基底动脉迂曲。

（2）头颅 MRI（发病后 4 个月）：延髓内异常信号影，考虑为脱髓鞘改变；脑内多发缺血性白质病变；老年性脑改变。

（3）颈椎 MRI（发病后 4 个月）：C2 ～ T1 水平椎管内异常流空血管影，考虑血管畸形；延髓至 C1 脊髓内背侧、C5 水平髓内异常信号，脊髓水肿、缺血性损伤改变可能性大；颈椎退行性改变；C4 ～ 6 椎间盘突出、退变；C5 水平后纵韧带增厚、钙化。甲状腺异常信号（图 17-2）。

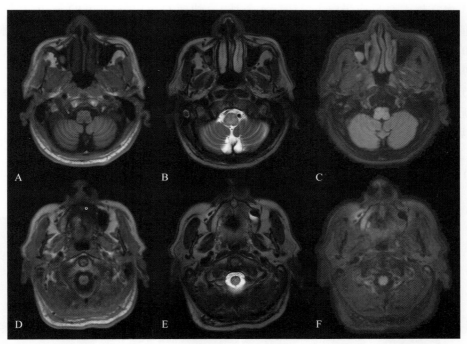

图 17-1　头颅 MRI（发病后 3 个月），提示异常信号：炎性脱髓鞘？颈椎椎管内血管畸形不除外，胶质瘤不除外。**A ～ C**. 延髓（分别为 T1WI、T2WI、FLAIR 序列）；**D ～ F**. 颈髓上段（分别为 T1WI、T2WI、FLAIR 序列）

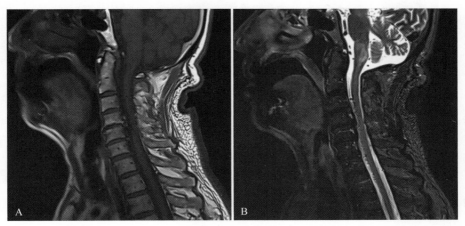

图 17-2　颈椎 MRI，提示 C2 ～ T1 水平椎管内异常流空血管影，延髓至 C1 脊髓内背侧、C5 水平髓内异常信号。**A**. T1 序列；**B**. T2 序列

（4）颈部脊髓 CTA（发病后 4 个月）：C2 ～ T4 水平脊髓前方血管畸形；主动脉弓可见斑块及钙化；双侧颈总动脉分叉处、颈内及颈外动脉起始处可见斑块，部分钙化，管腔继发性狭窄；左椎动脉粗，起始处迂曲，右侧细。右侧锁骨下动脉起始处狭窄（图 17-3）。

（5）胸椎 MRI（发病后 4 个月）：部分胸椎椎体骨质增生，阅片见异常血管流空影。

（6）腰椎 MRI（发病后 4 个月）：L2 ～ 5、L5 ～ S1 椎间盘突出，L3 ～ 4 水平黄韧带肥厚，各椎体退行性改变；骶管脂肪堆积。

（7）下肢静脉超声（发病后 4 个月）：双侧小腿肌间静脉血栓形成。

（8）血常规＋ C 反应蛋白（发病后 4 个月）：快速 C 反应蛋白 29.82 mg/L（↑）；白细胞绝对值 10.66×10⁹/L（↑），中性粒细胞绝对值 9.09×10⁹/L（↑），嗜酸性粒细胞绝对值 0.01×10⁹/L（↓），淋巴细胞群相对值 11%（↓），嗜酸性粒细胞相对值 0.1%（↓），血小板绝对值 98×10⁹/L（↓），中性粒细胞相对值 85.4%（↑）。

（9）生化 35 项（发病后 4 个月）：谷丙转氨酶 52.9 U/L（↑），γ- 谷氨酰转移酶 81.5 U/L（↑），无机磷 0.8 mmol/L（↓），总胆固醇 2.77 mmol/L（↓），低密度脂蛋白胆固醇 1.1 mmol/L（↓），载脂蛋白 A1 1.14 g/L（↓），白蛋白 / 球蛋白 1.3（↓），肌酸激酶 14.9 U/L（↓），葡萄糖 13.25 mmol/L（↑）；余未见异常。

（10）D- 二聚体定量（发病后 4 个月）：2.1 μg/ml（↑）。

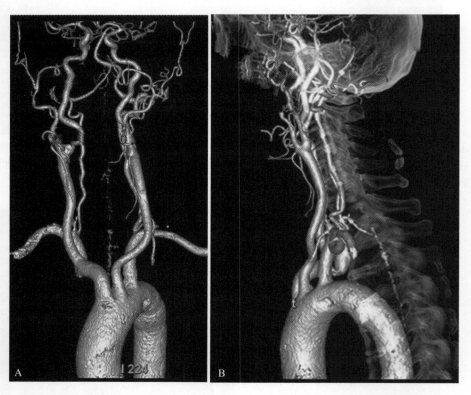

彩图

图 17-3（扫二维码看彩图） 颈椎 CTA，提示 C2 ～ T4 脊髓前方血管畸形。**A.** 正位；**B.** 侧位

【入院时诊断】

1. 定位诊断：延髓及 C2 ～ 3 水平颈髓髓内

患者表现为发作性头晕、饮水呛咳，查体示左侧指鼻试验欠稳准，Romberg 征阳性，定位于前庭小脑及其联系纤维；患者双下肢肌力 4 级，四肢腱反射亢进，双侧掌颏反射、Hoffmann 征阳性，右侧 Babinski 征阳性，定位于双侧皮质脊髓束；结合患者头颅 MRI 提示延髓及 C2 ～ 3 水平颈髓内异常信号伴强化，故定位于此。

2. 定性诊断：炎性脱髓鞘疾病可能性大

患者老年男性，亚急性起病，主要表现为发作性头晕、饮水呛咳，查体示左侧指鼻试验欠稳准，Romberg 征阳性，结合头颅增强 MRI 示延髓及 C2 ～ 3 水平颈髓内异常信号伴强化，考虑炎性脱髓鞘疾病可能性大，但需进一步与其他髓内占位性病变相鉴别。

【住院后诊疗经过】

患者以头晕起病，脑干病变性质待查入院，因院前神经外科会诊考虑髓内肿瘤可能性不大，故按照炎性脱髓鞘疾病给予相应治疗。入院后给予丙种球蛋白 0.4 g/kg 5 天、甲泼尼龙 120 mg 3 天＋ 80 mg 3 天治疗，期间出现病情波动，肢体无力较前加重，上肢肌力 4 级，下肢肌力 2 级，T4 水平以下针刺觉减退，同时出现排尿困难；后逐渐好转。再次给予甲泼尼龙 500 mg 冲击治疗，序贯减量，同时给予补钙、补钾、抑酸对症支持治疗。此时为除外脊髓血管畸形，完善颈椎 MRI，结果发现 C2 ～ T1 水平椎管内异常流空血管影，提示血管畸形可能；进一步完善颈椎 CTA 提示 C2 ～ T4 水平脊髓前方血管畸形；给予完善胸椎及腰椎 MRI，明确畸形血管起始及范围，胸椎 MRI 提示部分胸椎椎体骨质增生，阅片见异常血管流空影。至此脊髓血管畸形诊断明确，激素逐渐减量，转至神经介入科给予介入治疗。

【出院诊断】脊髓血管畸形。

【出院时情况】

体温 36.2℃，脉搏 88 次／分，呼吸 18 次／分，血压 99/67 mmHg，神志清楚，构音障碍。双侧瞳孔等大等圆，直径 3 mm，双侧瞳孔直接及间接对光反射灵敏，左眼向右视不完全，未见眼震。双侧面部针刺觉对称，双侧角膜反射正常引出，双侧咀嚼对称有力。双侧额纹、面纹对称，闭目及示齿有力。右耳听力粗测下降，Weber 征居中，Rinne 试验左侧气导＞骨导，右侧骨导＞气导。双侧软腭上抬有力，双侧咽反射消失。双侧转颈、耸肩有力，伸舌居中，未见舌肌纤颤。双上肢第 1 骨间肌、左下肢股四头肌萎缩。双上肢近端肌力 5 －级，远端肌力 5 级，双下肢肌力 5 －级。四肢肌张力正常。左侧指鼻试验欠稳准。四肢腱反射活跃。双侧针刺觉对称，无感觉平面。双侧掌颏反射、Hoffmann 征阳性。右侧 Babinski 征阳性。颈软，脑膜刺激征阴性。

【随访情况】

出院 3 个月后随访患者介入手术后症状好转，可独立行走。

二、讨论

该患者为老年男性，亚急性起病，表现为间断发作性头晕、饮水呛咳，全身乏力，下肢明显；查体示双下肢肌力 4 级，左侧指鼻试验欠稳准，Romberg 征阳性，四肢腱反射亢进，双侧掌颏反射、Hoffmann 征阳性，右侧 Babinski 征阳性；MRI 示延髓及 C2 ～ 3 水平颈髓内长 T1、长 T2 信号伴强化，病变累及双侧，呈弥漫性，病变与临床表现不一致，存在"病变重，临床轻"的特点。这种情况下需与肿瘤相鉴别，脑干肿瘤病变多水肿明显，肿瘤可向周围侵袭，造成桥前池狭窄或闭塞，部分肿瘤病变可有出血。本患者影像学及临床表现提示脑干肿瘤可能性不大。

中枢神经系统炎性脱髓鞘疾病是一组免疫介导的原发性或特发于脑和（或）脊髓的炎性脱髓鞘疾病。临床常见有多发性硬化、视神经脊髓炎、同心圆硬化、急性播散性脑脊髓炎、瘤样炎性脱髓鞘病等不同疾病亚型。大多数视神经脊髓炎（NMO）患者脊髓病灶 ≥ 3 个椎体节段，脊髓增粗显著，病变多位于脊髓中心，钆强化明显。相反，多发性硬化（MS）患者的脊髓病灶多 ≤ 2 个椎体节段，病灶多位于脊髓周边，脊髓增粗少见。该患者首次发病，病灶累及脑干和脊髓，病变有强化，但由于患者无法行脑脊液化验检查，无法获得相关抗体以进一步明确诊断，故给予丙种球蛋白及激素试验性治疗。

在接受丙种球蛋白及大剂量激素冲击治疗之后，患者症状缓解不明显，复查颈部 MRI 提示 C2 ～ T1 水平椎管内异常流空血管影，考虑血管畸形。随后完善颈椎 CTA 示 C2 ～ T4 水平脊髓前方血管畸形，阅片考虑脊髓动静脉畸形可能性大。脊髓血管畸形包括动静脉瘘和动静脉畸形，根据畸形血管的部位可进一步分为硬膜外、硬膜内，常见有脊髓内型动静脉畸形、硬脊膜型动静脉畸形、脊髓海绵状血管瘤。临床早期诊断多依靠 MRI，不同的分型，其影像学表现不一致：①脊髓内型动静脉畸形，多位于上胸段和颈段，表现为成簇扩张的脊髓周围或脊髓内的血管流空影。静脉淤血水肿可能表现为 T2 像髓内高信号伴脊髓肿胀，T1 像成簇血管影，依据动静脉的流速和方向呈混合信号的管状，增强可能有改变。②硬脊膜型动静脉畸形，矢状位可见表面不规则、边缘模糊不清、脊髓后缘充盈缺损，髓周伴有串珠状或锯齿状血管流空影，增强可见强化的异常迂曲扩张血管影。③脊髓海绵状血管瘤，常为局限多形性，无血管流空现象，T2 像中心高信号，边缘低信号。DSA 是脊髓血管畸形诊断的金标准，可以清晰显示畸形血管及供血动脉和引流静脉，明确血管畸形的类型及部位，确定供血动脉来源、数目、瘘口部位以及引流静脉方向。本例 MRI 可见脊髓周围血管流空影，CTA 可见 C2 ～ T4 水平脊髓前方畸形血管，故诊断较为明确。

脊髓血管畸形是一类脊髓内外血管发育异常造成的疾病，占中枢神经系统血管畸形的 5% ～ 9%。主要发病机制包括盗血、出血或血栓形成、静脉高压或压迫作用。静脉高压被认为是造成脊髓缺血的主要原因。在脊髓动静脉瘘中，冠状静脉丛的动脉化导致了静脉高压、脊髓缺血和脊髓病变。术中测量显示脊髓动静脉瘘的平均静脉压高达系统动脉压的 74%[1]。脊髓血管畸形引起的临床表现多样，缺乏特异性，可表现为急性、亚急性或慢性脊髓功能障碍，如疼痛、感觉症状、运动症状、括约肌症状及自发性蛛网膜下腔出血等。其中，最常见的表现为肢体无力（75.5%），其次为感觉异常（60.0%）、疼痛（51.8%）及括约肌功能障碍（41.8%）[2]。该患者临床主要表现为肢体无力，丙种球蛋白及激素治疗过程中出现感觉异常、括约肌功能障碍，较符合上述文献报道。脊髓血管畸形所致缺血性改变多位于血管病变附近，本例在 MRI 上存在两处病变，一处位于 C2 ～ 3 颈髓，一处位于延髓，后者空间位置相对较远。本例患者发病年龄大，是否存在慢性脑脊髓静脉功能不全是另一猜想。慢性脑脊髓静脉功能不全（chronic cerebrospinal venous insufficiency，CCSVI）最早于 2009 年提出，为多发性硬化的一种病因学假说，它是指颈内静脉或（和）奇静脉系统狭窄、侧支循环开放、脑脊髓静脉引流不畅所致的综合征。CCSVI 诊断目前有三种手段：多普勒超声、CT

或 MRI 静脉造影和经皮穿刺静脉造影。Zamboni 提出 5 种静脉血流参数[3]：①颈内静脉或椎静脉反流；②大脑深静脉反流；③颈内静脉狭窄；④颈内静脉或椎静脉无血流；⑤随体位改变的颈内静脉横断面积改变。满足 5 项中的 2 项即可诊断为 CCSVI。但目前有关 CCSVI 的研究均是与多发性硬化相关的研究，其在脊髓血管畸形中的作用尚不得而知。由于条件限制，无法对本例患者颅内静脉回流情况进行检测。期待后续能有 CCSVI 与脊髓血管畸形的相关研究。

（宋新杰）

三、专家点评

　　脊髓血管畸形发病率较低，临床症状缺乏特异性，对临床医生来说是一个较大的挑战。本例患者高龄、合并症多，进一步加大了治疗难度。由于 MRI 的无创、简便，在临床早期诊断中具有重要作用。对于中枢神经系统脱髓鞘病变，早期缺乏充分的诊断依据，应尽早完善头、颈部 MRI 及增强扫描以辅助诊断。一旦怀疑脊髓血管畸形，应尽早进行脊髓血管造影明确诊治。尽管与颅内血管畸形存在一些相似性，但脊髓血管畸形的临床结局往往更差。不管是何种起病方式，早期诊治均有助于改善长期预后。此外，充分掌握脊髓血管解剖和相关影像学表现亦有助于早期正确诊断和治疗。

（审核及点评专家：陆菁菁）

参考文献

［1］Flores BC，Klinger DR，et al. Spinal vascular malformations：treatment strategies and outcome. Neurosurg Rev，2017，40：15-28.

［2］Spetzler RF，Detwiler PW，Riina HA，et al. Modified classification of spinal cord vascular lesions. J Neurosurg，2002，96：145-156.

［3］Hassler W，Thron A. Flow velocity and pressure measurements in spinal dural arteriovenous fistulas. Neurosurg Rev，1994，17：29-36.

第 2 章

神经系统感染及免疫性疾病

病例 18　肌萎缩侧索硬化，还是重症肌无力?

一、病例介绍

【主诉】患者女性，64 岁，主诉"呼吸困难半年余，腹痛 3 个月，加重 1 月余"。

【现病史】患者半年余前无明显诱因出现呼吸费力，伴食欲减退、乏力，晨起症状较轻，下午较重，活动后加重；否认头晕、头痛，否认黑矇、晕厥、意识障碍，否认发热、咳嗽、咳痰，否认胸闷、胸痛、心悸，否认腹痛、腹胀，否认腹泻、便秘，否认恶心、呕吐，否认少尿、下肢水肿。病后患者先后就诊于多家外院的内分泌科、心内科、消化内科及本院心内科，多次行血常规、生化、免疫相关项、肺功能、心电图、超声心动图、动态心电图、动态血压监测、肠镜、PET-CT 等检查，未能明确诊断；后上述症状进行性加重。

3 个月前患者无明显诱因间断出现脐周疼痛，程度中等，疼痛位置及范围不固定，发作时间无规律，每次持续数分钟至 20 min 可自行缓解，伴腹泻多次，为水样便；患者再次就诊于上述外院复查相关项目，仍未明确诊断。

1 月余前患者无明显诱因出现意识障碍，呼之不应，无呕吐、发热、肢体抽搐、尿便失禁。入我院急诊室抢救，予插管呼吸机辅助通气、去甲肾上腺素及多巴胺泵入升压、美罗培南及莫西沙星静点抗感染、多烯磷脂酰胆碱及还原型谷胱甘肽静点保肝治疗后患者神志稍好转，后转入呼吸重症监护室进一步对症支持治疗。为除外神经系统疾病导致患者呼吸困难及呼吸衰竭，请神经内科会诊，行新斯的明试验，结果为双上肢改善率 100%（> 60% 为阳性），双下肢改善率 50%（可疑），考虑重症肌无力不除外，故予以溴吡斯的明片 60 mg 口服 3 次 / 日，同时继续其他对症支持治疗，4 天后患者脱机改为无创呼吸机通气治疗，意识清楚。患者拔管后因痰多、呼吸费力诱发心房颤动反复发作，后经多次气管镜下吸痰后咳痰好转，无创呼吸机辅助下无呼吸困难。再次请神经内科会诊后，考虑在患者不能耐受外出检查的情况下，不除外重症肌无力（myasthenia gravis，MG），故给予丙种球蛋白 25 g×5 日治疗，同时继续口服溴吡斯的明片。

患者自患病以来，饮食可，睡眠可，二便正常，体重半年内下降 15 kg。

【既往史、个人史、家族史】高血压病史 2 年，血压最高达 160/100 mmHg，间断药物治疗，收缩压控制于 120 mmHg 左右。糖尿病病史 3 年，规律服用阿卡波糖 2 次 / 日，血糖控制可。胆囊切除史 3 年余。否认冠心病史，否认脑血管疾病、精神疾病史，否认肝炎、疟疾、结核病史，否认外伤史、输血史，否认过敏史，预防接种史不详。

【入院查体】体温 36.0℃，血压 138/88 mmHg，心率 84 次 / 分，双肺呼吸音粗，律齐。神清，语利，高级皮质功能粗测正常。吞咽功能正常，双侧咀嚼对称有力，闭目及示齿有力，双侧软腭上抬有力。双侧转颈、耸肩有力，伸舌居中，未见舌肌萎缩及纤颤。四肢肌容积减少，双手骨间背侧肌、大小鱼际肌萎缩。右侧冈上肌、冈下肌肌力 3 级，左侧冈上肌、冈下肌肌力 4 级，双侧斜方肌、胸锁乳头肌、三角肌肌力正常，双上肢远端肌力 5−级，双下肢近端髂腰肌肌力 4 级，远端 5－级，四肢肌张力正常。双侧针刺觉及音叉振动觉对称。四肢腱反射对称引出。右侧胸大肌反射活跃（＋＋＋），腹直肌反射正常。吸吮反射阳性，双侧掌颏反射阳性，Hoffmann 征阴性。右侧巴宾斯基征阳性，左侧可疑阳性。颈软，脑膜刺激征阴性。

【辅助检查】

1. 肺功能（2019-09-16，我院）：限制性通气功能障碍。

2. 头＋躯干 PET-CT（2019-12-03，外院）：脑部未见明显代谢异常。

3. 血气分析（2019-12-07，我院急诊）：pH 7.177（↓），PCO_2 119.2 mmHg（↑），PO_2 25 mmHg（↓），SpO_2 33.2%（↓），BE 9.3 mmol/L（↑）。

4. 胸部 CT（2019-12-07，我院急诊）：两肺下叶炎性改变。胸腺未见增生。

5. 心电图（2019-12-17，我院）：快速心房颤动，心室率 157 次 / 分。

6. 心电图（2019-12-18，我院）：快速心室率，心房颤动伴室内差异传导或室性期前收缩。

7. 神经元抗原谱抗体 IgG 检测（2020-01-02，我院）

（1）脑脊液：抗 -PNMA2 抗体（－），抗 -Ri 抗体（－），抗 -Hu 抗体（－），抗 -Yo 抗体（－），抗 -CV2 抗体（－），抗 -Amphiphysin 抗体（－）。

（2）血液：抗 -PNMA2 抗体（－），抗 -Ri 抗体（－），抗 -Hu 抗体（－），抗 -Yo 抗体（－），抗 -CV2 抗体（－），抗 -Amphiphysin 抗体（弱＋）。

8. 肌电图（2020-01-08，我院）：①上、下肢神经源性损害。②胸锁乳突肌神经源性损害。③颏舌肌静息时未见自发电位。④胸段脊旁肌（T10、T11）静息时未见自发电位。⑤双侧正中神经受损（符合腕管综合征）。⑥重复神经电刺激（RNS）：刺激正中神经，拇短展肌记录，低频未见递减，高频未见递增及递减；刺激尺神经，小指展肌记录，低频未见递减；刺激腋神经，三角肌记录，低频未见递减；刺激副神经，斜方肌记录，低频未见递减；刺激面神经，眼轮匝肌记录，低频未见递减（表 18-1 至表 18-3）。

9. 心电图（2020-01-15，我院）：窦性心律，正常心电图。

10. 血常规（2020-01-16，我院）：红细胞绝对值 3.4×10^{12}/L（↓），血红蛋白 106 g/L

表 18-1　静息状态的针极肌电图

肌肉	Fib	PSW	Fasc	自发电位
颏舌肌左	0	0	0	/
颏舌肌右	0	0	0	/
右胸锁乳突肌	0	0	0	/
左伸指总肌	2+	2+	2+	可见自发电位
左第 1 骨间背侧肌	2+	2+	2+	可见自发电位
左脊旁肌 T10	0	0	0	/
左脊旁肌 T11	0	0	0	/
左胫前肌	1+	2+	2+	可见自发电位
右胫前肌	0	0	2+	可见自发电位

Fib，纤颤；PSW，正锐波；Fasc，束颤电位

（↓），血细胞比容 0.32（↓），余正常。

11. 红细胞沉降率（2020-01-16，我院）：43 mm/60 min（↑）。

12. 生化 35 项（2020-01-16，我院）：无机磷 1.46 mmol/L（↑），高密度脂蛋白胆固醇 1.91 mmol/L（↑），钠 145.8 mmol/L（↑），钾 3.45 mmol/L（↓），白蛋白/球蛋白 1.2（↓），肌酸激酶 18.4 U/L（↓）。

13. 血清神经肌肉疾病谱抗体 IgG（2020-01-21，外院）：抗骨骼肌抗体、抗心肌抗体、抗 MuSK 抗体、抗 Titin 抗体、抗 SOX1 抗体、抗 AchR 抗体、抗 RyR 抗体、抗 LRP-4 抗体均阴性。

14. 尿常规、便常规、类风湿因子（RF）、抗链球菌溶血素 O、C 反应蛋白（CRP）、免疫球蛋白、补体、淋巴细胞亚群、叶酸、维生素 B_{12}、铁蛋白未见异常。

表 18-2　大力收缩状态的针极肌电图

肌肉	平均波幅（μV）	平均时限（ms）	多相波比例（%）	大力收缩时波幅（mv）
右胸锁乳突肌	1475（213%↑）	12.4（20%↑）	58.3	混合相 3.0
左伸指总肌	1617（176%↑）	15.4（25%↑）	20.0	单混相 5.2
左第 1 骨间背侧肌	/	/	/	单混相 7.5
左胫前肌	1911（304%↑）	18.8（31%↑）	21.4	单混相 5.8
右胫前肌	1580（234%↑）	18.1（26%↑）	18.8	单混相 4.5

表 18-3　重复神经电刺激（RNS）

肌肉	项目	频率（Hz）	负波波幅变化（%）	波形下面积变化（%）
左三角肌	Run1	10@3 Hz	−7.2	−11.5
	Run2	10@5 Hz	−6.3	−13.3
左小指展肌	Run1	10@3 Hz	0.50	−4.1
	Run2	10@5 Hz	−0.54	−6.6
左拇短展肌	Run1	10@3 Hz	0.71	−6.0
	Run2	10@5 Hz	−4.5	−9.9
	Run3	100@20 Hz	7.4	−36.0
左斜方肌	Run1	10@3 Hz	−2.4	−6.5
	Run2	10@5 Hz	−1.96	−9.2
左眼轮匝肌	Run1	10@3 Hz	4.3	−3.1
	Run2	10@5 Hz	0.64	−12.1

【入院时诊断】

1. 定位诊断：下运动神经元、上运动神经元

（1）下运动神经元：患者临床表现为呼吸困难，肢体乏力，查体提示双侧冈上肌、冈下肌肌力降低，肌电图提示左侧骨间背侧肌及伸指总肌自发电位，故考虑定位于颈段发出的脊神经；查体双下肢近端力弱，肌电图提示双侧胫前肌自发电位，可定位于腰段发出的脊神

经，故综合定位于下运动神经元。

（2）上运动神经元：患者查体有吸吮反射阳性，双侧掌颏反射阳性，右侧巴宾斯基征阳性，左侧可疑阳性，可定位于双侧皮质脑干束。

2. 定性诊断：运动神经元病可能性大

患者老年女性，病程半年，临床主要表现为进展性呼吸困难及乏力，查体可见肌力下降、肌萎缩等下运动神经元受损表现，以及吸吮反射、掌颏反射、巴宾斯基征阳性等上运动神经元受损表现，完善肌电图可见颈、腰两个节段的自发电位。同时完善重症肌无力相关抗体筛查均为阴性；肌电图重复神经电刺激未见明显低频递减；完善血液及脑脊液肿瘤、副肿瘤、副蛋白等筛查均未见明显异常，故目前考虑诊断运动神经元病可能性大，需进一步复查肌电图及新斯的明试验协助诊断。

【住院后诊疗经过】

患者入我科后复查肌电图（2020-02-18）示：①上、下肢神经源性损害；②胸段脊旁肌（T10、T11）静息时可见自发电位；③胸锁乳突肌神经源性损害；④颏舌肌静息时未见自发电位；⑤双侧正中神经受损（符合腕管综合征）；⑥节段性运动传导测定未见传导阻滞；⑦重复神经电刺激：刺激正中神经，拇短展肌记录，低频未见递减，高频未见递增及递减；刺激尺神经，小指展肌记录，低频未见递减；刺激腋神经，三角肌记录，低频可见递减；刺激副神经，左侧斜方肌记录，低频可见递减，右侧斜方肌记录，低频未见递减；刺激面神经、眼轮匝肌记录，低频未见递减（表18-4至表18-6）。同时完善新斯的明用药前后的肺功能检查（表18-7），并继续定时给予无创呼吸机辅助呼吸及营养神经等治疗。

表 18-4　静息状态的针极肌电图

肌肉	Fib	PSW	自发电位
颏舌肌左侧	0	0	/
颏舌肌右侧	0	0	/
右胸锁乳突肌	0	0	/
右伸指总肌	2＋	2＋	可见自发电位
右第 1 骨间背侧肌	4＋	4＋	可见自发电位
右脊旁肌 T10	1＋	2＋	可见自发电位
右脊旁肌 T11	1＋	2＋	可见自发电位
左胫前肌	1＋	1＋	可见自发电位
右胫前肌	3＋	3＋	可见自发电位

Fib，纤颤；PSW，正锐波

表 18-5　大力收缩状态的针极肌电图

肌肉	平均波幅（μV）	平均时限（ms）	多相波比例（%）	大力收缩时波幅（mv）
右胸锁乳突肌	874（73%↑）	12.4（21%↑）	40.9	混合相 2.0
右伸指总肌	1470（151%↑）	14.7（20%↑）	15.4	单混相 4.0
左胫前肌	1095（131%↑）	18.0（25%↑）	60.0	单混相 4.5
右胫前肌	1532（224%↑）	18.1（26%↑）	66.7	单混相 4.0

表18-6 重复神经电刺激（RNS）

肌肉	项目	频率（Hz）	负波波幅变化（%）	波形下面积变化（%）
左斜方肌	Run2	10@5 Hz	−16.9（递减）	−23.2
	Run1	10@3 Hz	−11.2（可疑递减）	−14.6
	Run3	10@5 Hz	−11.0（可疑递减）	−15.0
右斜方肌	Run1	10@3 Hz	−8.0	−16.8
	Run2	10@5 Hz	−8.9	−17.0
左三角肌	Run1	10@3 Hz	−19.7（递减）	−19.4
	Run4	10@5 Hz	−12.8（可疑递减）	−17.4
	Run3	10@5 Hz	−12.2（可疑递减）	−17.5
	Run2	10@3 Hz	−15.7（递减）	−18.5
右三角肌	Run1	10@3 Hz	−23.0（递减）	−26.2
	Run3	10@5 Hz	−22.1（递减）	−27.4
	Run2	10@3 Hz	−25.2（递减）	−27.7
	Run4	10@5 Hz	−19.3（递减）	−21.9
左拇短展肌	Run1	10@3 Hz	−8.7	−12.9
	Run2	10@5 Hz	−5.4	−11.3
右拇短展肌	Run1	10@3 Hz	−19.5（递减）	−21.5
	Run2	10@3 Hz	−18.8（递减）	−20.7
	Run3	10@5 Hz	−16.3（递减）	−20.0
	Run4	10@5 Hz	−15.4（递减）	−19.3
	Run5	100@20 Hz	25.9	−15.5
右小指展肌	Run1	10@3 Hz	−2.5	−6.2
	Run2	10@5 Hz	−0.99	−7.1
左眼轮匝肌	Run1	10@3 Hz	−0.67	—
	Run2	10@5 Hz	2.9	—
右眼轮匝肌	Run1	10@3 Hz	−3.7	−0.043
	Run3	10@5 Hz	−4.1	−6.9
	Run2	10@3 Hz	−7.3	—
	Run4	10@5 Hz	−3.1	—

表18-7 新斯的明用药前后的肺功能检查对比（2020-02-19）

单位：L	用药前	用药后	改善率
潮气量（VT）	0.35	0.47	33.3%
补呼气量（ERV）	0.35	0.55	58.8%
深吸气量（IC）	0.87	0.94	8.3%
肺活量（FVC）	1.10	1.25	14.1%

【出院时情况】

目前患者神志清醒，呼吸稍费力，四肢乏力，双上肢有轻微抖动，无肌肉跳动，无肌肉疼痛；间断无创呼吸机辅助通气。

二、讨论

本患者隐匿起病，进行性加重，急性进展，表现为呼吸衰竭。因呼吸肌受累明显，且发病即有晨轻暮重，新斯的明试验阳性，因此最初的诊断指向重症肌无力。但存在明显的不支持点：① 2020 年 1 月肌电图 RNS 未见明确的低频递减；②重症肌无力（MG）相关抗体均为阴性；③溴吡斯的明及丙种球蛋白治疗效果不明显。

仔细追问病史及查体，发现患者在本次呼吸衰竭之前已有半年余的气短及全身乏力，查体可见上、下运动神经元受损的体征，因此诊断更正为运动神经元病，继续无创呼吸机辅助通气，并给予利鲁唑、左卡尼汀、辅酶 Q10 等对症支持治疗。

2020 年 2 月患者再次复查肌电图，RNS 提示低频递减，难道肌萎缩侧索硬化（amyotrophic lateral sclerosis，ALS）合并 MG ？检索文献也有类似报道[1-6]，似乎二元论也可以成立。但考虑到 RNS 低频递减并非 MG 的特异性改变，也可能见于其他神经肌肉疾病。早在 1959 年 Mulder 等[7]分析了 4 例具有易疲劳现象的 ALS 患者，发现 1 例 RNS 低频递减，首先提出 ALS 可能存在神经肌肉接头受累。之后关于 ALS 低频递减的报道逐渐增多[8-9]，但因为各个研究者所刺激的肌肉及所定义的波幅递减数值不同，而使 RNS 递减率有所不同（25% ～ 67%）。ALS 的 RNS 递减与 MG 的递减方式相同，即在 3 ～ 5 Hz 刺激后递减幅度达最大，短暂运动后即刻检测递减幅度变小，运动后几分钟复测波幅递减幅度又增加。

国内来自北京协和医院神经科确诊或拟诊的 ALS 患者结果[4, 10]，也提示 RNS 阳性是 ALS 患者疾病活跃、快速进展的表现，而与病程及病情严重程度均无明确相关性。肢体起病者较延髓支配肌肉起病者 RNS 低频递减阳性率高。

目前较公认的理论认为，ALS 出现低频递减的现象是由于失神经支配的肌纤维发生神经再支配，形成新的神经肌肉接头，这些新生的神经肌肉接头功能不稳定，导致突触安全阈（safety factor）降低，从而发生神经突触传递功能障碍。

因此，依据"一元论"的原则，我们仍然考虑本患者为 ALS 合并神经肌肉接头受累。

（宋　田）

三、专家点评

本患者有以下几点支持 MG：①病程半年（但出现意识障碍比较突然，这一点让人怀疑 MG 的可能性）；②新斯的明试验"阳性"；③复查肌电图提示低频存在递减。

但以下几点不支持 MG 而支持 ALS 诊断：① MG 患者如果已经出现了呼吸费力，在未得到及时诊断和治疗的情况下将很快出现危象，而本例患者的这个过程却经过了半年；②患者未经丙种球蛋白等免疫治疗，仅在口服溴吡斯的明 60 mg 3 次／日 4 天以后就拔除了气管插管改为无创呼吸机，且此后患者在不规律佩戴呼吸机的情况下很快出现 CO_2 潴留，而佩戴呼吸机即可缓解，虽仍有憋气感，但病情可以保持平稳，停用口服溴吡斯的明后症状无明显变化；③全身肌肉广泛肌容积减少，双侧病理征及脑干反射阳性；④ MG 相关抗体均阴性；⑤胸腺未见明显增生及胸腺瘤；⑥首次肌电图未见低频递减，而上、下肢和胸锁乳突肌多发神经源性损害；⑦复查肌电图脊旁肌可见自发电位。综上所述，该患者支持诊断为 ALS。

（审核及点评专家：马越涛）

参考文献

［1］de Pasqua S，Cavallieri F，D'Angelo R，et al. Amyotrophic lateral sclerosis and myasthenia gravis：association or chance occurrence？ Neurological Sciences：official journal of the Italian Neurological Society and of the Italian Society of Clinical Neurophysiology. 2017，38（3）：441-444.

［2］Ohnari K，Okada K，Higuchi O，et al. Late-onset myasthenia gravis accompanied by amyotrophic lateral sclerosis with antibodies against the acetylcholine receptor and low-density lipoprotein receptor-related protein 4. Intern Med. 2018，57（20）：3021-3024.

［3］Del Mar Amador M，Vandenberghe N，Berhoune N，et al. Unusual association of amyotrophic lateral sclerosis and myasthenia gravis：a dysregulation of the adaptive immune system？ Neuromuscular Disorders：NMD. 2016，26（6）：342-346.

［4］Tai H，Cui L，Guan Y，et al. Amyotrophic lateral sclerosis and myasthenia gravis overlap syndrome：a review of two cases and the associated literature. Frontiers in Neurology，2017，8：218.

［5］Kvirkvelia N，Shakarishvili R，Kanashvili T. Transformation of myasthenia gravis into amyotrophic lateral sclerosis，or their concomitance？（Case review）. Georgian Medical News，2018，276：86-92.

［6］Gotaas HT，Skeie GO，Gilhus NE. Myasthenia gravis and amyotrophic lateral sclerosis：a pathogenic overlap. Neuromuscular Disorders：NMD，2016，26（6）：337-341.

［7］Mulder DW，Lambert EH，Eaton LM. Myasthenic syndrome in patients with amyotrophic lateral sclerosis. Neurology，1959，9：627-631.

［8］Sun XS，Liu WX，Chen ZH，et al. Repetitive nerve stimulation in amyotrophic lateral sclerosis. Chinese Medical Journal，2018，131（18）：2146-2151.

［9］Iwanami T，Sonoo M，Hatanaka Y，et al. Decremental responses to repetitive nerve stimulation（RNS）in motor neuron disease. Clinical Neurophysiology：official journal of the International Federation of Clinical Neurophysiology，2011，122（12）：2530-2536.

［10］Fu LL，Yin HX，Liu MS，et al. Study on variation trend of repetitive nerve stimulation waveform in amyotrophic lateral sclerosis. Chinese Medical Journal，2019，132（5）：542-550.

病例 19 多发性硬化

一、病例介绍

【主诉】患者男性，36 岁，主因"间断右下肢无力、右面部麻木 8 年，再发 9 个月"，以"多发性硬化"收入院。

【现病史】第 1 次发作：患者 8 年前（2010-04）劳累后出现头晕伴视物旋转、视物成双，右面部及右侧肢体麻木，下肢为著，伴言语不清、口角左偏、饮水呛咳。头 MRI ＋增强（2010-04-12，本院）示脑桥、延髓、双侧脑室旁多发长 T1、长 T2 信号，予甲泼尼龙治疗（剂量不详），症状在 6 个月内完全缓解。

第 2 次发作：6 年前（2012-03）出现右眼视物不清、四肢远端麻木、双手活动不利。头 MRI（2012-03-29，本院）示延髓背侧、双侧脑室旁长 T1、长 T2 信号，予激素治疗（甲泼尼龙 500 mg×5 日、甲泼尼龙 240 mg×3 日、甲泼尼龙 120 mg×3 日、醋酸泼尼松 60 mg 口服逐渐减量）后症状完全好转。

第 3 次发作：3 年前（2015-05）无诱因出现右下肢无力、右眼视物模糊，伴言语不清，偶有饮水呛咳。头 MRI（2015-05-12，本院）示左侧小脑、延髓、左侧脑桥背侧、右侧丘脑、双侧脑室旁、双侧额叶白质小片状稍长 T1、T2 信号影，予激素治疗（甲泼尼龙 1000 mg×5 日）、硫唑嘌呤片 50 mg 2 次 / 日口服，右下肢无力较前稍好转，遗留走路拖曳。

第 4 次发作：患者 2 年前（2016-12）无明显诱因出现右下肢无力加重，右侧面部麻木感。头 MRI（2016-12-28，本院）示右侧脑室旁、左额叶白质病灶增多，予激素治疗（甲泼尼龙 500 mg×3 日、环孢素胶囊 100 mg 2 次 / 日）后症状略好转。

第 5 次发作：患者 9 个月前（2018-03）出现右手不灵活、右下肢无力、右侧面部麻木加重，自行口服醋酸泼尼松 5 mg 1 次 / 日、环孢素胶囊 100 mg 2 次 / 日至 1 周前，症状无明显好转。

【既往史、个人史、家族史】7 岁曾患肾炎，已愈。2 年前诊断前列腺增生。1 个月前左侧踝骨骨折术后。

【入院查体】右侧卧位血压 127/68 mmHg，心率 80 次 / 分，双肺呼吸音清，未闻及干湿啰音，心律齐，未闻及明显杂音。腹软，无压痛及反跳痛，肝脾肋下未触及。神经系统查体：神清，构音障碍，时间、地点、人物定向力、计算力、记忆力正常。双侧瞳孔等大等圆，直径 3 mm，双侧瞳孔直接及间接对光反射灵敏，双眼左视及右视均可见水平眼震。右侧面部针刺觉减弱，左侧面部针刺觉正常。左侧鼻唇沟浅，示齿左侧口角下垂。双耳粗测听力可，Weber 征居中，Rinne 试验双侧气导＞骨导。软腭上抬有力，双侧咽反射引出。双侧转颈、耸肩有力，伸舌居中。右下肢肌力 4 级＋，余肢体肌力 5 级，四肢肌张力正常。双下肢腱反射亢进，双侧踝阵挛（＋）。双侧指鼻、跟膝胫试验稳准。双侧针刺觉及音叉振动觉对称。双侧掌颏反射、Hoffmann 征阴性。双下肢巴宾斯基征阳性。颈软，脑膜刺激征阴性。

【辅助检查】

1. 寡克隆区带（OB）（发病 8 年，血＋脑脊液）：阳性。

2. 头 MRI ＋增强（发病 1 个月，本院）：脑桥、延髓、双侧脑室旁多发长 T1、长 T2 信号（图 19-1）。

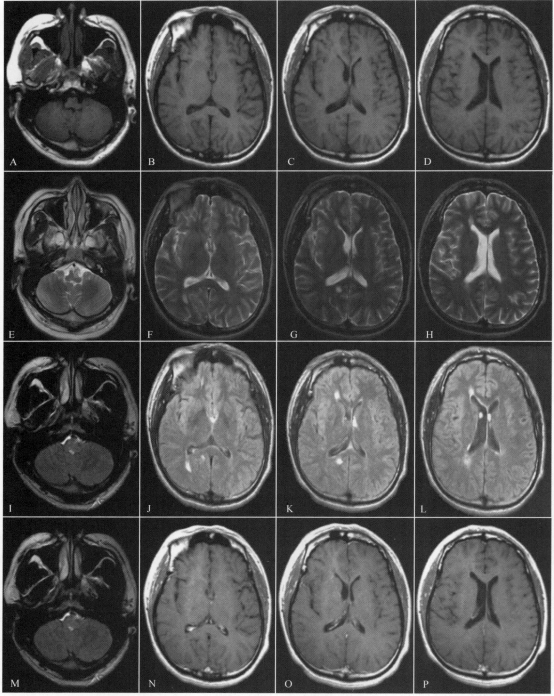

图 19-1 头 MRI ＋增强（发病 1 个月）。脑桥、延髓、双侧脑室旁多发长 T1、长 T2 信号。**A ～ D**. T1 序列；**E ～ H**. T2 序列；**I ～ L**. FLAIR 序列；**M ～ P**. 增强序列

3. 颈椎 MRI ＋增强（发病 1 个月，本院）：延髓可见斑片状长 T1、长 T2 信号（图 19-2）。

4. 胸椎 MRI ＋增强（发病 1 个月，本院）：未见明显异常（图 19-3）。

5. 头 MRI（发病 2 年，本院）：延髓背侧、双侧脑室旁、胼胝体多发长 T1、长 T2 信号（图 19-4）。

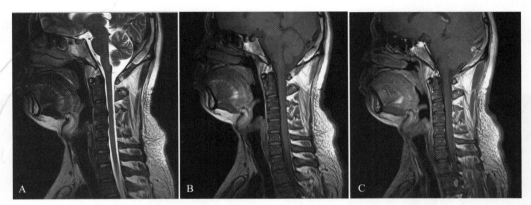

图 19-2　颈椎 MRI ＋增强（发病 1 个月）。延髓可见斑片状长 T1、长 T2 信号（**A ～ C**）

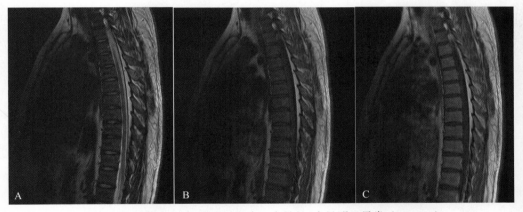

图 19-3　胸椎 MRI ＋增强（发病 1 个月），未见明显异常（**A ～ C**）

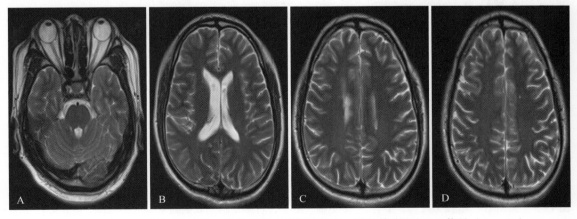

图 19-4　头 MRI（发病 2 年）。延髓背侧、双侧脑室旁、胼胝体多发长 T2 信号（**A ～ D**）

6. 头 MRI ＋增强（发病 5 年，本院）：左侧小脑、脑干、右侧丘脑、双侧脑室旁、胼胝体、额顶叶白质多发小片状稍长 T1、T2 信号影（图 19-5）。

7. 头 MRI ＋增强（发病 6 年，本院）：左小脑半球、左侧脑桥、双侧脑室旁白质及半卵圆中心多发片状稍长 T1 长 T2 信号，与前次片（发病 5 年）比较，右侧脑室旁、左额叶白质病灶增多（图 19-6）。

8. 头 MRI ＋增强（发病 8 年，本院）：延髓内、脑桥内、双侧脑室旁及额叶皮质下散在小片状混杂信号影，与前比较病灶增多（图 19-7）。

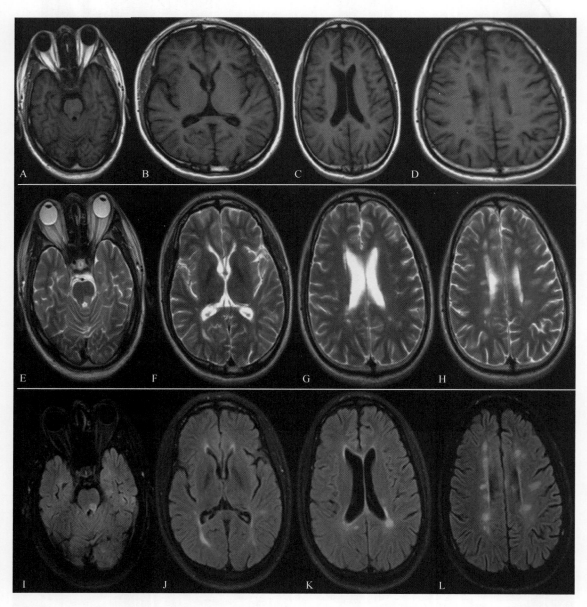

图 19-5 头 MRI ＋增强（发病 5 年）。左侧小脑、脑干、右侧丘脑、双侧脑室旁、胼胝体、额顶叶白质多发小片状稍长 T1、T2 信号影。**A ～ D**. T1 序列；**E ～ H**. T2 序列；**I ～ L**. FLAIR 序列

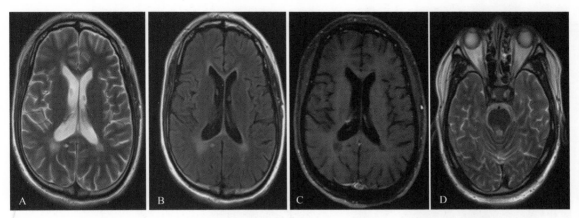

图 19-6 头 MRI ＋增强（发病 6 年）。左小脑半球、左侧脑桥、双侧脑室旁白质及半卵圆中心多发片状稍长 T1 长 T2 信号。与前次片比较，右侧脑室旁、左额叶白质病灶增多（**A ～ E**）

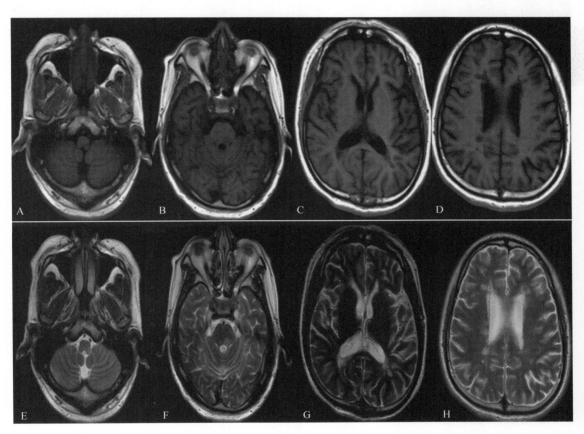

图 19-7 头 MRI ＋增强（发病 8 年）。延髓内、脑桥内、双侧脑室旁及额叶皮质下散在小片状混杂信号影，与前比较病灶增多。**A ～ D**. T1 序列；**E ～ H**. T2 序列；**I ～ L**. FLAIR 序列；**M ～ P**. DWI 序列；**Q ～ T**. 增强序列

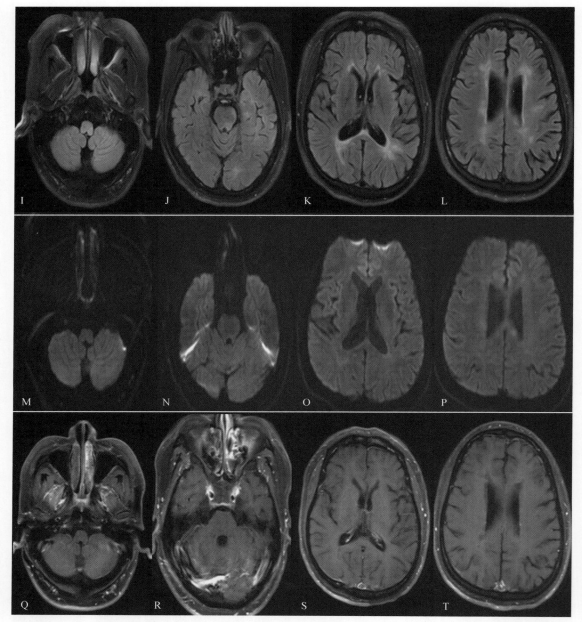

图 19-7　续

9. 颈椎 MRI ＋增强（发病 8 年，本院）：C2 ～ T1 椎体水平髓内多发异常信号影（图 19-8）。

【入院时诊断】

1. 定位诊断：脑干、额顶叶皮质下、小脑及其纤维束、双侧脑室周围、右侧丘脑、胼胝体

（1）脑干：①右侧皮质脑干束受累，因患者既往口角偏斜，查体见左侧鼻唇沟浅，示齿左侧口角下垂。②三叉神经脊束核及三叉神经受累，因患者右面部麻木，查体右侧面部针刺觉减弱。结合头 MRI 示脑桥、延髓长 T1、T2 信号影，故定位于脑干。

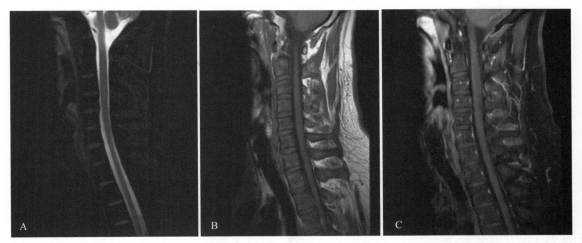

图 19-8 颈椎 MRI ＋增强（发病 8 年）。C2 ～ T1 椎体水平髓内多发异常信号影（**A** ～ **C**）

（2）额顶叶皮质下：双侧皮质脊髓束受累，因患者双下肢麻木无力，查体右下肢肌力 4 级＋，双下肢腱反射亢进，双侧踝阵挛（＋），双下肢巴宾斯基征阳性。结合头 MRI 示额顶叶白质稍长 T1、T2 信号影，故定位于此。

（3）小脑及其纤维束：患者既往眩晕，查体双眼左视及右视均可见水平眼震。结合头 MRI 示左侧小脑稍长 T1、T2 信号影，故定位于此。

（4）双侧脑室周围：头 MRI 示双侧脑室旁稍长 T1、T2 信号影，故定位于此。

（5）右侧丘脑、胼胝体：头 MRI 示右侧丘脑、胼胝体稍长 T1、T2 信号影，故定位于此。

2. 定性诊断： 多发性硬化（复发-缓解型）

患者中年男性，反复发作性病程，8 年病程中共有 5 次反复发作的肢体无力、言语不清等症状，既往 MRI 可见皮质下、脑室旁、幕下长 T1 长 T2 信号影，符合时间多发性及空间多发性特点，根据 2017 年 McDonald 诊断标准，多发性硬化诊断明确。

【住院后诊疗经过】

患者入院后完善各项常规检查，进一步完善腰穿、头颈胸 MRI ＋增强、诱发电位及免疫相关检查。患者此次入院后病情无加重，复查 MRI 未见新发病灶，故不考虑为一次临床急性发作事件，未予以激素治疗。因患者既往硫唑嘌呤和环孢素使用期间再次复发，调整为特立氟胺口服进行疾病修正治疗。

【出院时情况】

患者病情平稳，查体同入院。

【随访情况】

患者出院后目前已用特立氟胺（14 mg 1 次／日）1 年余，病情稳定，定期复查血常规及肝、肾功能均正常，未出现头痛、脱发等不良反应。

二、讨论

本例患者为青年男性，总病程 8 年，共有 5 次发作，从发病到明确 MS 诊断用了 2 年时间。早期激素治疗效果好，前两次激素冲击治疗后症状可完全缓解，但因经济原因未进行预防期治疗（如特立氟胺），后期出现残疾累积。病程中曾应用传统免疫抑制剂（硫唑嘌呤和环孢素）亦效果不佳，且病灶逐渐增多，后期出现脑萎缩，应用特立氟胺予以疾病修正治疗后病情稳定，无复发及不良反应等。

该患者第 1 次发病于 2010 年，病灶累及延髓和侧脑室旁，根据 2010 年 McDonald 诊断标准中对有脑干或脊髓综合征的患者，责任病灶不在病灶数统计之列，即脑干和脊髓作为空间多发性证据时，必须为无症状病灶[1]。该患者延髓为第 1 次发病的责任病灶，不能计在病灶数统计之列，不能满足空间多发性证据，而时间多发性方面也没有证据支持，所以当时只能诊断为临床孤立综合征。到了 2017 年 McDonald 诊断标准进行了修订，如果根据 2017 年 McDonald 诊断标准的空间多发性方面，此时已无须区分症状性和无症状性病灶，该患者第 1 次发病有延髓、侧脑室旁 2 处病灶，符合空间多发的诊断标准；在时间多发性方面，新标准纳入脑脊液寡克隆区带（OB）阳性这一标准，即该患者亦可满足时间多发性的诊断标准。因此，如果按照 2017 年的诊断标准，该患者在第 1 次发病时即可明确诊断为 MS，而无须等待第 2 次发病。有研究纳入了 250 名复发-缓解型 MS 患者，2010 年版诊断的中位时间是 7.4 个月，2017 年版诊断的中位时间是 2.3 个月，诊断时间提前 5.1 个月[2]。结合病理机制，MS 早期以炎症脱髓鞘为主，晚期以不可逆神经损伤为主。如果能够早诊断，即可以在早期开始控制炎症反应的治疗，从而得到更好的预后[3]。

该患者病程中曾因经济原因先后分别给予传统免疫抑制剂硫唑嘌呤和环孢素治疗，但效果不佳，均再次复发，并出现了残疾进展。在 4 个有关硫唑嘌呤治疗多发性硬化（multiple sclerosis，MS）的随机对照研究中，只有 1 项研究支持硫唑嘌呤延缓残疾进展，1 项研究支持硫唑嘌呤降低复发，其他结果均不支持硫唑嘌呤在降低复发和延缓残疾进展方面有效；同时，这些研究均提示有胃肠功能紊乱、白细胞减少、肝酶异常甚至肿瘤等不良反应[4-7]。另外 1 项随机对照研究发现，普通剂量环孢素对 MS 无益，使用大剂量环孢素时，虽然在减少复发和延缓残疾进展方面均较有效，但大剂量环孢素同时引起了更多的不良反应，如高血压、肾功能不全、贫血等，严重程度足以抵消其获益[8]。

该患者具有男性、复发次数高、复发未完全恢复、出现不良神经系统症状、有多灶性表现、MRI 上提示 T2 病灶多、强化病灶、T1 低信号病变、脑萎缩、幕下病变、脑脊液 OB 阳性等诸多危险因素，符合高疾病活动度 MS 的诊断[9]。特立氟胺对于高疾病活动度 MS 的疗效通过 TEMSO 和 TOWER 研究得到了证实[10]。根据患者入选研究前的疾病活动度，定义 2 种高疾病活动度亚组，该患者满足亚组 B 的定义。结果证实，亚组 A 中，特立氟胺降低了 33.5% 的年复发率，降低了 45.7% 的残疾进展发生率；亚组 B 中，特立氟胺降低了 35.3% 的年复发率，降低了 46.5% 的残疾进展发生率。该患者应用特立氟胺治疗后随访 1 年无复发及不良反应的出现，均证实了高疾病活动度 MS 患者选择特立氟胺治疗是可以获益的。

（曹京波　马越涛）

三、专家点评

病理生理以及临床研究均已表明，MS 在发病最开始 2 年的复发情况及疾病活动情况，均显著影响 MS 患者的长期预后。因此，MS 一旦诊断，应尽快启动疾病修正治疗（disease modifying treatment，DMT），这一点是目前国际上公认的观点。2017 年 McDonald 诊断标准使得 MS 的诊断时间明显提前，为患者赢得了更多的治疗时间。小剂量激素和传统免疫抑制剂均由于缺乏临床证据以及明显的副作用而未被纳入 MS 的治疗。对于高疾病活动度 MS 患者，特立氟胺也显示出良好的治疗效果。

（审核及点评专家：马越涛）

参考文献

［1］Polman CH，Reingold SC，Banwell B，et al. Diagnostic criteria for multiple sclerosis：2010 revisions to the McDonald criteria. Ann Neurol，2011，69：292-302.

［2］McNicholas N，Lockhart A，Yap SM，et al. New versus old：implications of evolving diagnostic criteria for relapsing-remitting multiple sclerosis. Mult Scler，2019，25（6）：867-870.

［3］Barten LJ，Allington DR，Procacci KA，et al. New approaches in the management of multiple sclerosis. Drug Design，Development and Therapy，2010，4：343-366.

［4］British and Dutch MSATG. Double-masked trial of azathioprine in multiple sclerosis. British and Dutch Multiple Sclerosis Azathioprine Trial Group. Lancet，1988，2（8604）：179-183.

［5］Ellison GW，Myers LW，Mickey MR，et al. A placebo-controlled，randomized，double-masked，variable dosage，clinical trial of azathioprine with and without methylprednisolone in multiple sclerosis. Neurology，1989，39：1018-1026.

［6］Goodkin DE，Bailly RC，Teetzen ML，et al. The efficacy of azathioprine in relapsing-remitting multiple sclerosis. Neurology，1991，41：20-25.

［7］Milanese C，La Mantia L，Salmaggi A，et al. A double blind study on azathioprine efficacy in multiple sclerosis：final report. J Neurol，1993，240（5）：295-298.

［8］Bowen JD. Highly aggressive multiple sclerosis. Continuum（Minneap Minn），2019，25（3）：689-714.

病例 20　抗 GABA_B 受体脑炎

一、病例介绍

【主诉】 患者男性，66 岁，主因"发作性肢体抽搐 5 个月"以"自身免疫性脑炎"于 2019 年 12 月 16 日收入我院神经感染与免疫科病区。

【现病史】 患者于 5 个月前无明显诱因出现左面部、口角抽动，逐渐出现左侧上肢抽动，余情况具体不详。4 个月前开始出现全身强直、四肢抽搐，家人呼之不应，持续 1 min 左右自行缓解，每天发作 2 ～ 3 次，无舌咬伤、无二便失禁。通过完善相关检查，明确诊断自身免疫性脑炎（GABA_B 受体型）、症状性癫痫，予以抗癫痫、丙种球蛋白 30 g（12 支）冲击治疗 5 天，甲泼尼龙 1 g 冲击，快速减量，出院后口服醋酸泼尼松片 70 mg 1 次 / 日、吗替麦考酚酯 0.75 mg 2 次 / 日、左乙拉西坦片 0.5 g 2 次 / 日。出院后 1 周出现高热，体温最高达 39.5℃，伴抽搐发作、意识障碍，后转至我院予以醋酸泼尼松片 60 mg 1 次 / 日口服，逐渐减量，症状好转，出院后仍间断出现反复重复一个问题、找不到熟悉的路、不能辨认熟悉的人、生活不能自理等情况，目前激素 10 mg 1 次 / 日口服。患者分别于 2019 年 12 月 9 日及 12 月 13 日再次癫痫发作 2 次，形式同前，为求进一步治疗入我院。

【既往史、个人史、家族史】 既往患者 30 年前有肺结核病史，自诉治愈。17 年前头部外伤病史，昏迷入院治疗，嗅觉丧失。血压偏低 30 年，自诉波动于 90/60 mmHg 左右。抽烟 30 年，1 包 / 日；饮酒史 30 年，偶尔饮酒，以白酒为主。5 个月前外院诊断腰椎间盘突出症（L2 ～ 3、L4 ～ 5）。明确诊断两肺间质纤维化、两侧间质性肺炎、两肺气肿、右侧肺门旁肿物、纵隔及右侧肺门多发增大淋巴结 1 个月。左下肢肌间静脉多发血栓形成 2 天。否认家族性遗传病史。

【入院查体】 血压 139/74 mmHg，心率 74 次 / 分。双肺呼吸音清，未闻及干湿啰音，心律齐，未及明显杂音。腹软，无压痛及反跳痛，肝脾肋下未触及。神经系统查体：神清，语利，时间、地点、人物定向力下降，记忆力、计算力、执行力、理解判断力下降，视空间障碍。双侧瞳孔等大等圆，直径 3 mm，双侧瞳孔直接及间接对光反射灵敏，眼球各项运动充分，未见眼震。双侧面部针刺觉对称，双侧角膜反射正常引出，双侧咀嚼对称有力。双侧额纹、面纹对称，闭目及示齿有力。双耳粗测听力可，Weber 征居中，Rinne 试验双侧气导＞骨导。双侧软腭上抬有力，双侧咽反射存在。双侧转颈、耸肩有力，伸舌居中，未见舌肌纤颤。四肢肌容积正常，四肢肌力 5 级，四肢肢体肌张力正常。共济及感觉查体未见明显异常。四肢腱反射正常。双侧巴宾斯基征阴性。颈软，脑膜刺激征阴性。

【辅助检查】

1. 自身免疫性脑炎（外院）

（1）2019-08-20：GABA_B 受体抗体（GABA_B-R-Ab）测定，血 1∶100，脑脊液 1∶320。

（2）2019-09-29：GABA_B-R-Ab 测定，血 1∶100，脑脊液 1∶32。

（3）2019-12-13：GABA$_B$-R-Ab 测定，血 1∶320，脑脊液 1∶100。

2. 脑脊液检查（2019-08-16，外院）：细胞计数 20×10⁹/L，总蛋白 580 mg/L。

3. 头颅 CT（2019-07-26，外院）：双侧基底节区腔隙性脑梗死，左枕叶软化灶。

4. 视频脑电图（2019-08-21，外院）：异常脑电图。右额见尖波、尖慢波、双导针锋相对、位相倒置。

5. 全身 PET-CT（2019-08-26，外院）：①双侧海马、左侧枕叶皮质弥漫性 FDG 代谢异常增高，考虑自身免疫性脑炎；双侧多发腔隙性脑梗死，左枕叶软化灶。②左肺上叶陈旧性肺结核，双肺气肿；左肺及右肺下叶间质改变；右肺条索。③右侧锁骨上、纵隔多发增大淋巴结，伴 FDG 代谢异常增高，考虑炎性增殖性改变；双侧胸膜增厚伴左侧钙化，左冠状动脉钙化。④胆囊炎；脾钙化灶；右肾小结石，双肾周条索；盆腔钙化淋巴结。⑤脊柱骨质增生，L2～3、L4～5 椎间盘膨出，L3～4、L5～S1 椎间盘突出。

6. 头部 MRI（2019-08-29，外院）：多发腔隙性脑梗死，空泡蝶鞍。

7. 头部 MRI（2019-09-30，我院）：脑内多发软化灶，脑内多发缺血性白质病变（图 20-1），脑萎缩性改变。

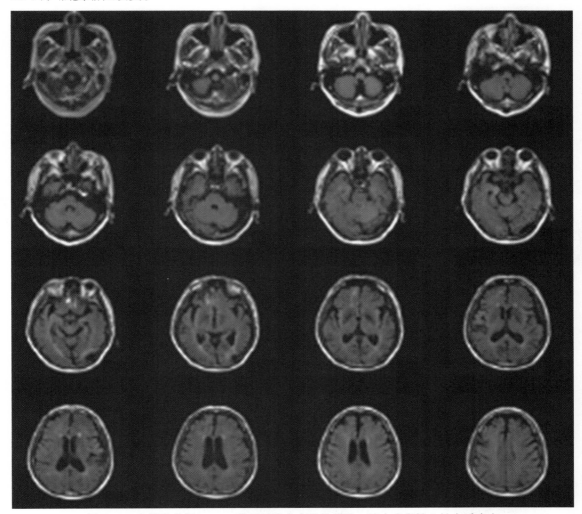

图 20-1　头部磁共振 FLAIR 像显示脑内多发软化灶，脑内多发缺血性白质病变

8. 胸 CT（2019-12-13，我院）：右肺下叶肺脓肿，较前吸收；两肺间质纤维化；两侧间质性肺炎，较前进展，两肺气肿；右侧肺门旁肿物，新生物可能；右侧中间支气管稍窄；左肺多发陈旧性病灶，较前无明显变化；纵隔及右侧肺门多发增大淋巴结，较前增大；双侧胸膜增厚。

9. 肿瘤标志物（2019-12-17，我院）：癌胚抗原 5.56 ng/ml（↑），糖类抗原 72-4（CA72-4）12.75 U/ml（↑），神经元特异性烯醇化酶（NSE）56.5 ng/ml（↑），胃泌素释放肽前体 1092 pg/ml（↑），细胞角蛋白 19 片段 4.41 ng/ml（↑）。

10. 神经元抗原谱抗体 IgG 检测（2019-12-17，我院）：血液抗 -Amphiphysin 抗体升高，脑脊液抗 -Amphiphysin 抗体升高。

11. 寡克隆蛋白电泳分析（2019-12-17，我院）：脑脊液 IgG 寡克隆区带（＋），血清 IgG 寡克隆区带（＋）。

12. 脑脊液细胞形态学（2019-12-17，我院）：见图 20-2 和表 20-1。

13. 右锁骨上淋巴结活检结果（2019-12-21，我院）：结合免疫组化结果，符合转移性肺小细胞癌。

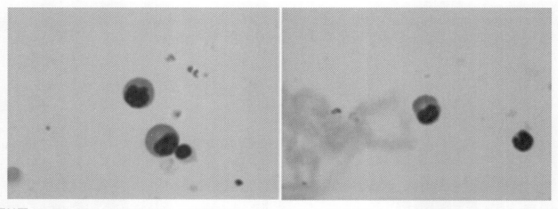

图 20-2（扫二维码看彩图） 脑脊液细胞形态学。全片以淋巴细胞为主，激活现象明显，浆细胞比例增高

彩图

表 20-1　脑脊液细胞形态学检查报告

染色方式	项目	结果	参考范围
瑞姬氏染色	淋巴细胞 %	65	60 ～ 70
	激活淋巴细胞 %	4	0
	浆细胞 %	3	0
	单核细胞 %	12	30 ～ 40
	激活单核细胞 %	11	0
	中性粒细胞 %	5	0 ～ 1
	嗜酸性粒细胞 %	0	0
	嗜碱性粒细胞 %	0	0
	其他（肿瘤细胞等）%	0	0
革兰氏染色		未见细菌	
墨汁染色		未见新型隐球菌	
抗酸染色		未见抗酸杆菌	

【入院时诊断】

1. 定位诊断： 双侧广泛大脑皮质、边缘系统

（1）双侧广泛大脑皮质：患者临床主要表现为左侧面部及肢体抽搐发作，继发全身强直阵挛发作，查体示定向力、执行力、理解判断力等高级皮质功能下降，考虑累及双侧广泛大脑皮质，故可定位。

（2）边缘系统：患者临床存在记忆力减退等症状，查体示表情淡漠、近记忆力下降，结合 PET-CT 提示双侧海马弥漫性 FDG 代谢异常增高，故可定位。

2. 定性诊断： 自身免疫性脑炎、抗 GABA_B 受体脑炎

该病多急性或亚急性起病，多累及边缘系统，表现为近记忆力减退、认知功能障碍、精神行为异常、癫痫发作等症状，影像学可见边缘系统异常信号或其他部位脱髓鞘改变，腰穿及血液检查可见自身免疫性抗体滴度升高。此患者主要表现为癫痫发作、记忆力、计算力下降，PET-CT 提示左侧枕叶皮质弥漫性 FDG 代谢异常增高，结合 GABA_B-R-Ab 检测阳性，符合自身免疫性脑炎（GABA_B 受体型）诊断。

【住院后诊疗经过】

患者诊断自身免疫性脑炎（GABA_B 受体型）明确，再次因癫痫临床发作入院，结合脑脊液及血清 GABA_B-R-Ab 滴度较前明显上升，考虑疾病复发，继续应用激素 10 mg 1 次／日口服，加用丙种球蛋白连续静点 5 天免疫抑制治疗。同时患者癫痫发作，表现为全身强直阵挛，丙戊酸钠加量至 0.5 g 2 次／日，同时予以苯巴比妥钠注射液 0.1 g 每 8 h 一次（q8 h）抗癫痫治疗。患者肺 CT 示右侧肺门旁肿物，考虑新生物可能，结合肿瘤标志物结果及血清、脑脊液抗 -Amphiphysin 抗体阳性，考虑肺部占位性病变。院内行右锁骨上淋巴结活检，结果提示转移性肺小细胞癌，请胸外科会诊，患者转移性肺小细胞癌诊断明确，但患者一般情况差，无手术指征，建议至肿瘤内科专科就诊。患者应用丙种球蛋白、抗癫痫治疗后，未再出现癫痫发作，一般情况较前改善，家属要求至肿瘤内科进一步治疗，遂出院。

【出院时情况】

患者出院时未再出现癫痫发作，记忆力、计算力、定向力较前改善。出院查体：神清，语利，双侧瞳孔等大等圆，直径 3 mm，双侧瞳孔直接及间接对光反射灵敏，眼球各项运动充分，未见眼震。双侧面部针刺觉对称，双侧角膜反射正常引出，双侧咀嚼对称有力。双侧额纹、面纹对称，闭目及示齿有力。双耳粗测听力可，Weber 征居中，Rinne 试验双侧气导＞骨导。双侧软腭上抬有力，双侧咽反射存在。双侧转颈、耸肩有力，伸舌居中，未见舌肌纤颤。四肢肌容积正常，四肢肌力 5 级，四肢肢体肌张力正常。共济及感觉查体未见明显异常。四肢腱反射正常。双侧巴宾斯基征阴性。颈软，脑膜刺激征阴性。

二、讨论

抑制性的 GABA_B 受体是一种蛋白偶联受体，是一种抗神经元表面抗原抗体，激活后通过 G- 蛋白效应酶、脑内第二信使等组成的信号转导系统起作用，在控制神经元兴奋性方面发挥重要作用。GABA 是中枢神经系统主要的抑制性递质，约 50% 的中枢突触部位以 GABA 作为介质。

GABA_B 受体功能障碍与神经和精神紊乱如抑郁、失眠、焦虑、癫痫等密切相关。抗

GABA$_B$ 受体脑炎是 2010 年由 Lancaster 等首次报道的一种新型免疫相关脑炎，它的发病机制是抗体作用于 GABA$_B$ 受体，使 GABA$_B$ 受体复合体的作用丧失。临床主要表现符合边缘性脑炎的特点，包括顽固性癫痫、癫痫持续状态、精神行为异常、近期记忆力障碍、性格改变、共济失调等[1]。

抗 GABA$_B$ 受体脑炎患者血清及脑脊液常规检查无特异性。脑脊液可有炎性改变，以淋巴细胞增多为主，蛋白质可轻度增高，葡萄糖及氯化物正常，部分患者可见寡克隆区带（OB）。其相对特异性检查为血清和脑脊液抗 GABA$_B$ 受体抗体检测，该抗体血清滴度较低，需同时检测血清和脑脊液中的抗体。本例患者脑脊液检查发现细胞数轻度增多，以淋巴细胞增多为主，血清和脑脊液均发现抗 GABA$_B$ 受体抗体阳性，结合患者临床表现，最终诊断为抗 GABA$_B$ 受体脑炎。和其他类型自身免疫性脑炎类似，抗 GABA$_B$ 受体脑炎患者的影像学并不典型，头颅 MRI 常表现为疾病早期单侧或双侧的颞叶内侧、海马等部位长 T1、长 T2 信号。但并不是所有抗 GABA$_B$ 受体脑炎患者均有影像学改变，文献报道 1/3 的患者影像可无异常。该患者头部 MRI 未见明显异常，脑内多发软化灶考虑为多发陈旧性腔隙性梗死。

抗 GABA$_B$ 受体抗体是小细胞肺癌相关自身免疫性脑炎（AE）中最常见的抗体。Lancaster 等[2]收集的 15 例患者中，近半数（7/15）患者在后续治疗中发现肿瘤原发灶，其中 5 例经病理证实为小细胞肺癌。据 Boronat 等统计，70 例自身免疫性脑炎患者中有 10 例检测到了抗 GABA$_B$ 受体抗体，其中 8 例合并小细胞肺癌；这 8 例合并小细胞肺癌的患者中有 1 例同时检测出抗 Hu 抗体，2 例同时检测出抗 GAD 抗体。据 Guan 等[3]研究发现，18 例抗 GABA$_B$ 受体脑炎患者中有 6 例发现肺部肿瘤，其中 4 例同时检测出抗 Hu 抗体，1 例同时检测出抗 NMDA 受体抗体，能进一步行病理检查的 4 例患者均被证实为小细胞肺癌。这些提示对于抗 GABA 受体脑炎患者，应常规检查肺部 CT，建议有条件的医院完善 PET-CT 检查，这将有助于肺 CT 检查阴性患者肿瘤的发现。

关于该病的治疗目前尚无统一的方案。国外学者主张一旦血清或脑脊液中检测到相关抗体，应立即进行免疫治疗，采用糖皮质激素类药物、丙种球蛋白、血浆置换、环磷酰胺等方法，可单独或联合使用。与细胞内抗原抗体相关 AE 相比，该病对免疫治疗效果相对良好。对于合并肿瘤的患者应同时进行抗肿瘤治疗，但其临床预后相对较差。

（扈　杨）

三、专家点评

对临床新发癫痫、精神行为异常、记忆障碍的患者，应想到抗 GABA$_B$ 受体脑炎的可能，尤其合并小细胞肺癌时，更应尽快进行血清及脑脊液抗 GABA$_B$ 受体抗体的检测。抗 GABA$_B$ 受体脑炎是一种能用血清学方法诊断的自身免疫性疾病，免疫治疗有效，但许多患者可遗留后遗症，亦可能再发。及早诊断及治疗可明显缓解或逆转患者的症状，如延误治疗，患者可能会出现不可逆的认知功能受损或癫痫持续状态，甚至死亡。

（审核及点评专家：马越涛）

参考文献

［1］Maureille A，Fenouil T，Joubert B，et al. Isolated seizures are a common early feature of paraneoplastic anti-GABA（B）receptor encephalitis. Journal of Neurology，2019，266（1）：195-206.

［2］Lancaster E，Lai M，Peng X，et al. Antibodies to the GABA（B）receptor in limbic encephalitis with seizures：case series and characterisation of the antigen. Lancet Neurol，2010，9（1）：67-76.

［3］Guan HZ，Ren HT，Yang XZ，et al. Limbic encephalitis associated with anti-γ-aminobutyric acid B receptor antibodies：a case series from China. Chin Med J（Engl），2015，128（22）：3023-3028.

单纯疱疹病毒性脑膜脑炎继发抗 NMDA 受体脑炎

一、病例介绍

【主诉】患者男性，50 岁，主诉"头痛伴发热 26 天，言语不利伴记忆力下降 20 天"，于 2020 年 11 月 4 日入院。

【现病史】患者 26 天前（2020-10-9）劳累后出现头痛，具体部位及性质不详，尚可忍受，疼痛视觉模拟评分（VAS）2 分，未予重视，伴有低热，无明显感冒症状，自觉躯体温度稍高，未测量体温。23 天前（2020-10-12）出现高热，体温最高 39℃，头痛程度较前加重。20 天前（2020-10-15）出现言语不利，表现为理解能力及表达能力下降，并有记忆力下降，伴头昏沉感。病程中无意识丧失，无胡言乱语、大喊大叫等精神行为异常，无肢体抽搐及肢体无力麻木，无恶心、呕吐、饮水呛咳及吞咽困难。2020 年 10 月 17 日于我院急诊就诊，完善腰椎穿刺（腰穿）及头 MRI 等检查，脑脊液病原宏基因组二代测序提示人疱疹病毒 1 型，考虑为病毒性脑膜脑炎，予阿昔洛韦抗病毒、降温及纠正电解质紊乱等对症支持治疗，治疗期间仍间断发热，睡眠较多，记忆力及理解能力下降，为进一步诊治收入我院。

【既往史、个人史、家族史】体健。否认食物及药物过敏史。否认吸烟及嗜酒史。

【入院查体】体温 36.5℃，血压 118/70 mmHg，心率 80 次 / 分。双肺呼吸音清，未闻及干湿啰音，心律齐，未及明显杂音。腹软，无压痛及反跳痛，肝脾肋下未触及。神经系统查体：神清，轻度不完全性混合性失语，查体稍欠合作。时间、地点、人物定向力减退，记忆力、计算力减退。双侧瞳孔等大等圆，直径 3 mm，双侧瞳孔直接及间接对光反射灵敏，眼球各项运动充分，未见眼震。双侧面部针刺觉对称，双侧角膜反射正常引出，双侧咀嚼对称有力。双侧额纹、面纹对称，闭目及示齿有力。双耳粗测听力可，Weber 征居中，Rinne 试验双侧气导＞骨导。双侧软腭上抬有力，双侧咽反射存在。双侧转颈、耸肩有力，伸舌不配合，四肢肌容积正常，四肢肌力 5 级，四肢肌张力正常。双上肢指鼻试验稳准，双下肢跟膝胫试验不配合。四肢、躯干浅感觉正常。四肢腱反射对称引出。双侧掌颏反射、Hoffmann征、双侧巴宾斯基征阴性。颈强直 3 横指，余脑膜刺激征阴性。

【辅助检查】

1. 实验室检查

（1）血常规（2020-10-17，我院急诊）：白细胞 6.02×10⁹/L，淋巴细胞绝对值 0.75×10⁹/L（↓），淋巴细胞群相对值 12.4%（↓），红细胞绝对值 4.07×10¹²/L（↓），中性粒细胞相对值 78.6%（↑），余无异常。

（2）血生化：Na 131.4 mmol/L（↓），Cl 94.3 mmol/L（↓），肝肾功能未见异常。

（3）凝血 6 项、B 型钠尿肽（BNP）、心肌梗死 3 项：均正常。C 反应蛋白：0.28 mg/L，正常。降钙素原：0.1 ng/ml，正常。红细胞沉降率：正常。

（4）血液细菌学检测（2020-10-18）：阴性。

（5）血神经系统感染病毒抗体（2020-10-20）：风疹病毒抗体 IgG 25.69 IU/ml（＋）、弓形虫抗体 IgM 53.15 IU/ml（＋）、巨细胞病毒抗体 IgG 242.8 IU/ml（＋）、EB 病毒抗体衣壳抗原 IgG 4.4 IU/ml（＋）、EB 病毒抗体核心抗原 IgG 4.85 IU/ml（＋）。

（6）血肿瘤标志物（2020-11-04）：糖类抗原 72-4（CA72-4）71.28 U/ml（正常值 0～6.9 U/ml），余均正常。

（7）甲状腺功能 8 项、血清维生素 B_{12}、铁蛋白、叶酸均正常

（8）自身抗体谱：抗 Jo-1 弱阳性，其他阴性。血清抗中性粒细胞胞质抗体、类风湿因子、抗链球菌溶血素 O、抗心磷脂抗体均正常。

（9）补体 2 项：C3 0.770 g/L（↓），C4 0.253 g/L。

（10）血自身免疫性脑炎抗体（2020-11-18）：阴性。

2. 脑脊液检查：患者多次腰穿的脑脊液压力和检查结果总结于表 21-1。

3. 头颅影像学检查

（1）头 MRI＋MRA（2020-10-19）：左侧颞叶-海马、基底节、岛叶、丘脑、额叶及右侧岛叶见稍长 T1 长 T2 信号，FLAIR 为高信号，DWI 显示局部弥散受限，SWI 左侧岛叶见低信号影，病变区脑组织肿胀（图 21-1）。头 MRA 未见明显异常。

（2）头 MRI＋增强（2020-10-30）：左侧颞叶-海马、基底节、岛叶、丘脑、额叶及右侧岛叶见稍长 T1 长 T2 信号，FLAIR 为高信号，DWI 显示局部弥散受限，SWI 左侧岛叶见多发点状低信号影，边界不清，病变区脑组织肿胀。增强扫描左侧颞叶轻度强化。与 2020-10-19 片相比，病变范围缩小（图 21-2）。

（3）头 MRI＋增强（2020-11-27）：左侧颞叶-海马、基底节、岛叶、丘脑、额叶见片状 T2 稍高及高信号影、T1 稍低及低信号影，DWI 局部信号略增高，SWI 左侧岛叶及外侧裂可见多发条状低信号影。增强扫描后左侧颞叶强化较 2020-10-30 片对比减轻，左侧额叶病灶较前稍增大，余病变范围缩小（图 21-3）。

4. 脑电图（2020-11-16）：发作间期可见双侧额颞区为著的弥漫性慢波近持续性发放。

表 21-1　多次腰穿脑脊液压力和检查结果

日期	脑脊液压力（mmH₂O）	白细胞数（/μl）	蛋白质（mg/dl）	氯化物（mmol/L）	糖（mmol/L）	其他
2020-10-20	160	102	163	121	2.66	24 h IgG 鞘内合成率 30.61（↑）。神经元抗原谱抗体及寡克隆蛋白电泳（－）。脑脊液培养（－）。神经系统感染病毒抗体：巨细胞病毒抗体 IgG（＋）。宏基因组二代测序提示人疱疹病毒 1 型
2020-11-03	105	100	70.3	119	3.09	脑脊液染色、培养未见异常
2020-11-18	80	34	32.8	120	3.52	脑脊液染色、宏基因组二代测序未见异常；自身免疫性脑炎抗体：抗 NMDA 受体抗体阳性（1：3.2，＋＋）

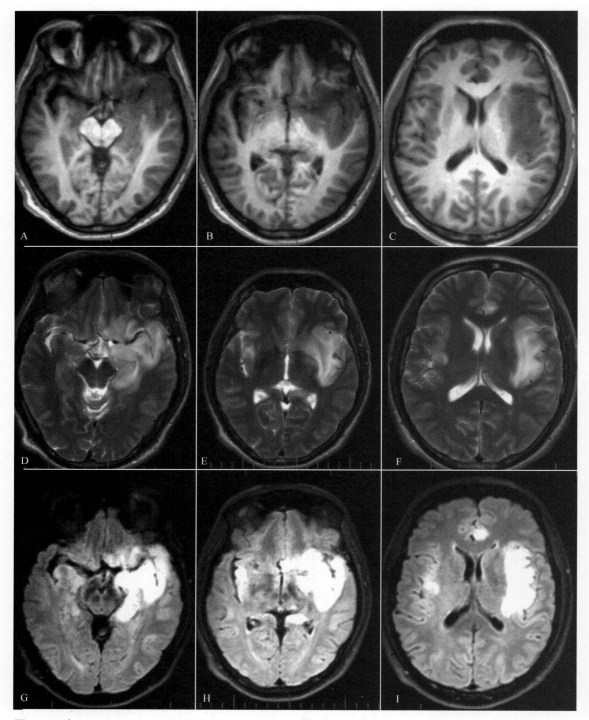

图 21-1　头 MRI（2020-10-19）。**A ～ C.** T1 序列，左侧颞叶−海马、基底节、岛叶、丘脑、额叶及右侧岛叶见稍长 T1 信号，病变区脑组织肿胀。**D ～ F.** T2 序列，左侧颞叶−海马、基底节、岛叶、丘脑、额叶及右侧岛叶见稍长 T2 信号，病变区脑组织肿胀。**G ～ I.** FLAIR 序列，左侧颞叶−海马、基底节、岛叶、丘脑、额叶及右侧岛叶病变区呈高信号。**J ～ L.** SWI 序列，左侧岛叶见少许低信号影

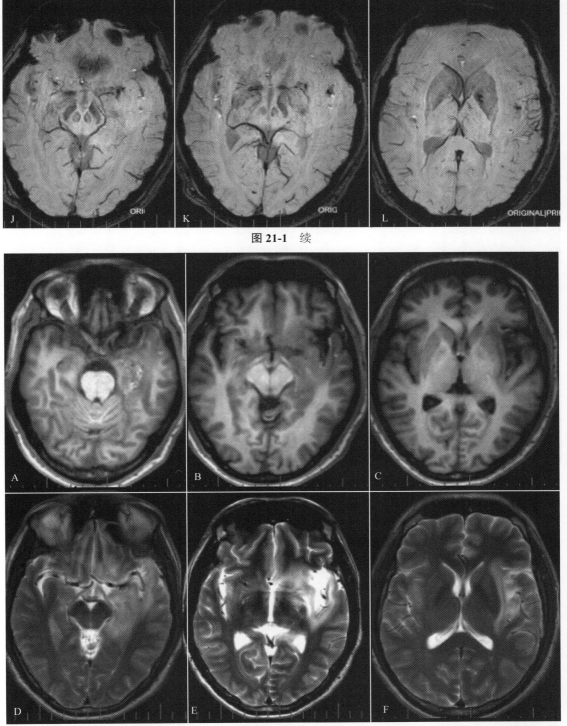

图 21-1　续

图 21-2　头 MRI ＋增强（2020-10-30）。**A ～ C**. T1 序列，左侧颞叶−海马、基底节、岛叶、丘脑、额叶及右侧岛叶见稍长 T1 信号，混杂少量短 T1 信号，病变区脑组织肿胀合并轻度渗血。**D ～ F**. T2 序列，左侧颞叶−海马、基底节、岛叶、丘脑、额叶及右侧岛叶病变呈长 T2 信号，病变区脑组织肿胀。与 2020-10-19 片相比，病变范围有所缩小。**G ～ I**. SWI 序列，可见左侧岛叶多发点状低信号影，考虑为病灶轻度渗血。**J ～ L**. T1 增强序列，增强扫描后可见左侧颞叶轻度强化

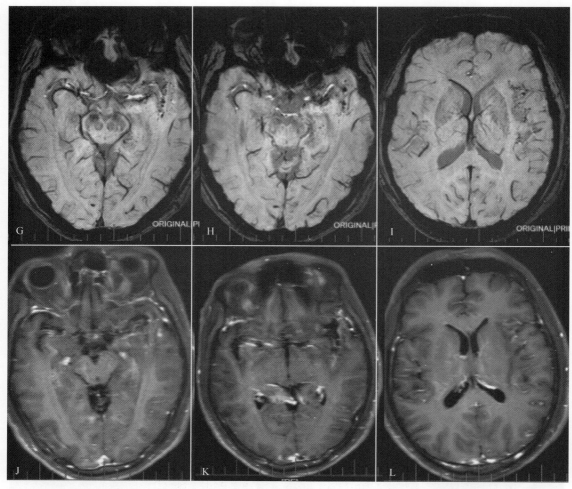

图 21-2　续

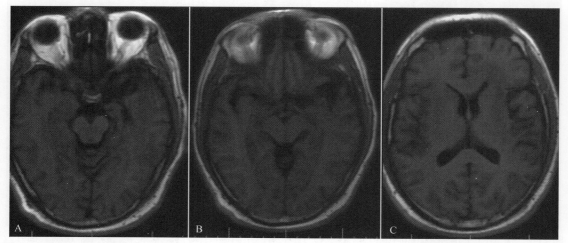

图 21-3　头 MRI ＋增强（2020-11-27）。**A ～ C.** T1 序列，左侧颞叶-海马、基底节、岛叶、丘脑、额叶见片状 T1 稍低及低信号影。**D ～ F.** T2 序列，左侧颞叶-海马、基底节、岛叶、丘脑、额叶见片状 T2 稍高及高信号影，左侧额叶病灶较前稍增大，余病变范围缩小。**G ～ I.** SWI 序列，左侧岛叶及外侧裂可见多发条状低信号影。**J ～ L.** T1 增强序列，增强扫描后左侧颞叶强化较 2020-10-30 减轻

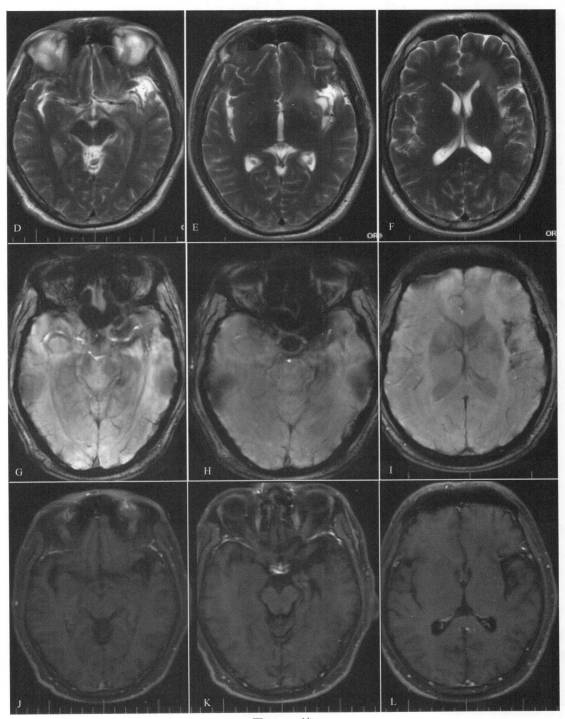

图 21-3　续

5.认知功能测评（本科学历）：

（1）2020-11-23：蒙特利尔认知评估量表（MOCA），10 分；简易精神状态检查量表（MMSE），18 分。

（2）2020-12-02：MOCA，18 分；MMSE，20 分。

【入院时诊断】

1. 定位诊断：颅内痛敏结构、额颞岛叶及与海马相连的边缘系统

（1）颅内痛敏结构：患者主要表现为头痛，查体示颈强直 3 横指。故定位于脑膜等颅内痛敏结构。

（2）额颞岛叶及与海马相连的边缘系统：患者病程中存在言语不利，表现为理解能力及表达能力下降，查体示轻度不完全性混合性失语，考虑累及优势半球语言中枢；患者记忆力、计算力、定向力等高级皮质功能下降，脑电图可见双侧额颞区为著的弥漫性慢波，考虑累及额颞叶及与海马相连的边缘系统。结合患者头 MRI 提示左侧颞叶-海马、基底节、岛叶、丘脑、额叶、扣带回及右侧岛叶病变，故定位于额颞岛叶及与海马相连的边缘系统。

2. 定性诊断：单纯疱疹病毒性脑膜脑炎

患者中年男性，急性起病。主要表现为头痛、发热，查体颈强直 3 横指，伴轻度不完全性混合性失语及记忆力、计算力、定向力等高级皮质功能下降。脑脊液检查提示白细胞 100/μl，蛋白质轻度升高、氯化物及糖正常，脑脊液宏基因组二代测序提示人疱疹病毒 1 型；结合头 MRI 提示左侧颞叶-海马、基底节、岛叶、丘脑、额叶及右侧岛叶病变，符合单纯疱疹病毒性脑炎典型的临床和影像学表现，故诊断为单纯疱疹病毒性脑膜脑炎。

【住院后诊疗经过】

入院后考虑患者为单纯疱疹病毒性脑膜脑炎，给予阿昔洛韦抗病毒治疗、激素序贯减量及对症支持治疗。患者未再发热，头痛及不完全性混合性失语明显好转，记忆力下降轻度好转。11 月 18 日复查腰穿，脑脊液结果回报宏基因组二代测序阴性、自身免疫性脑炎抗 NMDA 受体抗体阳性，考虑继发自身免疫性脑炎（抗 NMDA 受体脑炎），给予丙种球蛋白治疗［0.4 g/（kg·d），5 天］及激素序贯减量，患者认知功能障碍有所好转，出院。

【出院时情况】

患者无发热、头痛，记忆力、计算力、定向力较前有所好转，言语理解能力好转，可基本正常交流。

出院查体：神清，语利，记忆力、计算力稍减退，时间、地点定向力稍下降（均较前好转），人物定向力正常。双侧瞳孔等大等圆，直径 3 mm，双侧瞳孔对光反射灵敏，眼球各项运动充分，未见眼震。双侧面部针刺觉对称，双侧角膜反射正常引出，双侧咀嚼对称有力。双侧额纹、面纹对称，闭目及示齿有力。双耳粗测听力可，Weber 征居中，Rinne 试验双侧气导＞骨导。双侧软腭上抬有力，双侧咽反射存在。双侧转颈、耸肩有力，伸舌居中，未见舌肌纤颤。四肢肌容积正常，四肢肌力 5 级，四肢肌张力正常。双侧指鼻试验及跟膝胫试验稳准。四肢腱反射对称引出。双侧掌颏反射、Hoffmann 征、双侧巴宾斯基征阴性。四肢、躯干深浅感觉正常。颈软，脑膜刺激征阴性。

二、讨论

单纯疱疹病毒性脑炎是最常见的病毒性脑炎，通常急性起病，临床表现为发热、癫痫发作、认知功能下降、精神行为异常、意识障碍等。典型病例影像学主要累及颞叶、岛叶和边缘系统。抗 NMDA 受体脑炎是一种严重的自身免疫性疾病，主要表现为严重的精神症状、记忆力下降、癫痫发作、意识障碍、自主神经功能障碍以及运动障碍。抗 NMDA 受体脑炎

好发于年轻女性及儿童，通常急性或亚急性起病，主要累及边缘系统。常合并肿瘤，多数为畸胎瘤，少数合并小细胞肺癌、前列腺癌等恶性肿瘤。女性患者合并卵巢畸胎瘤的比例为29%，男性合并肿瘤者较为罕见。抗 NMDA 受体脑炎典型的脑电图表现为慢波上出现 delta 节律，也称为"delta 刷"[1]。

感染为抗 NMDA 受体脑炎的诱因之一，26%～70% 的抗 NMDA 受体脑炎患者存在病毒感染样前驱症状或前驱感染事件。其中单纯疱疹病毒性脑炎与抗 NMDA 受体脑炎的关系较为密切。2012 年 Pruss 等发现在 30% 的单纯疱疹病毒性脑炎患者中可出现抗 NMDA 抗体由阴转阳的动态变化[2]。2018 年 Armangue 等的研究发现，27%（14/51）的单纯疱疹病毒性脑炎患者在发病 2～16 周内（中位时间 32 天）继发自身免疫性脑炎，以抗 NMDA 受体脑炎为主，而且抗 NMDA 受体脑炎患者的血抗 NMDA 受体抗体滴度一般高于脑脊液抗 NMDA 受体抗体滴度。单纯疱疹病毒性脑炎继发抗 NMDA 受体脑炎的患者，随访头颅 MR 更常见大脑皮质及皮质下脑组织坏死后囊状改变，且随访过程中抗 NMDA 受体抗体持续阳性患者的残障程度更重[3]。单纯疱疹病毒性脑炎继发抗 NMDA 受体脑炎需要与单纯疱疹病毒性脑炎复发相鉴别。前者是单纯疱疹病毒感染后继发自身免疫反应所致，后者则是单纯疱疹病毒再发感染所致；前者脑脊液抗 NMDA 受体抗体阳性，而后者脑脊液 PCR 单纯疱疹病毒阳性；前者最常于单纯疱疹病毒性脑炎后 4～6 周发生，而后者在首次单纯疱疹病毒性脑炎后的发生时间则变化范围较大；前者对免疫抑制治疗有效，而后者则对抗病毒治疗有效；前者头颅影像上没有新发坏死病灶，而后者可见脑内新发坏死病灶[4]。因此，当单纯疱疹病毒性脑炎患者病情有反复时，需要考虑到两种可能性：一种是继发自身免疫性脑炎，尤其是抗 NMDA 受体脑炎；另一种可能是单纯疱疹病毒性脑炎复发。单纯疱疹病毒性脑炎继发抗 NMDA 受体脑炎也被称为是"双峰脑炎"，第一峰是以发热、精神行为异常、癫痫发作为主要症状的病毒性脑炎期，经抗病毒治疗后症状缓解；第二峰为自身免疫性脑炎期，以精神行为异常为最突出的表现，还包括记忆力下降、自主神经功能障碍、运动障碍等。抗 NMDA 受体抗体转为阳性，头 MRI 示额颞岛叶的异常信号较前有所扩大，提示病程由单纯疱疹病毒性脑炎转变为自身免疫性脑炎。单纯疱疹病毒性脑炎继发抗 NMDA 受体脑炎患者的一线治疗药物是：糖皮质激素、血浆置换、免疫吸附、丙种球蛋白；二线治疗药物是：利妥昔单抗、环磷酰胺、吗替麦考酚酯等[4]。

本例患者头颅影像学上为典型单纯疱疹病毒性脑炎的表现，脑脊液病原学宏基因组二代测序发现人疱疹病毒 1 型，因此单纯疱疹病毒性脑炎诊断明确。该患者在病程中行脑脊液抗 NMDA 受体抗体 IgG 检测为阳性，考虑为单纯疱疹病毒感染继发抗 NMDA 受体脑炎的可能性大。研究发现：在一些单纯疱疹病毒性脑炎患者中，随访期内血清或脑脊液中可检出自身免疫性脑炎的抗体，但临床上并无"双峰脑炎"的表现，仅表现为单峰脑炎病程。该患者即为此种类型。

（王孚银　张长青）

三、专家点评

单纯疱疹病毒性脑炎（herpes simplex virus encephalitis，HSE）是最常见的散发性、致

命性脑炎，无明显季节和性别差异。HSE 存在两个发病年龄高峰，分别为＜ 20 岁和＞ 50 岁。超过 90% 的 HSE 由单纯疱疹病毒 1 型引起。95% 以上的 HSE 患者脑脊液存在异常，细胞数轻度增多（通常为 10 ～ 200/mm³），多为单核细胞和红细胞，反映了脑实质感染过程中的出血性质。80% 以上的患者脑脊液蛋白质轻度升高。脑脊液 PCR 检测的最佳时间为发病后 2 ～ 10 天。该患者脑脊液病原宏基因组二代测序提示人类疱疹病毒 1 型。HSE 是起于颞叶内侧区域、逐渐向额叶及海马等边缘系统扩展的进行性的炎症过程。病变先累及颞叶，单侧或双侧，双侧呈不对称性，部分病例可向额叶或枕叶发展，但单独发生于额叶或枕叶者非常少见。病灶范围与豆状核边界清楚，凸面向外，呈"刀切征"，是本病最具特征性的表现。发热是起病时最常见的症状之一，对于免疫功能正常者，如果发热缺如应当对诊断产生怀疑。高达 90% 的 HSE 患者存在头痛，急性起病，通常少于 1 周。皮质灰质功能障碍是主要特点（约 3/4 患者出现人格改变、意识障碍和定向力障碍，半数患者出现癫痫发作）。而局灶性神经功能缺损相对少见，约见于 1/3 的患者。

肿瘤为抗 NMDA 受体脑炎的可能病因之一，近年来多个报道显示 HSV 可引发抗 NMDA 受体脑炎，因此病毒也是引发抗 NMDA 受体脑炎的病因之一。抗体检测主要采用间接免疫荧光法，脑脊液与血清的起始稀释度分别为 1 ∶ 1 与 1 ∶ 10，该患者脑脊液抗 NMDA 受体抗体 1 ∶ 3.2，故诊断明确，给予激素及丙种球蛋白治疗有效。

建议对所有自身免疫性脑炎（autoimmune encephalitis，AE）患者进行肿瘤评估。如果没有检出肿瘤，应密切随访，每 3 ～ 6 个月复查 1 次，持续至少 2 年。抗 NMDA 受体脑炎患者一经发现卵巢畸胎瘤应尽快予以切除。对于未发现肿瘤且年龄≥ 12 岁的女性抗 NMDA 受体脑炎患者，建议病后 4 年内每 6 ～ 12 个月进行一次盆腔超声检查。自身免疫性脑炎患者如果合并恶性肿瘤，应由相关专科进行手术、化疗与放疗等综合抗肿瘤治疗。在抗肿瘤治疗期间一般需要维持对 AE 的免疫治疗，以一线免疫治疗为主。

（审核及点评专家：刘　云）

参考文献

［1］ Husari KS，Dubey D. Autoimmune epilepsy. Neurotherapeutics，2019，16∶685-702.

［2］ Pruss H，Finke C，Holtje M，et al. N-methyl-D-aspartate receptor antibodies in herpes simplex encephalitis. Annals of Neurology，2012，72∶902-911.

［3］ Armangue T，Spatola M，Vlagea A，et al. Frequency，symptoms，risk factors，and outcomes of autoimmune encephalitis after herpes simplex encephalitis∶a prospective observational study and retrospective analysis. Lancet Neurology，2018，17∶760-772.

［4］ Armangue T，Leypoldt F，Dalmau J. Autoimmune encephalitis as differential diagnosis of infectious encephalitis. Curr Opin Neurol，2014，27∶361-368.

第 3 章

周围神经及肌肉疾病

病例 22 免疫坏死性肌病

一、病例介绍

【主诉】患者男性，38岁，主因"四肢无力4月余"以"炎性肌病"于2020年10月23日收入我院。

【现病史】患者4个月前（2020年6月）无明显诱因出现左髋部外侧胀痛，不伴麻木，尚可自行行走，上楼、蹲起正常。3个月前（2020年7月）患者无明显诱因出现右髋部外侧胀痛，于当地医院诊断不详，住院10天后逐渐出现双下肢无力，不伴麻木、疼痛，表现为不能自行蹲起，行走五六米后无法自行行走。2个月前（2020年8月）患者出现双上肢无力，表现为双手抬举费力，但可以握笔、持筷。1个多月前（2020年9月初）患者抬头时出现颈部针刺样疼痛。1个月前（2020年9月底）患者无法自行站立，左侧膝关节夜晚时出现轻微针扎样刺痛，伴饮水呛咳、轻度吞咽困难，表现为吃饭速度快时会有卡顿感。整个发病过程中无头痛、发热、晨轻暮重、感觉障碍。

【既往史、个人史、家族史】患者2012年、2014年有右侧周围性面瘫病史。既往高血压病史2年，血压最高150/100 mmHg，平日控制在120/70 mmHg。糖尿病病史4月余，空腹血糖最高9 mmol/L。否认手术史、输血史，否认食物及药物过敏史，否认肝炎、结核等传染病史，否认心脑血管病史。吸烟20年，20根/日，否认饮酒史。家族史：无。

【入院查体】内科查体：血压141/102 mmHg，呼吸肌力弱，双侧髋部可见压疮，骶尾部可见皮肤破损。神经系统查体：神清，言语尚流利，定向力、记忆力、计算力、理解判断力正常。双侧瞳孔等大等圆，直径3.0 mm，双侧瞳孔直接及间接对光反射灵敏，眼球各向运动充分，未见眼震。双侧面部针刺觉对称，双侧咀嚼对称有力。双侧额纹、面纹对称，闭目稍无力。双耳粗测听力可，Weber征居中，Rinne试验双侧气导＞骨导。双侧软腭上抬有力，双侧咽反射存在。转颈无力，抬头无力，伸舌居中，未见舌肌纤颤。双上肢远端肌力4级、近端肌力2级，双下肢远端肌力5级、近端肌力2级，四肢肌张力减低，四肢近端肌肉萎缩，双侧第1骨间背侧肌萎缩。双侧指鼻、跟膝胫试验查体不配合，闭目难立征查体不配合。双侧针刺觉及音叉振动觉对称。右侧跟腱反射减低，其余腱反射未引出。双侧掌颏反射、Hoffmann征阴性。双侧巴宾斯基征阴性。颈软，脑膜刺激征阴性。

【辅助检查】

患者入院后所做辅助检查如下。

1. 肌酸激酶（CK）：8127 U/L（正常0～194 U/L）。

2. 炎性肌病抗体检测：抗SRP抗体强阳性（＋＋＋）。

3. 动态心电图：窦性心律；频发室性期前收缩，形态多种，成对发生，二联律；偶发室上性期前收缩；阵发房性心动过速；阵发ST-T改变。

4. 经胸超声心动图：未见明显异常。

5. 胸部 CT 平扫＋冠矢状位重建：双肺多发炎症。

6. 髋关节 MRI：右侧股骨颈滑膜疝。

7. 肌电图：上、下肢肌源性损害。

8. 肱二头肌肌肉活检：见图 22-1。

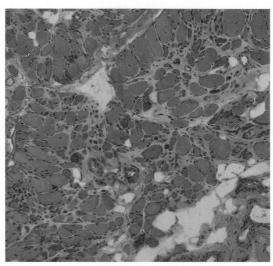

彩图

图 22-1（扫二维码看彩图） 肱二头肌肌肉 HE 染色结果：结缔组织不同程度增生，肌纤维大小不一，可见肌纤维的坏死再生及炎细胞浸润

【入院时诊断】

1. 定位诊断：骨骼肌

患者有四肢近端无力、饮水呛咳、吞咽困难表现，查体可见四肢近端肌力下降，肌肉萎缩，病理征阴性，无感觉障碍表现。血清肌酸激酶 8127 U/L，结合肌电图提示有肌源性改变、神经传导速度正常，故定位于骨骼肌。

2. 定性诊断：炎性肌病、免疫坏死性肌病可能性大

患者青年男性，临床有四肢无力、抬头时颈肌疼痛表现，从盆带肌开始逐渐累及四肢，查体可见腱反射消失。血清肌酸激酶增高，结合肌电图提示肌源性损害，故首先考虑诊断为炎性肌病，免疫坏死性肌病可能性大。入院后需完善肌肉活检、炎性肌病抗体等相关化验检查，以进一步明确诊断。

3. 鉴别诊断

（1）肢带肌型肌营养不良：常染色体遗传，10 ～ 20 岁起病，病情发展缓慢，首发症状多为骨盆带肌肉萎缩、下肢近端无力，逐渐发生肩胛带肌肉无力、萎缩，肌酸激酶（CK）增高，肌电图提示肌源性改变，心电图正常。但患者亚急性起病，无家族史，故考虑排除，完善骨骼肌活检与炎性肌病抗体谱后可进一步协助鉴别。

（2）重症肌无力：患者四肢无力症状无晨轻暮重的表现，且肌酸激酶增高，故可排除。

【住院后诊疗经过】

入院后结合患者病史、体征和辅助检查（肌酸激酶 8127 U/L），考虑炎性肌病。完善血清炎性肌病抗体谱检测，结果为抗 SRP 抗体强阳性，肌肉活检提示符合坏死性肌病的病理

改变，故确诊为抗 SRP 抗体阳性免疫坏死性肌病。行甲泼尼龙 80 mg 序贯治疗，后加用免疫抑制剂甲氨蝶呤每周 2 次，每次 2.5 mg。完善内科系统评估，心电图显示频发室性期前收缩，行美托洛尔治疗。肺 CT 提示肺部感染，给予雾化及头孢曲松治疗控制感染。

【出院时情况】

患者肌力较入院时有提升（入院时四肢近端肌力为 2 级，出院时上肢近端肌力为 3＋级，下肢近端肌力为 3－级），肌酸激酶由入院时 8127 U/L，降至最低 1500 ～ 2500 U/L。复查心电图，室性期前收缩的发生频率降低。出院时患者无咳嗽、咳痰、胸闷、胸痛及呼吸困难。

二、讨论

特发性炎性肌病，表现为肌肉、皮肤、肺和关节等多器官、多系统受累。最常见的 5 种炎性肌病是皮肌炎、免疫坏死性肌病、重叠性肌炎（包括抗合成酶抗体综合征）、散发性包涵体肌炎和多发性肌炎[1]。

根据患者肌肉病理结果及炎性肌病抗 SRP 抗体强阳性，可确诊为抗 SRP 抗体阳性免疫坏死性肌病。免疫坏死性肌病多见于成年人，以女性多见，亦可见于儿童，主要表现为亚急性起病的近端肌无力伴肌肉萎缩，严重者可表现为头下垂和躯干弯曲（驼背），常伴有吞咽苦难和呼吸苦难，部分患者可出现远端肌无力，表现为足背屈肌和指伸肌无力，肌酸激酶持续显著升高（数千至数万），肌无力逐渐进展，病程可达数月至十余年，可合并内脏受累如肺间质性病变，但一般较轻，也可合并肿瘤。

肌肉 MRI 早期表现为炎症浸润，STIR 序列高信号提示组织水肿，臀大肌和股四头肌后方肌群受累易见，晚期结缔组织增生，T1 序列提示脂肪替代。针极肌电图显示患者存在活动性肌源性损害，包括：①静息时插入和自发电活动增多，有纤颤电位和正锐波，偶尔有复杂性重复放电；②轻收缩时，运动单位电位时限缩短、波幅降低、多相波百分比增加；③重收缩时，出现低波幅干扰相。常规的神经传导检查通常正常，在严重弥漫性肌无力患者中可出现复合肌肉动作电位（CMAP）波幅降低。

2016 年欧洲神经肌肉疾病中心（ENMC）关于免疫坏死性肌病病理诊断标准的专家共识如下：①肌束内散在分布坏死性肌纤维；②病理上可见坏死、吞噬、肌细胞再生等各阶段；③很少淋巴细胞浸润，以吞噬细胞为主的炎症；④ MHC- Ⅰ 在坏死或再生的肌细胞膜上表达上调；⑤膜攻击复合物在非坏死肌纤维上沉积；⑥可能伴肌内膜的纤维化和毛细血管扩张。其中 1 ～ 3 条是主要特征，4 ～ 6 条是其他特征。

糖皮质激素是治疗炎性肌病的一线药物，但由于其副作用，很少用单药治疗。目前最为常用的免疫抑制剂包括硫唑嘌呤和甲氨蝶呤，前者起效慢于后者，分别为 3 个月和 1 个月左右。甲氨蝶呤属于抗代谢药，常与糖皮质激素联用，有助于减少激素用量及减少不良反应。

甲氨蝶呤（MTX）是叶酸类似物，为叶酸代谢的拮抗剂，可以抑制细胞分裂、增殖，通过促进活化 T 细胞凋亡，促进合成 IL-1 受体拮抗剂，抑制 TNF、IL-1、IL-6 等炎症因子，发挥抗炎效应。甲氨蝶呤可口服、肌注、静滴，每周 1 次或分为 3 次给药，分 3 次给药是为了减少甲氨蝶呤的毒副作用，所需剂量必须根据个体差异来决定，一般用药 4 ～ 12 周显效。起始剂量为每周 2.5 ～ 7.5 mg，平均剂量为每周 10 ～ 15 mg，每周增加剂量 2.5 ～ 5 mg，最大剂量不超过每周 30 mg，症状改善后，逐渐减量，每 2 ～ 4 周减量 2.5 mg，以尽可能低的剂量达到充分的控制和最长不用 MTX 治疗的缓解期。注意口服甲氨蝶呤 24 ～ 48 h 后，给予叶酸 5 mg 1 次 / 日，可以减少其毒副作用。甲氨蝶呤服药期间会出现以下不良反应：恶心、呕吐；口腔溃疡、口腔炎；皮肤溃疡，尤其是下肢溃疡提示可能发生骨髓抑制；皮肤坏死罕见；肝毒性等。由于甲氨蝶呤存在潜在的肺部损害危险，一般不用于伴发间质性肺病的患者。

抗 SRP 抗体阳性免疫坏死性肌病作为难治性非包涵体肌炎，常规激素＋免疫抑制剂对其疗效差，有文献表明静脉注射免疫球蛋白（IVIG）可能对免疫坏死性肌病有效。利妥昔单抗对其的疗效越来越受到重视，尤其对于肌病相关间质性肺病，利妥昔单抗在耐受性和副作用方面优于环磷酰胺。对于发生严重无力、吞咽苦难或快速进展性间质性肺病的患者，三种药物联合治疗方案应考虑为初始治疗方案，包括高剂量皮质类固醇激素、免疫抑制剂（通常为硫唑嘌呤、甲氨蝶呤或他克莫司）和静脉注射免疫球蛋白，也有专家认为利妥昔单抗应考虑用于难治性肌病患者[2-3]。

抗 SRP 抗体阳性免疫坏死性肌病患者易复发，治疗困难，预后较差，应长期口服激素及免疫抑制剂控制，定期复查，防止病情复发。

（郭天舒　陈　彬）

三、专家点评

患者为中年男性，亚急性起病，进行性加重，以进行性、对称性肢带肌近端肌无力、肌痛为突出临床表现，在病程中晚期出现延髓麻痹症状，实验室检查提示肌酸激酶显著升高（＞ 8000 U/L，高于正常高限的 40 余倍），肌电图亦提示肌源性改变，所以从临床角度来看，需要首先考虑炎性肌病，特别是免疫坏死性肌病的可能性。患者住院后经完善骨骼肌活检病理学检查，支持免疫坏死性肌病的临床判断，而稍后回报的血清学抗体检测，最终证实此患者为抗 SRP 抗体相关免疫坏死性肌病。

值得注意的是，该患者除了肢体无力外，还合并延髓麻痹症状与心律失常，增加了疾病的致死性风险，在治疗过程中需要高度重视。

需要指出，抗 SRP 抗体相关免疫坏死性肌病的治疗效果不佳，总体预后较差，虽然经过规范的免疫治疗，亦可能达不到理想的预期，本例患者还有待于长期的随访观察，并定期进行肿瘤学筛查。

（审核及点评专家：张在强　牛松涛）

参考文献

［1］Albert SO，Iago PF，Ernesto TA，et al. Classification and management of adult inflammatory myopathies. Lancet Neurol，2018，17（9）：816-828.

［2］中华医学会神经病学分会，中华医学会神经病学分会神经肌肉病学组，中华医学会神经病学分会肌电图及临床神经生理学组 . 中国多发性肌炎诊治共识 . 中华神经科杂志，2015，48（11）：946-949.

［3］Warren RB，Chalmers RJ，Griffiths CE，et al. Methotrexate for psoriasis in the era of biological therapy. Clin Exp Dermatol，2008，33（5）：551-554.

病例 23 脊髓延髓性肌萎缩症（肯尼迪病）

一、病例介绍

【主诉】患者男性，51 岁，主因"双下肢无力 2 年，加重伴双上肢无力 7 月余"收入神经肌肉病科。

【现病史】2 年前，患者无明显诱因出现右下肢无力，上楼及蹲下起立费力，活动后有酸沉感，休息后可缓解，尚可正常行走，可行走 1000 米。后逐渐出现左下肢无力，性质同右下肢，于当地医院就诊，考虑"腰肌劳损"，给予对症治疗，病情无明显缓解。7 月余前患者双下肢无力逐渐加重，并出现右上肢无力，表现为抬举费力，长时间活动后酸沉感，后逐渐出现左上肢无力，性质同右上肢，天气寒冷时加重。目前可行走 50 米。病程中无肢体麻木及踩棉花感，无二便障碍，无喘憋及吞咽困难，今为求进一步诊治，遂来我院就诊。

【既往史、个人史、家族史】16 年前曾有"右踝部骨折"，保守治疗；10 余年前曾有"面神经麻痹"，具体发病不详，未予特殊诊治；10 余年前"舌部外伤"，曾给予手术缝合治疗，术后出现言语不清；偶饮酒，否认吸烟及其他不良嗜好；否认药物及食物过敏史。父母及其妹、子女无类似症状。

【入院查体】血压 126/85 mmHg，心率 80 次 / 分。双肺呼吸音清，未闻及干湿性啰音，心律齐，各瓣膜听诊区未闻及明显杂音。腹软，无压痛及反跳痛，肝脾肋下未触及。双侧乳腺发育，双下肢无水肿。神经系统查体：神清，构音障碍，双侧瞳孔等大等圆，直径 3 mm，双侧瞳孔直接及间接对光反射灵敏，眼球各项运动充分，未见眼震。双侧面部针刺觉对称，双侧角膜反射正常引出，双侧咀嚼对称有力。双侧额纹、面纹对称，右眼闭合略无力，右侧鼻唇沟浅，示齿口角左偏，可见面肌痉挛。双耳粗测听力可，Weber 征居中，Rinne 试验双侧气导＞骨导。双侧软腭上抬有力，双侧咽反射存在。双侧转颈、耸肩有力，伸舌居中，舌系带缝合，可见舌肌萎缩及舌肌纤颤。四肢近端、远端肌力 5 级，双侧肢体肌张力正常，四肢腱反射（＋），四肢及胸背部肌肉可见肌束颤动，双侧指鼻及轮替试验协调，双侧跟膝胫试验查体尚稳准，粗测深、浅感觉未见明显异常，双侧掌颏反射、Hoffmann 征、巴宾斯基征均阴性。颈软，脑膜刺激征阴性。

【辅助检查】

（一）入院前检查（发病 23 个月）

1. 头颅 MRI：未见明显异常。

2. 腰椎 MRI：腰椎退行性改变，L2 水平以下椎管有效容积狭窄，L2 ～ 3 椎间盘偏右后突出，L3 ～ 4 椎间盘偏左后突出，L4 ～ 5 椎间盘膨出，L5 ～ S1 椎间盘向后突出。

（二）入院后检查（发病 24 个月）

1. 自身抗体谱：抗 SCL-70 抗体弱阳性（＋）。

2. 肿瘤标志物：糖类抗原 72-4（CA72-4）8.96 U/ml（↑），神经元特异性烯醇化酶 18.79 ng/ml（↑）。

3. 生化 35 项：磷 1.26 mmol/L（正常 0.87 ～ 1.45 mmol/L），总钙 2.24 mmol/L（↓），甘油三酯 2.38 mmol/L（↑），肌酸激酶 283.1 U/L（↑）。

4. 垂体性腺 8 项：催乳素 17.7 ng/ml（↑），卵泡刺激素 12.3 mIU/ml（↑），雌二醇 74.5 pg/ml（↑），促黄体生成素 11.4 mIU/ml（↑）。

5. 尿常规、便常规＋潜血、B 型钠尿肽、红细胞沉降率、术前 8 项病毒筛查、甲状腺功能 8 项、糖化血红蛋白、促甲状腺素受体抗体、类风湿因子、抗链球菌溶血素 O、免疫球蛋白 4 项、凝血 6 项、免疫电泳、抗中性粒细胞胞质抗体、降钙素、甲状旁腺激素、抗心磷脂抗体、神经元抗原谱抗体 IgG 检测：均未见异常。

6. 脑脊液检查

（1）脑脊液常规：压力 110 mmH$_2$O，脑脊液无色清亮，潘氏试验阴性，白细胞数 9/μl。

（2）脑脊液生化：腺苷脱氨酶 0.5 U/L，糖 3.61 mmol/L，蛋白质 26.61 mg/dl，乳酸 1.6 mmol/L，氯化物 126 mmol/L。同期血液葡萄糖 7.09 mmol/L（↑）。

（3）24 h IgG 鞘内合成率：脑脊液白蛋白 0.18 mg/ml（↑），脑脊液 IgG 0.021 mg/ml（↑），较正常值增高，余正常。

（4）脑脊液及血液结核分枝杆菌抗体、寡克隆蛋白电泳分析、郎飞结 5 项：均阴性。

7. 肺功能：肺通气功能轻度减低，限制型。

8. 心脏彩超：二尖瓣、三尖瓣少量反流，左心室舒张功能减低。

9. 腹部彩超：肝胆胰脾肾未见占位性病变。

10. CT 胸部平扫：两肺炎性改变，部分呈慢性改变；右肺下叶磨玻璃结节，炎性？右肺上叶小结节，硬结灶可能；两侧胸膜局部增厚。未见胸腺瘤及胸腺增生。

11. 肌电图

（1）上下肢周围神经源性损害，颏舌肌静息时可见自发电位，胸锁乳突肌神经源性损害，胸段脊旁肌（T10 ～ 12）静息时未见自发电位（表 23-1 至表 23-4）。

表 23-1　感觉神经传导检查

神经 / 位点	记录位点	起始潜伏期（ms）	峰潜伏期（ms）	峰峰波幅（μV）	负波波幅（μV）	距离（mm）	速度（m/s）
R 正中神经 - Ⅰ、Ⅲ 指							
Ⅰ 指	腕	1.8	2.3	7.2（83% ↓）	3.5	100	55
Ⅲ 指	腕	2.1	2.6	8.1	2.2	120	58
R 尺神经 - Ⅴ 指							
Ⅴ 指	腕	2.1	2.6	2.5（87% ↓）	0.98	110	53
R 足底内侧神经 - Ⅰ 趾							
Ⅰ 趾	踝						未见肯定波形
L 足底内侧神经 - Ⅰ 趾							
Ⅰ 趾	踝						未见肯定波形

（续表）

神经 / 位点	记录位点	起始潜伏期（ms）	峰潜伏期（ms）	峰峰波幅（μV）	负波波幅（μV）	距离（mm）	速度（m/s）
R 腓总神经－小腿（踝）							
踝	腓骨小头下	6.0	7.3	0.55（77%↓）	0.24	310	52
L 腓总神经－小腿（踝）							
踝	腓骨小头下				未见肯定波形		
R 腓肠神经－踝（小腿）							
小腿	踝	2.6	3.3	3.5	2.4	125	48
L 腓肠神经－踝（小腿）							
小腿	踝	2.9	4.0	2.0（85%↓）	0.97	140	48

注：可见轴索损害

表 23-2 运动神经传导检查

神经 / 位点	潜伏期（ms）	峰峰波幅（mV）	距离（mm）	速度（m/s）	负波波幅（mV）	负波波幅节段变化（%）	负波时限（ms）	负波时限节段变化（%）	负波面积（mVms）
R 正中神经 -APB									
掌	2.0	10.3			7.2	100	4.06	100	18.1
腕	3.4	10.1	68	48	6.7	92.9	4.48	110	16.6
肘	7.3	9.7	218	56	6.9	103	4.53	101	17.4
R 尺神经 -ADM									
腕	2.5	16.9			11.8	100	5.16	100	30.7
肘下	5.6	16.1	180	59	10.8	91.7	5.26	102	30.6
肘上	7.1	15.8	100	64	10.4	96.2	5.16	98	30.7
R 胫神经 -AH									
踝	3.5	23.8			14.7	100	5.26	100	28.6
腘窝	12.4	17.3	405	46	11.4	77.6	5.21	99	24.5
L 胫神经 -AH									
踝	4.7	21.9			15.0	100	5.42	100	34.1
腘窝	14.6	14.0	415	42	9.5	63.3	6.15	113	27.6
R 腓总神经 -EDB									
踝	3.6	4.7			2.9	100	5.21	100	8.4
腓骨小头	10.4	4.7	310	46	3.1	106	5.57	107	9.9
腘窝	12.4	4.5	105	53	2.8	89.8	5.57	100	8.8
L 腓总神经 -EDB									
踝	4.0	5.5			2.8	100	4.84	100	7.2
腓骨小头	10.2	4.7	280	45	3.0	105	5.36	111	7.4
腘窝	12.4	3.9	110	48	2.6	87.7	5.47	102	6.4

APB，拇短展肌；ADM，小指展肌；AH，踇展肌；EDB，趾短伸肌

表 23-3　F 波

神经	M 波平均潜伏期（ms）	F 波最小潜伏期（ms）	F 波平均潜伏期（ms）	F 波最大潜伏期（ms）	F 波出现率（%）	距离（mm）	F 波速度（m/s）
R 尺神经 -ADM	2.7	24.8	25.3	25.8	100	690	65.5
R 胫神经 -AH	3.7	45.0	46.4	47.1	100		
L 胫神经 -AH	4.9	46.2	47.5	48.4	100		

ADM，小指展肌；AH，踇展肌

表 23-4　针极肌电图

EMG 总表									
	自发电位					运动单位动作电位（MUAP）			募集
肌肉	IA	Fib	PSW	Fasc	HF	波幅	持续时间	多相波比例	募集相
R. 颏舌肌	N	1 +	1 +	N	N	/	/	/	/
L. 颏舌肌	N	2 +	1 +	N	N	/	/	/	/
R. 胸锁乳突肌	N	N	N	N	N	1384（168%↑）	13.7（40%↑）	70%	单纯相 6.4
R. 指总伸肌	N	1 +	N	N	N	2029（257%↑）	15.6（29%↑）	50%	单混相 6.5
L. 指总伸肌	N	2 +	1 +	N	N	2590（350%↑）	15.1（25%↑）		单混相 5.0
R. 第一骨间背侧肌	N	N	N	N	N	942（152%↑）	12.7（28%↑）	20%	单混相 4.0
R. T10 脊旁肌	N	N	N	N	N	/	/	/	/
R. T11 脊旁肌	N	N	N	N	N	/	/	/	/
R. T12 脊旁肌	N	N	N	N	N	/	/	/	/
R. L4 脊旁肌	N	N	N	N	N	/	/	/	/
R. L5 脊旁肌	N	N	N	N	N	/	/	/	/
R. S1 脊旁肌	N	N	N	N	N	/	/	/	/
R. 胫骨前肌	N	N	2 +	N	N	1497（245%↑）	17.0（24%↑）	60%	单混相 6.0
L. 胫骨前肌	N	1 +	2 +	N	N	1278（195%↑）	17.1（25%↑）	30%	单混相 6.0
L. 腓肠肌	N	1 +	2 +	N	N	/	/	/	单混相 6.4

注：所检肌肉可见神经源性损害。上下肢周围神经源性损害，颏舌肌静息时可见自发电位，胸锁乳突肌神经源性损害，胸段脊旁肌（T10 ~ 12）静息时未见自发电位。

IA，插入电位；Fib，纤颤；PSW，正锐波；Fasc，束颤电位；HF，高频放电

（2）交感神经皮肤反应（SSR）示双上肢波幅降低，重复性尚可，潜伏期正常；双下肢波幅正常，重复性尚可，潜伏期正常（表 23-5）。

（3）R-R 间期变化率（心率变异趋势图）示平静呼吸时，变化率正常，深呼吸时，变化

率降低，E/I 降低，提示副交感神经功能障碍不除外（表 23-6）。

（4）重复神经电刺激示刺激尺神经，小指展肌记录，低频未见递减，高频未见递增及递减；刺激正中神经，拇短展肌记录，低频未见递减，高频未见递增及递减；刺激腋神经，三角肌记录，低频未见递减；刺激副神经，斜方肌记录，低频未见递减；刺激面神经，眼轮匝肌记录，低频未见递减。检测结果未见异常，建议定期复查（表 23-7 和表 23-8）。

12. 基因测序（二代测序＋ MLPA）：根据毛细管电泳和测序结果，该样本雄激素受体（AR）基因 1 号外显子 CAG 重复次数为 46 次，检测准确度在 1 ～ 2 个 CAG 重复，提示患者 CAG 重复次数超出正常范围（正常人该序列重复次数不超过 34 次）。

表 23-5　交感神经皮肤反应

神经 / 位点	潜伏期（s）	峰峰波幅（mV）
交感神经 -（2 Ch）掌，足		
左掌	1.12	0.4（↓）
右掌	1.11	0.8（↓）
左足	2.38	1.5
右足	2.36	0.5

表 23-6　R-R 间期变化率（心率变异趋势图）

记录	循环	变异率（%）	最小心率（bpm）	最大心率（bpm）	标准差（bpm）	平均心率（bpm）	比例（%）	最大 / 最小时长比	最大时长（ms）	最小时长（ms）	平均时长（ms）
迷走神经－心率变异率	静息	3.54	71	81	2.64	74.8	12.7	1.14	847	745	803.6
	6 次呼吸	3.46	76	89	2.77	80.0	14.6（↓）	1.16（↓）	787	677	751.2

注：平静呼吸时，变化率正常；深呼吸时，变化率降低，E/I 降低，提示副交感神经功能障碍不除外。
bpm，次 / 分；ms，毫秒

表 23-7　重频刺激（低频）

部位	频率（Hz）	波幅（mV）	4-1 波幅（%）	末波 -1 波波幅（%）	面积（mVms）	4-1 面积（%）	末波 -1 波面积（%）
R 拇短展肌 -（正中神经）							
@1 Hz	1	7.7	−0.3	−1.2	18.5	1	0.3
@3 Hz	3	7.7	−3.4	−2.6	18.8	−6.2	−8.2
@5 Hz	5	7.8	−2.7	−2.1	18.4	−9.3	−9.1
R 小指展肌 -（尺神经）							
@1 Hz	1	11.2	−1.7	−2.4	30.2	−2	−3.2
@3 Hz	3	11.1	−0.6	−0.5	29.8	−3.3	−5.8
@5 Hz	5	11.2	−1.4	−2.5	29.5	−6.1	−8

（续表）

部位	频率（Hz）	波幅（mV）	4-1 波幅（%）	末波 -1 波波幅（%）	面积（mVms）	4-1 面积（%）	末波 -1 波面积（%）
R 三角肌 -（腋神经）							
@1 Hz	1	9.6	−2.3	−1.3	68.1	−10	−7.3
@3 Hz	3	10.0	−7.2	−7.6	68.7	−13.6	−16.1
@5 Hz	5	10.0	−5.8	−6	69.1	−17.3	−16.4
R 斜方肌（上）-（副神经）							
@1 Hz	1	8.0	0.6	0.8	54.4	−5.5	−6.1
@3 Hz	3	8.0	−5.4	−12	51.7	−9.2	−13.2
@5 Hz	5	7.6	−4.6	−12.9	52.2	−15.7	−19.3
R 眼轮匝肌 -（面神经）							
@1 Hz	1	1.0	6.3	3.2	1.7	10.7	6
@3 Hz	3	1.0	6.4	2.8	1.7	9.2	10.6
@5 Hz	5	1.0	8.3	15.8	1.8	12.1	30.3
L 眼轮匝肌 -（面神经）							
@1 Hz	1	1.1	−4.6	−4	3.1	−7.3	−3.1
@3 Hz	3	1.0	4.6	6.4	2.8	0.8	0.3
@5 Hz	5	1.0	5.4	3.7	2.7	3.4	1.6

表 23-8　重频刺激（高频）

部位	频率（Hz）	波幅（mV）	末波 -1 波波幅（%）	面积（mVms）	末波 -1 波面积（%）	4-1 波幅（%）	4-1 面积（%）
R 正中神经 -APB							
@20 Hz	20	7.8	−21.8	18.7	−56.1	−4	−23.8
R 尺神经 -ADM							
@20 Hz	20	11.3	11	29.9	−32.9	9.6	−11.3

APB，拇短展肌；ADM，小指展肌

【入院时诊断】

1. 定位诊断：下运动神经元、周围神经、自主神经、右侧面神经

（1）依据患者肢体无力、言语不清，查体四肢多发肌肉萎缩、束颤，舌肌萎缩、纤颤，定位于下运动神经元。

（2）依据肌电图以感觉神经波幅下降为主，定位于周围神经。

（3）依据患者 SSR、R-R 间期变化率异常，定位于自主神经。

（4）依据患者右侧周围性面瘫，定位于右侧面神经。

2. 定性诊断：脊髓延髓性肌萎缩症

依据患者中年男性，慢性进展性肢体无力、肌萎缩，伴舌肌萎缩，查体以下运动神经元损害为主，双侧乳腺发育，肌电图亦支持神经源性损坏（脊髓前角病变为主，感觉神经同时受累）。经基因测序雄激素受体（AR）基因 1 号外显子 CAG 重复次数为 46 次，超出正常范围（正常人该序列重复次数不超过 34 次）。综合该患者的临床表现、电生理与基因学检查结果，符合脊髓延髓性肌萎缩症的确诊标准，故予以诊断。

二、讨论

脊髓延髓性肌萎缩症（spinal and bulbar muscular atrophy，SBMA），即肯尼迪病（Kennedy's disease，KD），1968 年由 William R. Kennedy 博士等描述，为 X 连锁隐性遗传，成年期起病，缓慢进展，是一种以肢体和延髓支配肌萎缩、无力及束颤为特征的下运动神经元疾病。

该病主要是由雄激素受体（AR）基因（Xq12）1 号外显子 CAG 异常重复扩增引起的。因为运动神经元和肌肉纤维各自表达 AR，每个都代表触发 SBMA 的候选位点。突变型 AR 可通过直接损害运动神经元或肌肉纤维的功能而引起同样的远端轴突病。在一种情况下，远端轴突病是由受影响运动神经元的顺行信号改变引起的，而在另一种情况下，轴突病是通过受影响肌肉纤维的逆行信号改变间接引起的。根据几种 SBMA 小鼠模型，轴突病变发生在疾病过程的早期，可能与运动神经元轴突运输有关。随着疾病的进展，这种轴突病导致功能性失神经肌肉纤维，引发肌肉萎缩和运动神经元细胞死亡，这是 SBMA 的两个主要病理特征。AR 在两种细胞类型中的作用也有可能诱导 SBMA 症状的完全表达，并且 AR 在两个部位的作用都是关键性的[1]。需要进行研究以充分认识 AR 在运动神经元和肌肉纤维引起 SBMA 中的作用。

CAG 重复次数与疾病发病年龄呈负相关，但与疾病进展或严重程度无关。在正常健康人中，CAG 重复次数为 14 ～ 32 次，平均 21 次。然而，SBMA 患者的 CAG 重复次数为 40 ～ 55，平均重复 47 次。CAG 扩增疾病谱包括：亨廷顿病（HD）、齿状核红核苍白球路易体萎缩症（DRPLA）和脊髓小脑共济失调（SCA）1、2、3、6、7 和 17 型。这些疾病通常被称为"多聚谷氨酸病"，强调每种突变蛋白中扩增的谷氨酰胺数的致病作用。

流行病学方面，SBMA 罕见，发病率估计为每年 1/40 万，多发病于成年男性，发病年龄在 30 ～ 50 岁之间，病情进展缓慢，预期寿命几乎不受影响。

SBMA 的临床表现主要包括[2]：

（1）神经肌肉系统症状：①肌无力（97%），下肢无力（86.7%）＞上肢无力（22.2%），常出现在 35 ～ 40 岁；②延髓麻痹相关症状：声音嘶哑、咽反射消失、舌肌萎缩、吞咽困难、呼吸肌无力；③周围神经症状，表现为下肢远端神经痛、四肢振动觉下降、自主神经功能障碍；④其他症状，常早于肌无力，包括手抖、肌肉痉挛、肌痛、易疲劳和运动耐力下降、脚麻。

（2）全身症状：①内分泌症状，表现为乳房发育女性化、睾丸萎缩导致生育能力下降、无精子症、少精症、勃起功能障碍和性欲下降；②其他症状，包括腹型肥胖、血脂异常、肝功能不全和糖耐量下降。

（3）神经心理症状：①认知功能障碍，表现为执行功能下降，短期和长期记忆力下降等；②其他，包括敏感、不自信、注意力不集中等。

该患者根据基因检测 CAG 扩增数、临床表现和辅助检查，可明确诊断为 SBMA。SBMA 需与以下疾病进行鉴别（表 23-9）：

表 23-9　脊髓延髓性肌萎缩症（SBMA）的鉴别诊断

疾病分类	疾病
其他运动神经元病	肌萎缩侧索硬化 变异型肌萎缩侧索硬化 脊髓性肌萎缩症 3 型和 4 型
神经肌肉接头病	重症肌无力
周围神经病	慢性吉兰-巴雷综合征 远端遗传型运动神经病
肌病	多肌炎 代谢性肌病 进行性肌营养不良 面肩肱型肌营养不良症
内分泌疾病	甲状腺功能亢进 / 减退综合征 甲状旁腺功能亢进综合征

此病的治疗主要包括基因与遗传学咨询、生活方式指导、合理的有氧运动与物理治疗，及对症支持治疗、语言与肢体康复等综合性治疗方案。对于神经病理性疼痛，可选用钙通道阻滞剂（如普瑞巴林、加巴喷丁）、三环类抗抑郁药物（如阿米替林）等改善患者生活质量；抽筋等肌肉痉挛症状症状可试用硫酸奎宁缓解症状。此外，临床医生还应注意患者并发症的防治，如吸入性肺炎、代谢综合征等。其他可能有效的试验性治疗还包括亮丙瑞林-促性腺激素释放激素、杜他菊酯 -5α 还原酶抑制剂。

（王　晶）

三、专家点评

脊髓延髓型肌萎缩症（SBMA）是一种较为少见的下运动神经元综合征，突出临床表现为下运动神经元功能障碍、周围神经受累、内分泌及性腺异常。当对该疾病认识不充分时，临床上容易误诊为肌萎缩侧索硬化。当临床上遇到疑似肌萎缩侧索硬化的患者，若合并以下情况，需要想到并鉴别 SBMA：①纯下运动神经元受累而无上运动神经元受累体征；②伴感觉异常或肌电图存在感觉纤维普遍受累的临床证据；③男性乳房发育；④伴有家族史。性腺激素检查、肌电图检查以及基因检查可协助诊断。SBMA 预后相对良好，虽然目前治疗手段较单一，但是正确的诊断可减少误诊为肌萎缩侧索硬化给患者带来的精神心理负担。

（审核及点评专家：张在强　牛松涛）

参考文献

[1] Jordan CL，Lieberman AP. Spinal and bulbar muscular atrophy：a motoneuron or muscle disease？Current Opinion in Pharmacology，2008，8（6）：750-758.

[2] Marianthi B，Georgios K. Kennedy's disease（spinal and bulbar muscular atrophy）：a clinically oriented review of a rare disease. Journal of Neurology，2018，266（3）：565-573.

病例 24 脑桥常染色体显性遗传性微血管病和白质脑病

一、病例介绍

【**主诉**】患者女性，44 岁，主诉"右上肢麻木 5 年，右上肢无力 4 年，头晕 1 年"。

【**现病史**】患者 5 年前（2015-08）无明显诱因突发右手指尖持续性麻木感，头 MRI 示延髓左侧新发梗死，超声心动图提示左心耳附壁血栓，卵圆孔未闭，考虑心源性梗死，口服华法林 1 年（具体剂量不详），后改为利伐沙班 10 mg 1 次 / 日（qd）。4 年前（2016-06）患者突感右上肢无力，可抬举及持物，右手写字无力，头 MRI 示脑桥左侧新发梗死灶，行卵圆孔封堵术，口服氯吡格雷（波立维），症状完全好转。半年后停氯吡格雷。1 年前（2019-09）患者突发头晕伴行走不稳，天旋地转感，右上肢麻木、右手精细动作差，予利伐沙班 20 mg 1 次 / 日口服，出现右咽窝血肿，减量为利伐沙班 10 mg 1 次 / 日，1 个月后停药。11 个月前（2019-10）患者突发近记忆力减退，无法回忆 1 天前事情，伴右上肢及胸部紧箍感，头 MRI 提示左侧颞叶梗死灶伴出血转化。9 个月前（2019-12）患者出现入睡困难，需药物助眠。7 个月前（2020-02）患者再次出现头晕，头 MRI 示左侧基底节新发梗死，予氯吡格雷、丁苯酞治疗后症状缓解。5 个月前（2020-04）患者出现情绪低落，予西酞普兰、丁螺酮后情绪好转。目前仍有右上肢麻木，右上肢及胸部紧箍感，回忆事情稍迟钝。

患者自发病以来食欲可，二便基本正常，体重无明显变化。

【**既往史、个人史、家族史**】腓肠神经活检术后 11 个月。肝血管瘤 8 年。外公、舅舅、母亲、兄妹均患脑血管病（图 24-1）。否认冠心病、糖尿病、高血压、高脂血症病史。否认吸烟、饮酒史。否认食物和药物过敏史。

【**入院查体**】卧位血压右侧 126/86 mmHg，心率 80 次 / 分。内科查体未见明显异常。神经系统查体：神清，语利，计算力减退，余高级皮质功能粗测正常。双侧瞳孔等大等圆，直径 3 mm，双侧瞳孔直接及间接对光反射灵敏，眼球各项运动充分，未见眼震。双侧面部针刺觉对称，双侧角膜反射正常引出，双侧咀嚼对称有力。双侧额纹、面纹对称，闭目及示齿有力。双耳粗测听力可，Weber 征居中，Rinne 试验双侧气导＞骨导。双侧软腭上抬有力，双侧咽反射存在。双侧转颈、耸肩有力，伸舌居中，未见舌肌纤颤。四肢肌容积正常，四肢

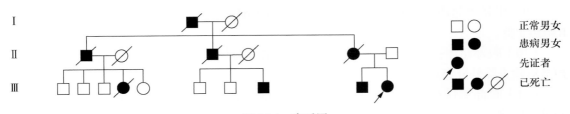

图 24-1 家系图

171

肌力 5 级，四肢肌张力正常。双侧指鼻、跟膝胫试验稳准，闭目难立征阴性。右足足背外侧缘较对侧针刺觉减退，触觉减退，其余肢体针刺觉及音叉振动觉对称。四肢腱反射活跃。双侧掌颏反射、Hoffmann 征阴性。右侧巴宾斯基征可疑阳性。颈软，脑膜刺激征阴性。

【辅助检查】

1. 头部 MRI ＋ MRA（发病第 5 年）：脑小血管病表现。左颞含铁血黄素沉积；脑内多发腔隙灶，右侧放射冠、半卵圆中心腔隙灶；脑内多发斑片状缺血性白质病变（改良 Fazekas 量表 3 级）；脑内散在微出血（图 24-2）。MRA 示椎基底动脉迂曲，右侧椎动脉颅内段纤细，右侧胚胎型大脑后动脉；左侧颈内动脉交通段动脉瘤（图 24-3）。

2. 头部 CT 平扫＋ CTA（发病第 5 年）：CT 平扫无异常。CTA 示双侧椎动脉、基底动脉迂曲，左侧大脑后动脉源自同侧颈内动脉；右侧大脑中动脉 M2 段末端局部血管异常膨隆：动脉瘤可能性大（图 24-4）。CTP 检查未见明显异常。

3. 肌电图（发病第 5 年）：上下肢所检神经未见神经源性及肌源性损害；肛门括约肌未见神经源性损害；体感诱发电位（SEP）提示 C7 以上至左顶皮质深感觉传导通路障碍，T12 以上至左顶皮质深感觉传导通路障碍；脑干听觉诱发电位（BAEP）、视觉诱发电位（VEP）未见明显异常；交感皮肤反应及 RR 间期变化率未见明显异常。

4. 基因检测（图 24-5）

5. 皮肤活检（组织病理）：血管管壁增厚。

6. 神经活检（组织病理）：没有发现神经纤维丢失、髓鞘结构异常及血管炎改变。

7. 其他住院相关检查

（1）血常规＋网织红细胞：血红蛋白 97 g/L（↓），红细胞平均体积 74.2 fl（↓），平均血红蛋白量 22.5 pg（↓），平均血红蛋白浓度 303 g/L（↓），红细胞分布宽度 19.7%（↓），血细胞比容 0.32（↓），余未见异常。

（2）血液系统 3 项：铁蛋白 6.3 ng/ml（↓），叶酸 7.38 ng/ml，维生素 B_{12} 349 pg/ml。

（3）肿瘤标志物（女性）：糖类抗原 72-4（CA72-4）31.77 U/ml（↑），余未见异常。

（4）生化全项、红细胞沉降率、糖化血红蛋白、甲状腺功能 8 项、B 型钠尿肽、术前 8 项、凝血 6 项、便常规＋潜血＋集卵、尿常规：未见明显异常。

（5）免疫电泳（血清单克隆蛋白测定）、抗链球菌溶血素 O、自身抗体谱、神经元抗原谱抗体 IgG 检测（血液）、抗中性粒细胞胞质抗体检测、类风湿因子、促甲状腺激素受体抗体、免疫球蛋白 4 项、凝血因子 8 项、抗心磷脂抗体：均未见异常。

（6）经颅多普勒超声（TCD）：右侧椎动脉血流速度偏低；增强试验阴性，TCD 栓子监测阴性。

（7）超声心动图：左心室舒张功能减低。

（8）下肢动脉超声：双侧下肢动脉散在小斑块形成。

（9）甲状腺超声：甲状腺右叶囊性结节，TI-RADS 2 类；甲状腺左叶囊实性结节，TI-RADS 3 类。

（10）腹部超声：肝弥漫性改变；肝内实性结节，与 2019-11-07 相比稍有增大，建议超声造影检查除外肝癌。

（11）腹部增强 CT：肝 S4 段占位，考虑海绵状血管瘤；双肾小囊肿；右侧胸腔积液；心脏术后改变。

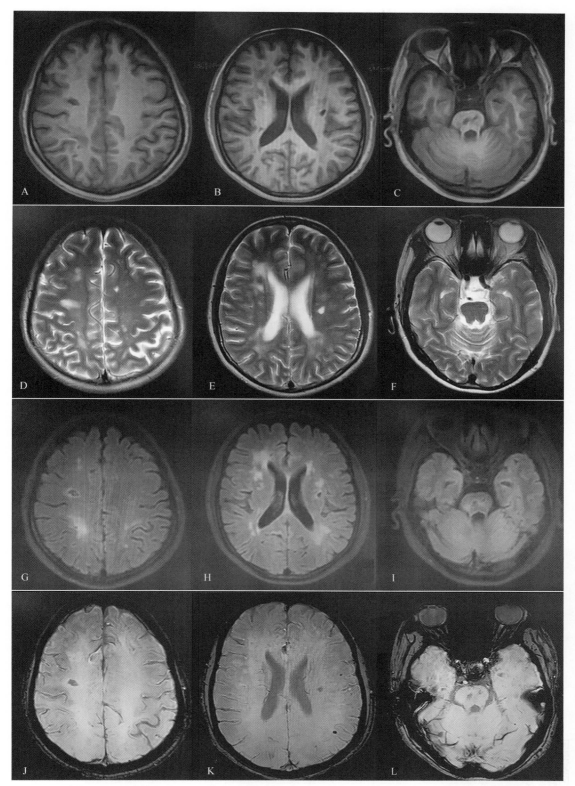

图 24-2　头部 MRI（发病第 5 年），示幕上、幕下多发腔隙灶，多发斑片状缺血性白质病变，多发微出血灶。
A ~ C. T1 序列；**D ~ F.** T2 序列；**G ~ I.** FLAIR 序列；**J ~ L.** SWI 序列

（12）汉密尔顿焦虑量表（HAMA）：11分，患者可能有轻微焦虑。汉密尔顿抑郁量表（HAMD）：13分，患者可能为轻微抑郁。蒙特利尔认知评估（MOCA）：25分，患者存在认知功能障碍。Epworth嗜睡量表：4分。匹兹堡睡眠质量指数（PSQI）：10分。

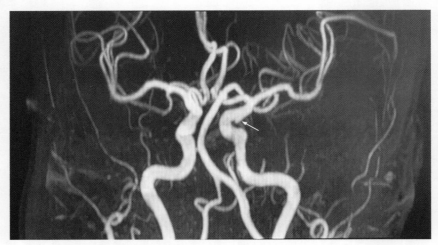

图24-3　头部MRA显示左侧颈内动脉交通段动脉瘤（箭头示）

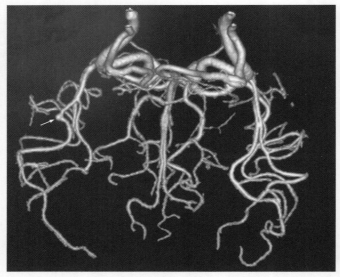

图24-4　头部CTA显示右侧大脑中动脉M2段末端可疑动脉瘤（箭头示）

G AA GA AGTAG AACCATG T TGT

彩图

图24-5（扫二维码看彩图）　受检位点Sanger测序提示 *COL4A1* 基因c.*34G＞T突变

【入院时诊断】

1. 定位诊断：脑桥、延髓，脑白质

患者突发右上肢无力，查体右侧巴宾斯基征可疑阳性，定位于左侧皮质脊髓束。患者右侧肢体麻木，定位于左侧脊髓丘脑束。患者突发头晕、耳闷、行走不稳，右手写字不准，定位于前庭小脑及其联络纤维。结合头部 MRI 提示脑桥、延髓多发腔隙灶，故定位于脑桥、延髓。

患者记忆力减退，查体提示计算力减退。结合头部 MRI 提示脑内多发斑片状缺血性白质病变，故定位于脑白质。

2. 定性诊断：脑桥常染色体显性遗传性微血管病和白质脑病

患者中年女性，急性起病，反复发作，出现局灶性神经系统功能缺损的症状及体征，头部 MRI 可见腔隙性梗死灶、脑萎缩、微出血、脑白质病变，故脑小血管病诊断明确。存在脑血管病家族史，患者及其兄 MRI 均见脑桥多发梗死，基因检测提示 *COL4A1* 基因 c.*34G > T 突变，位于 3′ UTR 区域，为临床意义未明突变，诊断脑桥常染色体显性遗传性微血管病和白质脑病（pontine autosomal dominant microangiopathy and leukoencephalopathy，PADMAL）可能性大。

【住院后诊疗经过】

患者入院后完善常规化验检查，完善头部 MRI ＋ MRA、腹部超声、甲状腺超声，完善心理科量表评估、腹部增强 CT 等。根据患者临床症状及体征、辅助检查、基因检测，考虑诊断脑小血管病 PADMAL 可能性大，予尼莫地平改善循环、脑保护治疗。

【出院时情况】

患者自诉记忆力减退较前好转，仍有右上肢麻木、右上肢及胸部紧箍感。

二、讨论

脑小血管病（cerebral small vessel disease，CSVD）是指颅内小血管发生病变所致的一组临床综合征，可累及穿支动脉、小动脉、毛细血管、小静脉及血管周围结构，主要临床表现为卒中、认知障碍、情绪障碍、步态异常、尿潴留等[1-2]。其发病率随着年龄的增长而增加。CSVD 在头部 MRI 上主要表现为：近期皮质下小梗死、腔隙性脑梗死、脑白质高信号、脑微出血、扩大的血管周围间隙及脑萎缩[1]。目前 CSVD 的发病机制尚未完全明确，临床诊断尚无统一标准，主要借助影像学检查进行诊断。危险因素包括高血压、糖尿病、高脂血症、吸烟、睡眠呼吸暂停综合征、慢性肾病等。CSVD 与基因突变也密切相关，目前已证实的基因有 *HTRA1*、*NOTCH3*、*CLO4A1*、*TREX1*、*ApoE*、α-GLA、*FOXC1*、*FOXC2* 等[3]。

Ⅳ 型胶原约占血管基底膜成分的 50%，对维持基底膜生物力学稳定性发挥着重要作用。Ⅳ 型胶原由 6 种不同的 α 链（α₁～α₆）组成，其分别由 6 个互相关联的基因（*CLO4A1* ～ *CLO4A6*）编码。*CLO4A1* 基因最常见的突变是甘氨酸残基改变，电镜下可观察到血管基底膜厚度不均、密度不一致和局灶性中断，引起血管壁脆性增加，在环境因素作用下易导致出血[4]。

脑桥常染色体显性遗传性微血管病和白质脑病（PADMAL）是近期发现的一种常染色

显性遗传病，病因为 *COL4A1* 基因非翻译区突变导致基因表达上调，因此其临床表型与其他 *COL4A1* 基因突变不同[5]。2004 年 Hagel 等报道一个六代的德国家系，发病年龄在 12 ～ 50 岁之间，主要临床表现包括步态障碍、构音障碍、共济失调、轻瘫、情绪障碍、痴呆和偏头痛等[6]。尸检显示血管病变主要累及穿支动脉，存在腔隙性梗死、皮质下白质弥漫性脱髓鞘及锥体束变性。组织学上血管表现为向心性和偏心性内膜增生、弹性纤维增生、中膜萎缩。2010 年 Ding 等报道，头颅 MRI 检查发现所有受累家系成员均存在脑桥腔隙性梗死，皮质下和脑室周围白质病变常见，脑微出血较少[7]。

（周宏宇　陈　彬）

三、专家点评

脑小血管病（CSVD）是老年人中最常见的脑血管疾病，为老龄化社会带来巨大疾病及经济负担。CSVD 可出现急性症状（腔隙综合征、脑出血），也可隐匿起病、缓慢进展或阶梯样加重，如痴呆、姿势步态异常、二便障碍、情感障碍等。

CSVD 组织病理学表现主要是小动脉、毛细血管和小静脉血管壁改变，如脂质玻璃样变和纤维素样坏死，在出现临床症状很多年前可能已缓慢发生 CSVD 的病理学变化。CSVD 的病因较多，最常见的是老龄及血管危险因素相关的小动脉硬化。2010 年 Leonardo Pantoni 对 CSVD 进行病因学分型，具体如下：动脉硬化（或年龄相关和血管危险因素相关的小血管疾病）、散发性及遗传性脑淀粉样血管病、其他遗传性脑小血管病、炎症及免疫介导的脑小血管病、静脉胶原性疾病及其他病因（如放疗后脑病）等[2]。由于活体病理学检查具有一定局限性，目前临床上对于 CSVD 的诊断更依赖于头颅影像学上脑损伤的间接征象——血管变化的神经影像学报告标准（STandards for ReportIng Vascular changes on nEuroimaging，STRIVE）分型，包括脑白质高信号改变（MRI-FLAIR 序列上表现为脑白质高信号）、新发的皮质下小梗死、腔隙性脑梗死、血管周围间隙、微出血及脑萎缩[1]。

COL4A1 基因突变是常见的遗传相关脑小血管病之一。*COL4A1* 基因突变破坏了血管基底膜稳定性，引起血管壁结构破坏，从而形成血管病。与 *COL4A1* 基因突变相关的常染色体显性遗传病可分为遗传性血管病伴肾病、动脉瘤和肌肉痉挛综合征（hereditary angiopathy with nephropathy，aneurysm and cramps，HANAC 综合征）、出血性脑小血管病、先天性脑穿通畸形 I 型等，这些临床表型可单独存在或重叠出现，其中对 HANAC 综合征的研究较多。HANAC 综合征累及全身多系统，包括脑、肾、肌肉、视网膜等。脑血管损害主要表现为脑小血管病，包括脑白质病变、腔隙性脑梗死、脑内微出血以及血管间隙扩大。国际上目前对 PADMAL 的研究与病例报道较少见，回顾既往文献报道，均以脑桥多发腔隙性梗死为主要表现，多合并皮质下和脑室周围白质病变，微出血灶较少。

本例患者临床特点为反复发作脑桥梗死，伴有认知及情绪改变，影像学提示梗死后出血转化，SWI 微出血灶较少，合并颅内动脉瘤。CSVD 的神经病理基础决定了缺血和出血两种结果。治疗上需权衡两者之间的风险，全面评估主要临床表现，阶段性调整抗血小板治疗方案。脑微出血是接受抗血小板治疗患者发生脑出血的重要危险因素[10]。脑微出血灶数目（5 ～ 10 个或 > 10 个）和空间分布对缺血性卒中急性期治疗和二级预防的风险分层具有重要参考价值[11-12]，同时对该病患者积极评估及干预认知障碍、情绪障碍等也有重要意义。

（审核及点评专家：张在强　牛松涛）

参考文献

[1] Wardlaw JM，Smith C，Dichgans M. Mechanisms of sporadic cerebral small vessel disease：insights from neuroimaging. Lancet Neurol，2013，12（5）：483-497. doi：10.1016/s1474-4422（13）70060-7.

[2] Pantonil L. Cerebral small vessel disease：from pathogenesis and clinical characteristics to therapeutic challenges. Lancet Neurol，2010，9（7）：689-701. doi：10.1016/s1474-4422（10）70104-6.

[3] Marini S，Anderson CD，Rosand J. Genetics of cerebral small vessel disease. Stroke，2020，51（1）：12-20. doi：10.1161/strokeaha.119.024151.

[4] Gasparini S，Qualtieri A，Ferlazzo E，et al. Normal immunofluorescence pattern of skin basement membranes in a family with porencephaly due to COL4A1 G749S mutation. Neurol Sci，2016，37（3）：459-463. doi：10.1007/s10072-015-2435-3.

[5] Sondergaard CB，Nielsen JE，Hansek CK，et al. Hereditary cerebral small vessel disease and stroke. Clin Neurol Neurosurg，2017，155：45-57. doi：10.1016/j.clineuro.2017.02.015.

[6] Hagel C，Groden C，Niemeyer R，et al. Subcortical angiopathic encephalopathy in a German kindred suggests an autosomal dominant disorder distinct from CADASIL. Acta Neuropathol，2004，108（3）：231-240. doi：10.1007/s00401-004-0887-2.

[7] Ding XQ，Hagel C，Ringelstein EB，et al. MRI features of pontine autosomal dominant microangiopathy and leukoencephalopathy（PADMAL）. J Neuroimaging，2010，20（2）：134-140. doi：10.1111/j.1552-6569.2008.00336.

[8] 中国卒中学会脑小血管病专家联盟. 中国脑小血管病的临床研究优先发展战略规划. 中国卒中杂志，2019，14（11）：1075-1082. doi：10.3969/j.issn.1673-5765.2019.11.001.

[9] Vahedi K，Boukobza M，Massin P，et al. Clinical and brain MRI follow-up study of a family with COL4A1 mutation. Neurology，2007，69（16）：1564-1568. doi：10.1212/01.wnl.0000295994.46586.e7.

[10] Wang DN，Hou XW，Yang BW，et al. Quantity of cerebral microbleeds，antiplatelet therapy，and intracerebral hemorrhage outcomes：a systematic review and meta-analysis. J Stroke Cerebrovasc Dis，2015，24（12）：2728-2737. doi：10.1016/j.jstrokecerebrovasdis.2015.08.003.

[11] Lau KK，Lovelock CE，Li L，et al. Antiplatelet treatment after transient ischemic attack and ischemic stroke in patients with cerebral microbleeds in 2 large cohorts and an updated systematic review. Stroke，2018，49（6）：1434-1442. doi：10.1161/strokeaha.117.020104.

[12] Charidimou A，Turc G，Oppenheim C，et al. Microbleeds，cerebral hemorrhage，and functional outcome after stroke thrombolysis. Stroke，2017，48（8）：2084-2090. doi：10.1161/strokeaha.116.012992.

蛛网膜下腔出血并硬脑膜动静脉瘘 Onyx 胶栓塞术后吉兰 – 巴雷综合征

一、病例介绍

【主诉】 患者女性，35 岁，主因"头痛 29 h，意识障碍 19 h"以"蛛网膜下腔出血"收入神经重症医学科。

【现病史】 患者 2020 年 6 月 20 日 18 时晚餐饮酒后突发头痛，全头部剧痛，尤以后枕部为甚。伴呕吐 1 次，非喷射性，为胃内容物，未见明显咖啡色液体。无肢体抽搐，无视物旋转，无大小便失禁。自行服用安宫牛黄丸 1 粒，病症无缓解，在家人护送下，自驾于 19:43 分就诊于我院，急诊头颅 CT ＋ CTA 示蛛网膜下腔出血，脑室积血，不排除动静脉畸形。予急诊留观，6 月 21 日 0:45 分患者突发意识模糊，伴肢体抽动，无肢体强直阵挛，无牙关紧闭及双眼上翻，复查头颅 CT 未见出血量明显增加，予止血、护脑、抗痫处理。18 时全麻下全脑血管造影明确右侧横窦区硬脑膜动静脉瘘，并行右枕叶硬脑膜动静脉瘘 Onyx 胶栓塞术，23 时术毕收入神经重症医学科治疗。患者自患病以来，暂未进食，小便黄清，大便暂未解，体重无明显变化。

【既往史、个人史、家族史】 平素健康状况良好。有头痛病史 4 年，在情绪波动及饮酒后可诱发，未特殊诊治。否认高血压、冠心病、糖尿病史，否认脑血管病、精神病史，否认肝炎、疟疾、结核病史，否认手术、外伤、输血史，否认过敏史，预防接种史不详。否认家族性遗传病史。

【入院查体】 内科查体：体温 36.0℃，脉搏 82 次 / 分，呼吸 12 次 / 分，血压 116/84 mmHg。双肺呼吸音清，未闻及干湿啰音，心律齐，心率 82 次 / 分，未及明显杂音。腹软，无压痛及反跳痛，肝脾肋下未触及。神经系统查体：嗜睡，构音障碍，双侧瞳孔等大等圆，直径 3 mm，双侧瞳孔对光反射灵敏。右侧额纹减少，右侧闭目无力，示齿有力。伸舌居中，未见舌肌纤颤。颈抵抗 3 指，四肢肌力 5 级，四肢肌张力正常，右上肢指鼻试验不准确，右下肢跟膝胫试验不稳，双侧巴宾斯基征阴性。Glasgow 昏迷量表（GCS）评分：E3V4M6。NIHSS 评分：意识 1a 1、1b 1、面瘫 3、共济 1、构音 1，总计 7 分。Hunt-Hess 分级：3 级。Fisher 分级：2 级。WFNS 分级：3 级。

【辅助检查】

1. 影像学检查

（1）头部 CT（发病 2 h）：鞍上池、环池、桥前池及右侧外侧裂内可见高密度影，第三脑室及第四脑室内可见高密度影。蛛网膜下腔出血、脑室积血（图 25-1）。

（2）头部 CTA（发病 2 h）：右侧小脑可见异常血管，其内可见动脉瘤样扩张，似由椎动脉 V4 供血（图 25-2）。

（3）头部 CTV（发病 2 h）：右侧横窦细，右侧乙状窦未见显影，右侧颈内静脉细。右侧小脑异常静脉显影（图 25-3）。

（4）全脑血管造影（发病 24 h）：右侧横窦区硬脑膜动静脉瘘，主要由右脑膜中动脉上、下动脉及枕动脉分支供血，经瘘口周围扩张静脉向深静脉引流，余血管造影未见异常血管影（图 25-4）。

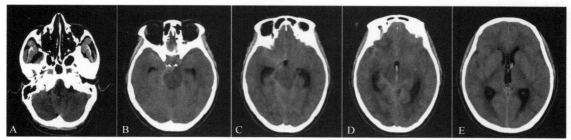

图 25-1　头部 CT（发病 2 h），示蛛网膜下腔出血、脑室积血。**A ～ E** 为头颅 CT 不同层面

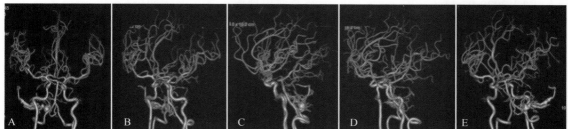

图 25-2（扫二维码看彩图）　头部 CTA（发病 2 h），右侧小脑可见异常血管，其内可见动脉瘤样扩张。**A ～ E** 为头颅 CTA 不同角度

彩图

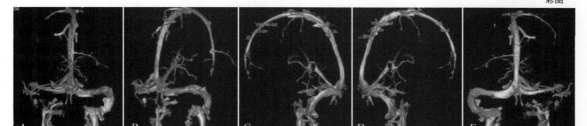

图 25-3（扫二维码看彩图）　头部 CTV（发病 2 h），示右侧横窦细，右侧乙状窦未见显影，右侧颈内静脉细。可见右侧小脑异常静脉显影。**A ～ E** 为头颅 CTV 不同角度

彩图

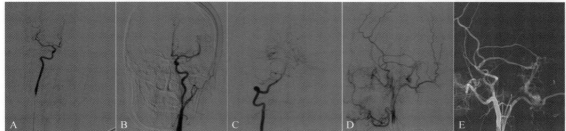

图 25-4　头部 DSA（发病 24 h）。**A**. 右侧颈内动脉造影；**B**. 左侧颈内动脉造影；**C**. 右侧椎动脉造影；**D** 和 **E**. 右侧横窦造影

（5）头部 MRI ＋ MRA（发病 4 天）：MRI 示胼胝体压部、左侧直回、延髓内右侧见片状长 T1、长 T2 信号，FLAIR 呈高信号，边界欠清。DWI、ADC 示胼胝体压部及延髓内右侧病变呈弥散受限改变。头部 MRA 示右侧椎动脉纤细，余未见明显异常血管影（图 25-5）。

（6）头部 MRI（发病 9 天）：胼胝体压部、延髓内右侧见片状长 T1、长 T2 信号（图25-6）。

2.肌电图

（1）2020-07-01（我院）：左侧尺神经 F 波出现率降低，右侧尺神经和双侧正中神经 F 波未引出。右手第 1 骨间背侧肌和伸指总肌静息时可见自发电位。

（2）2020-07-13（我院）：右侧正中神经 F 波出现率降低，潜伏期延长。左侧正中神经、双侧尺神经及胫神经 F 波出现率正常，潜伏期延长。右侧第 1 骨间背侧肌、伸指总肌和胫前肌静息时见自发电位。面神经直接反应：眼轮匝肌与口轮匝肌记录，双侧复合肌肉动作电位波幅正常，潜伏期正常。瞬目反射：双侧 R1、R2 波形分化尚可，重复性尚可，潜伏期正常。

（3）2020-07-16（我院）：右侧胫神经 F 波出现率正常，潜伏期延长。右侧第 1 骨间背侧肌、伸指总肌和胫前肌静息时可见自发电位。面神经直接反应：眼轮匝肌与口轮匝肌记录，双侧复合肌肉动作电位波幅正常，潜伏期正常。瞬目反射：双侧 R1、R2 波形分化尚可，重复性尚可，潜伏期正常。

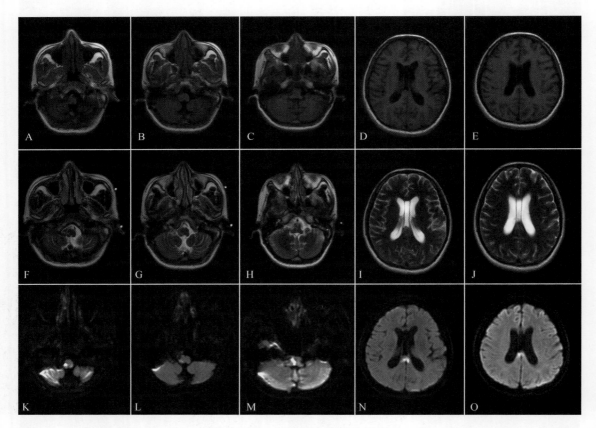

图 25-5 头部 MRI（发病 4 天）。胼胝体压部、延髓内右侧见片状长 T1、长 T2 信号，DWI 示弥散受限。**A ～ E** 为 T1 序列，**F ～ J** 为 T2 序列，**K ～ O** 为 DWI 序列

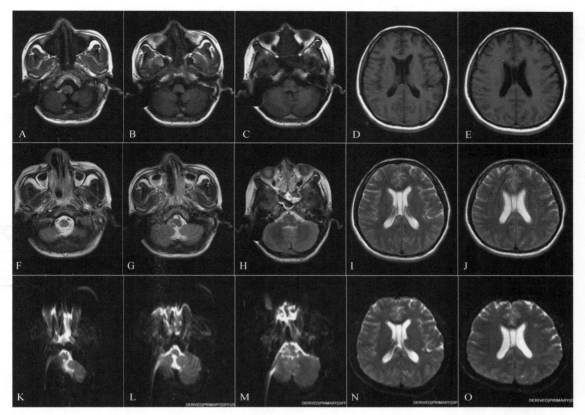

图 25-6　头部 MRI（发病 9 天）。胼胝体压部、延髓内右侧见片状长 T1、长 T2 信号，DWI 示弥散稍受限。**A ～ E** 为 T1 序列，**F ～ J** 为 T2 序列，**K ～ O** 为 DWI 序列

3. 实验室检查

（1）血常规、尿常规、便常规、生化全项、易栓症筛查、糖化血红蛋白、类风湿因子 3 项、抗磷脂抗体 4 项、肿瘤标志物、抗中性粒细胞胞质抗体、抗链球菌抗体、凝血、术前 8 项（2020-06-21 至 2020-07-27）：均未见明显异常。

（2）脑脊液检查（2020-07-06）：压力 250 cmH_2O，脑脊液常规、生化、染色、培养均正常。

（3）24 h IgG 鞘内合成率（2020-07-07）：IgG 鞘内合成率－17.34（↓）；脑脊液白蛋白 0.16 mg/ml（↑），血清白蛋白 21 mg/ml（正常）；脑脊液 IgG 0.071 mg/ml（↑），血清 IgG 31.5 mg/ml（↑）。

（4）神经元抗原谱抗体 IgG 检测（2020-07-08）：脑脊液（－），血清（－）。

（5）神经系统感染病毒抗体（2020-07-09）：①血清，单纯疱疹病毒 1 型抗体、单纯疱疹病毒 2 型抗体、风疹病毒抗体、弓形虫 IgG 抗体、EB 病毒抗体核心抗体、EB 病毒抗体衣壳抗体、巨细胞病毒 IgG 抗体均为阳性。②脑脊液，巨细胞病毒 IgG 抗体阳性。

（6）寡克隆蛋白电泳分析（2020-07-13）：脑脊液 IgG 寡克隆区带弱阳性（±），血清 IgG 寡克隆区带阴性（－）。

（7）补体 2 项（2020-07-15）：补体 C3 2.07 g/L（↑），补体 C4 0.371 g/L。

（8）甲状腺功能 8 项（2020-07-15）：游离甲状腺素 18.6 pmol/L（↑），抗甲状腺球蛋白抗体 22.45 IU/ml（↑），抗甲状腺过氧化物酶抗体 32.03 IU/ml（↑）。

（9）C 反应蛋白（2020-07-15）：51.8 mg/L（↑）。

（10）自身抗体谱（2020-07-20）：抗线粒体 M2 亚型抗体（＋＋）、抗 RO-52 抗体阳性（＋＋）。

【入院时诊断】

1. 定位诊断：蛛网膜下腔

患者突发头痛 26 h，意识障碍 19 h，结合神经系统查体：嗜睡，颈抵抗 3 指，提示脑膜刺激征阳性，定位于软脑膜及蛛网膜下腔，结合入院头部 CT 示颅底基底池可见高密度信号影，定位于蛛网膜下腔。

2. 定性诊断：右侧横窦区硬脑膜动静脉瘘伴蛛网膜下腔出血

患者青年女性，急性起病，因头痛 26 h、意识障碍 19 h 入院，头部 CT 提示蛛网膜下腔出血继发脑室积血。定性：蛛网膜下腔出血。全脑血管造影：右侧横窦区硬脑膜动静脉瘘。故诊断为右侧横窦区硬脑膜动静脉瘘伴蛛网膜下腔出血。

3. 鉴别诊断

中脑周围非动脉瘤性蛛网膜下腔出血：年龄、症状与动脉瘤性蛛网膜下腔出血相似，但头部 CT 显示仅在脚间池有少量出血，可向中脑环池、外侧裂基底部扩散。但是该患者出血量多，不符合中脑周围非动脉瘤性蛛网膜下腔出血的特点，故不考虑此诊断。

【住院后诊疗经过】

患者因"头痛 26 h、意识障碍 19 h"入院，病史、体征及入院头颅 CT、全脑血管造影检查均明确支持"右侧横窦区硬脑膜动静脉瘘伴蛛网膜下腔出血"，诊断依据充分。予重症监护，尼莫地平预防脑血管痉挛，低分子量肝素预防深静脉血栓形成及补液对症治疗，并于 6 月 21 日 19:22 全麻下行右横窦区硬脑膜动静脉瘘 Onyx 胶栓塞术。术后查体发现患者出现新的神经系统缺损体征：构音障碍、右侧周围性面瘫、右侧肢体共济失调。构音障碍、右侧肢体共济失调定位：右侧延髓背外侧区（疑核、舌下神经核和脊髓小脑束损害）。结合头部 MRI：胼胝体压部、延髓内右侧见片状长 T1、长 T2 信号，延髓异常信号区域与体征定位区域相符。病因分析：很可能是硬脑膜动静脉瘘存在颈外至颅内的危险吻合，在栓塞过程中，Onyx 胶通过颈外动脉与后循环椎基底动脉系统的吻合支，栓塞到了右侧椎动脉至延髓的穿支动脉和基底动脉至脑桥的穿支动脉，从而继发脑干急性梗死。虽然患者有右侧周围型面瘫体征，在磁共振的脑桥相应区域未发现病灶，分析有可能基底动脉穿支栓塞所致腔隙性梗死，磁共振扫描层距未扫描到病灶所致。而 MRI 胼胝体压部的异常信号灶，分析为蛛网膜下腔出血急性期，颅高压、脑水肿所致后部脑白质的可逆性病灶。加用阿司匹林抗栓治疗，动态观察病情变化及择期复查头部 MRI 检查。

患者 6 月 25 日至 28 日出现构音障碍加重，四肢弛缓性瘫痪，病程进行性加重，查体双侧周围性面瘫，四肢弛缓性瘫痪，肌力 0 级，双侧肱二头肌、肱三头肌、双膝、双跟腱反射消失，病理征阴性。6 月 26 日呼吸困难，电子喉镜下可见双侧声带麻痹，予气管插管。患者病情加重，单从一元病因论分析，首先需考虑脑干梗死病灶扩大，同时结合患者四肢瘫痪体征，需警惕病灶累及对侧，或向上进展累及脑桥基底部。复查头部 MRI 示：胼胝体压部、延髓内右侧见片状长 T1、长 T2 信号，病灶无明显扩大及增加。用脑血管一元病因论不能解释目前患者所有的临床表现及体征。针对双侧面肌、咽喉肌及四肢肌肉瘫痪，神经系统定位：脑桥中下基底部-延髓-上段颈髓-周围神经-肌肉。结合患者临床表现及体征考虑：①脑桥中央髓鞘溶解症。患者有严重的脑血管病和手术基础病史，病程中有一过性高钠血症，存在脑桥基底部脱髓鞘，急性出现假性延髓麻痹、中枢性四肢瘫痪等闭锁综合征的可能。②视神经脊髓炎谱系疾病。患者有严重的脑血管病及手术基础病史，磁共振显示在脑干（延髓极后区）及胼胝体压部见长 T1、长 T2 信号，提示在室管膜周围 AQP-4 高表达区存在脱髓鞘病灶，存在潜在病灶累及上段颈髓，导致软腭咽喉肌、四肢肌瘫痪的可能。③急性吉兰-巴雷综合征。患者有严重的脑血管病及手术基础病史，面肌、咽喉肌及四肢肌肉瘫痪呈急性、对称出现，并且周围性面瘫和四肢软瘫均提示下运动神经元损害表现，存在脑血管病基础上并发急性吉兰-巴雷综合征的可能。表 25-1 将这三种疾病的病因学及病变特征进行了对比。

表 25-1　脑桥中央髓鞘溶解症、视神经脊髓炎谱系疾病和急性吉兰-巴雷综合征的疾病特征对比

	脑桥中央髓鞘溶解症	视神经脊髓炎谱系疾病	急性吉兰-巴雷综合征
病因	慢性消耗性疾病的基础上，各种原因导致的水电解质紊乱；其次是慢性酒精中毒	一组主要由体液免疫参与的抗原-抗体介导的中枢神经系统炎性脱髓鞘疾病谱系	自身免疫性疾病，病原体某些组分和周围神经髓鞘组分相似，免疫系统错误识别，产生自身免疫
病理	脑桥内对称性脱髓鞘病变	脱髓鞘、硬化斑、坏死，伴血管周围炎性细胞浸润	神经根、神经节和周围神经出现水肿、充血、血管周围炎性细胞浸润
流行病学	青壮年多发	青壮年起病，女性多发	任何年龄，男女发病率相似
临床表现	假性延髓麻痹，中枢性四肢瘫痪和不同程度意识障碍	6 组核心临床症候：视神经炎、急性脊髓炎、延髓极后区综合征、急性脑干综合征、急性间脑综合征、大脑综合征	急性起病，四肢对称性无力，肢体远端感觉异常。可合并脑神经损害，表现为面瘫、声嘶、吞咽困难，罕见括约肌功能障碍
辅助检查	MRI 示脑桥基底部特征性蝙蝠翼样病灶，对称分布，呈长 T1、长 T2 信号	MRI 在室管膜周围 AQP-4 高表达区（延髓极后区、丘脑、下丘脑、第三和第四脑室周围、脑室旁、胼胝体、大脑半球白质等）呈长 T1、长 T2 信号	肌电图：F 波或 H 波反射延迟或消失。神经传导速度减慢，远端潜伏期延长，运动单位动作电位波幅正常或下降。感觉神经传导一般正常

（1）脑桥中央髓鞘溶解症：患者复查头部 MRI，脑桥基底部未见异常信号灶，并动态观察患者神经系统损害体征，始终表现为四肢弛缓性瘫痪，无中枢性四肢痉挛性瘫痪表现，排除早期中枢神经系统严重损害、部分患者短时间内暂不表现出上运动神经元损害的可能。因此，脑桥中央髓鞘溶解症可排除。

（2）视神经脊髓炎谱系疾病：患者完善颈髓 MRI 未见异常信号灶，虽然 MRI 显示在延髓及胼胝体压部见长 T1、长 T2 信号，提示可能在室管膜周围 AQP-4 高表达区存在脱髓鞘病灶，但上述病灶不能完全解释患者咽喉肌、四肢肌瘫痪体征。结合患者脑脊液常规、生化、24 h 鞘内 IgG 合成率、脑脊液寡克隆蛋白电泳分析、神经元抗体谱检查均为阴性，故视神经脊髓炎谱系疾病可排除。

（3）急性吉兰-巴雷综合征：完善肌电图显示，左侧尺神经 F 波出现率降低，右侧尺神经和双侧正中神经 F 波未引出，右手第 1 骨间背侧肌和伸指总肌静息时可见自发电位，提示存在多发的神经根轴索损害。按照少数已经发表的回顾性病例总结的数据，5% ～ 19% 的吉兰-巴雷综合征（Guillain-Barré syndrome，GBS）患者发病 6 周或 8 周内进行过外科手术，机制可能与外科手术改变免疫系统平衡，引起短暂免疫抑制，导致自身抗体攻击周围神经，或免疫抑制增加亚临床感染机会诱发 GBS，也可能在手术中机体应激释放抗原，随后产生自身免疫反应诱发 GBS。腰椎穿刺检查未见明确的脑脊液蛋白-细胞分离现象，分析可能与患者蛛网膜下腔出血存在干扰有关。综上所述，考虑并发急性吉兰-巴雷综合征的可能性大，于 7 月 1 日至 5 日应用丙种球蛋白 0.4 kg/d 调节免疫，B 族维生素营养神经治疗，患者病情好转，肢体肌力逐步恢复。

【出院时情况】

患者 GCS 评分：10T。NIHSS 评分：17 分。查体：意识水平清楚，双侧瞳孔等大等圆，直径 3 mm，双侧瞳孔对光反射灵敏。双侧额纹减少，伸舌不能，口唇张开可微露齿。四肢肌力检查：右上肢近端肌力 2 级，远端肌力 2 级；右下肢近端肌力 3- 级，远端肌力 2 级；左上肢近端肌力 0 级，远端肌力 0 级；左下肢近端肌力 2 级，远端肌力 0 级。双上肢肱三头肌及桡骨膜腱反射引出，右侧膝反射引出，左侧巴宾斯基征阳性，右侧巴宾斯基征阴性。

二、讨论

吉兰-巴雷综合征（GBS）是一类由免疫介导的急性炎性周围神经病，以急性对称性肢体弛缓性瘫痪，及腱反射减弱或消失为主要特点，常有脑脊液蛋白-细胞分离现象，静脉注射免疫球蛋白和血浆置换治疗有效[1]。GBS 好发年龄段为 16 ～ 25 岁及 45 ～ 60 岁，发病率为（0.4 ～ 2.5）/10 万[2]。

GBS 中最为常见的两个亚型是急性炎性脱髓鞘性多发性神经根神经病（acute inflammatory demyelinating polyradiculoneuropathy，AIDP）和急性运动轴索性神经病（acute motor axonal neuropathy，AMAN）。另外，较少见的 GBS 亚型包括急性运动感觉轴索性神经病（acute motor-sensory axonal neuropathy，AMSAN）、Miller-Fisher 综合征（MFS）、急性泛自主神经病和急性感觉神经病等[3]。

AIDP 是 GBS 中最常见的类型，也称为经典型 GBS，主要病变为多发神经根和周围神经的运动和感觉神经节段性脱髓鞘。根据《中国吉兰-巴雷综合征诊治指南 2019》[4]，AIDP 的诊断标准主要包括：①常有前驱感染史，呈急性起病，进行性加重，多在 4 周内达高峰；②对称性肢体和延髓支配肌肉、面部肌肉无力，重者有呼吸肌无力，四肢腱反射减低或消失；③可伴有感觉异常和自主神经功能障碍；④脑脊液出现蛋白-细胞分离现象；⑤电生理检查提示运动神经传导远端潜伏期延长、传导速度减慢、F 波异常、传导阻滞、异常波形离散等周围神经脱髓鞘改变；⑥病程有自限性。如果出现以下表现，则一般不支持 GBS 的诊断：①显著、持久的不对称性肢体无力；②以膀胱或直肠功能障碍为首发症状或持久恒定的膀胱或直肠功能障碍；③脑脊液中单核细胞数超过 50×10^6/L；④脑脊液中出现分叶核白细胞；⑤存在明确的感觉平面。根据不同患者的临床具体特点，该病需要与脊髓炎、重症肌无力、急性横纹肌溶解症、白喉神经病、莱姆病、卟啉病周围神经病、中毒性周围神经病（如重金属、正己烷、药物）、肉毒毒素中毒、癔症性瘫痪等疾病进行鉴别。

GBS 的病因及发病机制尚未完全阐明，一般认为是由多种因素共同导致。大约 2/3 的 GBS 在发病前 6 周内存在呼吸道或肠道前驱感染史[5]。据报道 GBS 也可由非感染性因素触发，如创伤、疫苗接种、自身免疫性疾病、免疫抑制治疗和应用神经节苷脂等[6]。

20 世纪 60 年代，Wiederholt 等和 Arnason 等首次先后报道外科手术是 GBS 的诱因之一[7-8]。此后，关于手术或外伤等创伤应激导致的创伤相关性 GBS 的报道逐渐增多，创伤类型主要包括足外伤、颅脑创伤、开颅术、阑尾切除手术、骨折、剖宫产术、开胸术、脊柱手术等[9-11]。国外有学者认为，创伤相关性吉兰-巴雷综合征的发生与创伤类型、麻醉方式有关，颅脑创伤、开颅术、脊柱手术后 GBS 病例更为多见。国内一项单中心回顾性研究分析了 17 例术后发生 GBS 患者的临床特征。研究发现从手术到出现 GBS 症状的中位时间为 16 天，GBS 前手术类型主要是骨科手术、胃肠手术和神经外科手术[12]。GBS 在神经介入手术后发生既往少有报道[13]，该患者为硬脑膜动静脉瘘 Onyx 胶栓塞术后出现，术中在脑组织表面操作，术后出现 GBS，提示 GBS 的发生与手术本身可能并无特定关系，而是重大的机体应激导致 GBS 的可能性更大。

目前，有关术后出现 GBS 的发病机制尚不明确，研究认为可能原因如下：①手术或外伤易引起自身抗原暴露，进而出现自身免疫系统过度识别，如脑外伤或椎管手术，被破坏的神经组织细胞释放出髓鞘蛋白等物质，通过已破坏的血脑屏障进入循环系统，引起淋巴细胞识别，产生相应的抗体或效应细胞，进而导致周围神经损伤，最终导致 GBS 发生[14]。②术中麻醉药物可能通过轴突，与周围神经鞘磷脂蛋白相互作用，诱发周围神经自身免疫反应，同时也可联合局部损伤激发瀑布样免疫反应，从而导致神经病变[15]。③手术或创伤作为应激源，可导致体内潜在免疫耐受被活化，从而对自身成分产生免疫攻击而致病，也可导致体内的潜伏感染被激活，进而通过分子模拟产生交叉抗体致病[16]。

创伤相关性 GBS 的诊断首先应符合 GBS 诊断标准，但由于外伤或手术本身，以及一些并发症，往往容易掩盖患者的早期症状，使得病情变复杂，加大了诊治难度。根据文献报道，创伤相关性 GBS 通常发生在外伤或手术后 1～2 周内，少数可发生在 6 周内[12]。外伤或手术后 GBS 的发病率为 4.1/10 万[17]。临床特点以运动症状为主，感觉症状少见或轻微，极易累及呼吸肌，且病情多较危重，术后出现呼吸衰竭、自主神经功能障碍和肌肉萎缩的发生率明显增高。脑脊液检查多有蛋白-细胞分离现象，肌电图检查异常率高，可表现为传导速度或波幅的异常，多为运动神经轴索损害。同时应排除脑血管病、脑干脑炎、重症肌无力、周期性麻痹、脊髓疾病、中毒性或代谢性周围神经病、危重病性多发性神经病。

创伤相关性 GBS 的治疗原则与一般感染等诱发的 GBS 基本相同。但由于创伤相关性 GBS 患者有原发病基础，病情相对复杂，识别率低，因此创伤相关性 GBS 的治疗效果并不理想。静脉注射免疫球蛋白和血浆置换治疗为一线治疗方法，但此类患者因手术、外伤、失血等限制了血浆置换的使用，故静脉注射免疫球蛋白治疗更为常见。由于合并原发损伤、病情危重，以及诊断难度大、治疗常延误，创伤相关性 GBS 死亡率较一般 GBS 高，预后更差[18]。

创伤相关性 GBS 病情危重，及早识别诊断有助于迅速开展治疗，辅以全面的护理及康复治疗，从而最大程度地改善患者预后，降低医疗负担和减少致残率。

（申 园 聂曦明）

三、专家点评

几项研究发现外科手术后的 GBS 病例占 5% ～ 9.5%。Arnason 和 Asbury 首次详细描述了手术后多神经炎，他们发现手术后 GBS 的病因为手术过程中释放的神经抗原。此外，他们推测外科手术联合增强免疫反应的其他宿主因素，最终引起了多神经炎。也有人推测外科手术应激激活了神经内分泌应激轴和细胞介导免疫反应，这会反过来促进感染，产生交叉反应抗体。

后来又发表了一些病例报道，骨科、心血管、胃肠道或神经外科手术等与 GBS 关系最强，更常见于活动性恶性肿瘤的患者。动静脉瘘蛛网膜下腔出血介入栓塞术后发生 GBS 的报道还比较罕见，本例患者能够短时间内诊断 GBS，的确考验了临床医生的基本功。另外，蛛网膜下腔出血后发生 GBS 样症状容易误诊为脑梗死、迟发性脑缺血、血液对腰骶神经根的损害、脊髓血管畸形等，甚至误诊为 ICU 获得性肌无力。

早期诊断 GBS 非常重要，因为及时给予丙种球蛋白治疗能够改善患者的预后。临床上，特别是外科手术后发现无法解释的四肢无力时，应该及时进行肌电图检查，以防误诊。

（审核及点评专家：杨中华）

参考文献

［1］van den Berg B，Walgaard C，Drenthen J，et al. Guillain-Barre syndrome：pathogenesis，diagnosis，treatment and prognosis. Nat Rev Neurol，2014，10（8）：469-482.

［2］Sejvar JJ，Baughman AL，Wise M，et al. Population incidence of Guillain-Barre syndrome：a systematic review and meta-analysis. Neuroepidemiology，2011，36（2）：123-133.

［3］Wakerley BR，Uncini A，Yuki N，et al. Guillain-Barre and Miller Fisher syndromes—new diagnostic classification. Nat Rev Neurol，2014，10（9）：537-544.

［4］刘明生，蒲传强，崔丽英. 中国吉兰-巴雷综合征诊治指南 2019. 中华神经科杂志，2019，52（11）：877-882.

［5］Yuki N，Hartung HP. Guillain-Barre syndrome. N Engl J Med，2012，366（24）：2294-2304.

［6］Wakerley BR，Yuki N. Infectious and noninfectious triggers in Guillain-Barre syndrome. Expert Rev Clin Immunol，2013，9（7）：627-639.

［7］Wiederholt WC，Mulder DW，Lambert EH. The Landry-Guillain-Barré-Strohl syndrome or polyradiculoneuropathy：historical review，report on 97 patients，and present concepts. Mayo Clin Proc，1964，39：427-451.

［8］Arnason BG，Asbury AK. Idiopathic polyneuritis after surgery. Arch Neurol，1968，18（5）：500-507.

［9］Carr KR，Shah M，Garvin R，et al. Post-traumatic brain injury（TBI）presenting with Guillain-Barre syndrome and elevated anti-ganglioside antibodies：a case report and review of the literature. Int J Neurosci，2015，125（7）：486-492.

［10］Boghani Z，Livingston AD，Simpson EP，et al. Acute onset of Guillain-Barre syndrome after elective spinal surgery. World Neurosurg，2015，84（2）：376-379.

［11］Battaglia F，Sevy A，Moyse E，et al. Guillain-Barre syndrome following severe head trauma and spine surgery. Rev Neurol（Paris），2013，169（2）：166-168.

［12］Bao L，Chen X，Li Q，et al. Surgery and Guillain-Barre syndrome：a single-center retrospective study focused on clinical and electrophysiological subtypes. Neuropsychiatr Dis Treat，2020，16：969-974.

［13］王学建，汪志峰. 脑动脉瘤术后合并吉兰-巴雷综合征一例. 中国神经免疫学和神经病学杂志，2018，25（6）：455-456.

[14] 操亚云，季苏琼，桂梦翠，等. 创伤后吉兰-巴雷综合征三例并文献复习. 中国神经免疫学和神经病学杂志，2018，25（4）：247-251.

[15] Bamberger PD，Thys DM. Guillain-Barre syndrome in a patient with pancreatic cancer after an epidural-general anesthetic. Anesth Analg，2005，100（4）：1197-1199.

[16] Al-Hashel JY，John JK，Vembu P. Unusual presentation of Guillain-Barre syndrome following traumatic bone injuries：report of two cases. Med Princ Pract，2013，22：597-599.

[17] Gensicke H，Datta AN，Dill P，et al. Increased incidence of Guillain-Barre syndrome after surgery. Eur J Neurol，2012，19（9）：1239-1244.

[18] Li X，Xiao J，Ding Y，et al. Clinical and electrophysiological features of post-traumatic Guillain-Barre syndrome. BMC Neurol，2017，17（1）：142.

第 4 章

运动障碍性疾病

病例 26 肝豆状核变性

一、病例介绍

【主诉】患者男性，25 岁，主诉"言语缓慢伴行走后倾 2 年，加重伴记忆力减退 2 个月"。

【现病史】患者自 2 年前（2018 年 4 月）逐渐出现言语缓慢，当时主要表现为说话口吃，有重复语言，但可正常发音，能听懂他人说话，可正常交流；偶尔有精神症状，表现为胡言乱语及迫害妄想；伴有性格改变，易激惹，发脾气；偶有双手姿势性震颤、站立不稳及行走站立时身体后退症状，无头晕、头痛，无恶心、呕吐，无肢体感觉及运动异常，无意识障碍及二便失禁，上述症状表现轻微但持续存在，无明显诱发及缓解因素。曾就诊于当地精神病医院及北京某综合医院精神科，考虑"抑郁症、迫害妄想、精神发育迟滞"，给予利培酮、劳拉西泮、盐酸苯海索等药物治疗，精神症状有所缓解，其余症状同前。于 1 年半前（2018 年 10 月）就诊于我院，因当时存在发热、精神症状，头颅 MRI 提示颅内病变，考虑"自身免疫性脑炎可能"，给予激素及丙种球蛋白冲击治疗，症状未见明显改善，仍缓慢进展。入院前 2 个月（2020 年 1 月）家属发现上述症状均有所加重，重复语言明显，双手姿势性震颤及站立时身体后退症状时常出现，常有迫害妄想及胡言乱语情况发生。半个月前在我院完善头颅 MRI 提示：脑内多发异常信号，脱髓鞘改变，脑萎缩征象。近半月"感冒"后上述症状再次加重，伴记忆力减退，以近期记忆力减退为主，家属诉嘱托的话无法复述，远期记忆力未见明显异常，服用利培酮后胡言乱语症状持续 1 天后好转，其余症状同前，再次就诊于我院急诊，完善头颅 CT 示脑内多发异常密度影，考虑"颅内感染"，给予头孢唑肟、阿昔洛韦治疗，患者自觉言语不利症状有所好转。为求进一步诊治就诊于我科。

【既往史】否认高血压、糖尿病、心脏病等慢性疾病。否认肝炎、结核等传染病病史。否认脑外伤、脑炎、脑卒中病史。否认毒物接触史。否认 CO 中毒史。否认吸烟、饮酒史。否认食物、药物过敏史。

【个人史、家族史】患者小学文化，右利手。足月顺产，低体重儿（出生时体重 1.5 kg 左右），自小体弱多病，学龄时期各学科学习能力、语言能力及运动能力均较同龄人差。否认家族中其他成员有类似病史。

【入院查体】内科查体：体温 36.6℃，脉搏 78 次 / 分，呼吸 19 次 / 分，血压 122/76 mmHg。双肺呼吸音清，未闻及干湿啰音，心律齐，未闻及明显杂音。腹软，无压痛及反跳痛，肝脾肋下未触及。神经系统查体：神清，构音障碍，反应迟钝，时间、地点、人物定向力正常，记忆力、计算力减退。双眼瞳孔等大等圆，直径约 2.5 mm，直接及间接对光反射灵敏，双眼各向运动充分，无眼震。余脑神经查体未见异常。四肢肌容积正常，双侧肢体肌张力铅管样增高，四肢肌力 5 级。双侧轮替动作缓慢，幅度减小。双侧指鼻、跟膝胫试验欠稳准。双上肢可见细微姿势性震颤。直线行走不能。双侧针刺觉及音叉振动觉对称。闭目难立征阳性。四肢腱反射对称引出。双下肢踝阵挛阳性。双侧掌颏反射、Hoffmann 征阴性。双侧巴宾斯基征阴性，双侧 Pussep 征阳性。颈软，脑膜刺激征阴性。

【辅助检查】

1. 影像学检查

（1）胸部 X 线片（发病 6 个月）：心、肺、膈未见异常。

（2）腹部超声（发病 6 个月）：肝内多发实性结节，考虑血管瘤。

（3）头部 MRI（发病 6 个月）：MRI 示，双侧基底节区、丘脑、脑干、双侧额顶叶皮质下多发异常信号；脑萎缩征象；鼻窦炎（图 26-1）。

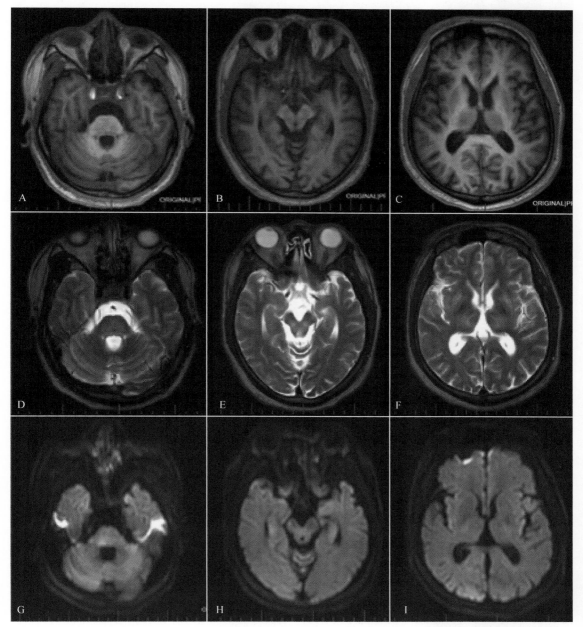

图 26-1　发病 6 个月头部 MRI，示双侧基底节区、丘脑、脑干、双侧额顶叶皮质下多发斑点、斑块状长 T1 长 T2 信号影，边界模糊，DWI 未见弥散受限。**A ～ C.** T1 序列；**D ～ F.** T2 序列；**G ～ I.** DWI 序列

（4）胸椎正侧位（发病6个月）：胸椎脊柱侧弯。

（5）双髋关节正位（发病6个月）：骶椎隐裂，双髋关节退行性变。

（6）泌尿系统超声（发病6个月）：右肾小囊肿。

（7）头部MRI＋增强（发病23个月）：脑内多发异常信号，脱髓鞘改变，与发病6个月MRI片比较，未见明显改变；脑萎缩征象；鼻窦炎（图26-2）。

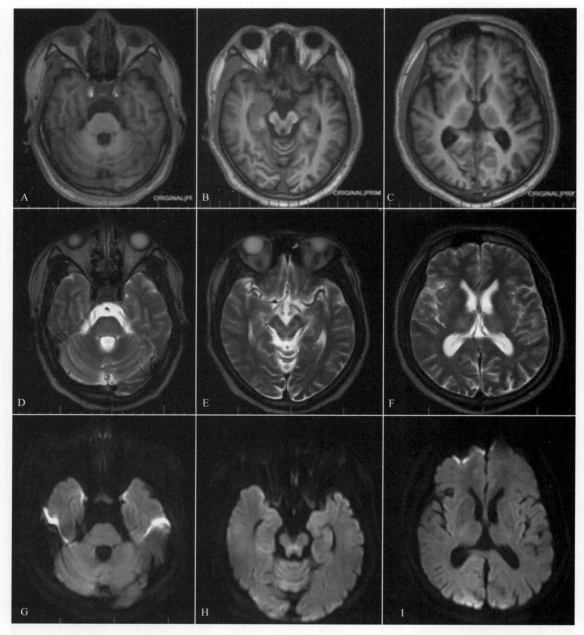

图26-2　发病23个月头部MRI，示双侧基底节区、丘脑、脑干、双侧额顶叶皮质下多发斑点、斑块状长T1长T2信号影，边界模糊，DWI未见弥散受限。与发病6个月头部MRI相比，未见明显改变。**A～C.** T1序列；**D～F.** T2序列；**G～I.** DWI序列

2. 精神、心理及认知功能评估：

（1）蒙特利尔认知评估（MOCA）量表（发病 6 个月）：15 分，提示存在认知功能障碍。

（2）简易精神状态检查（MMSE）量表（发病 6 个月）：15 分，提示存在中度认知功能缺损。

（3）汉密尔顿焦虑量表评分（发病 6 个月）：12 分（0～56 分），提示可能存在焦虑。

（4）汉密尔顿抑郁量表评分（发病 6 个月）：15 分（0～78 分），提示存在轻微抑郁。

（5）匹兹堡睡眠质量指数（发病 6 个月）：14 分（0～21 分），提示睡眠质量一般。

（6）Epworth 嗜睡量表（发病 6 个月）：2 分，正常。

（7）快速眼动期睡眠行为障碍（RBD）筛查量表（发病 6 个月）：10 分，临床可能存在 RBD。

3. 实验室检查

（1）生化全项（发病 6 个月）：总胆汁酸 13.9 μmol/L（↑），尿酸 110.7 μmol/L（↓），高密度脂蛋白胆固醇 0.91 mmol/L（↓）。

（2）脑脊液检查（发病 6 个月）：压力 120 mmH$_2$O，脑脊液常规、生化、染色、培养均正常；神经元抗原谱抗体 IgG 检测均阴性；神经系统感染病毒抗体检测（脑脊液）均阴性；自身免疫性脑炎、副肿瘤、中枢神经系统脱髓鞘疾病谱均阴性。

（3）血常规、尿常规、便常规、自身抗体谱、补体、心磷脂抗体、甲状腺功能、肿瘤标志物、抗中性粒细胞胞质抗体、抗链球菌抗体、凝血、术前 8 项、结核感染 T 细胞检测（血＋脑脊液）（发病 6 个月）：均未见明显异常。

（4）生化全项（发病 23 个月）：尿酸 89.9 μmol/L（↓），高密度脂蛋白胆固醇 0.93 mmol/L（↓），载脂蛋白 A1 1.17 g/L（↓），氯 108.8 mmol/L（↑），同型半胱氨酸 21.98 μmol/L（↑），总二氧化碳 18 mmol/L（↓）。

（5）脑脊液检查（发病 23 个月）：压力 105 mmH$_2$O，脑脊液常规、生化、染色、培养未见明显异常；神经元抗原谱抗体 IgG 检测均阴性；神经系统感染病毒抗体检测（脑脊液）均阴性；自身免疫性脑炎、副肿瘤检测均阴性。

【入院时诊断】

1. 定位诊断：广泛大脑皮质、皮质下白质、锥体外系、小脑、脑干

患者存在近期记忆力减退，病情加重时曾出现胡言乱语症状。查体可见反应迟钝、记忆力减退、计算力减退，考虑额叶、颞叶内侧海马及其联络纤维受损，结合头部 MR 可见额、颞叶皮质萎缩，故定位于额叶、颞叶内侧。患者存在言语缓慢、姿势性震颤、站立不稳等临床表现，查体存在言语缓慢、构音障碍、双上肢姿势性震颤、四肢铅管样肌张力增高，考虑锥体外系受累。查体见双下肢踝阵挛阳性，双侧 Pussep 征阳性，考虑有双侧锥体束受累。影像学可见双侧皮质下白质、壳核、双侧丘脑多发点片状脱髓鞘改变，脑干及小脑萎缩，故综合定位于广泛大脑皮质、皮质下白质、锥体外系、小脑、脑干。

2. 定性诊断：颅内病变原因待查

患者青年男性，隐匿性起病，缓慢进展病程，病史大概 2 年，临床主要表现为缓慢进展的构音障碍、精神症状、运动障碍，查体可见认知功能受损、锥体系及锥体外系均有受累。结合发病年龄、发育过程及多次头部 MRI 提示双侧皮质下白质、双侧丘脑多发点片状脱髓鞘改变，脑干及小脑萎缩，需考虑遗传代谢性疾病，肝豆状核变性可能。依据 2008 年中华

医学会神经病学分会推出的《肝豆状核变性诊断与治疗指南》，患者目前存在锥体外系症状、神经精神症状，无肝受累表现，无家族史，入院后需完善眼科会诊，检查是否存在 K-F 环；完善血清铜蓝蛋白、24 h 尿铜、血清铜、基因等检查，进一步明确诊断。

3. 鉴别诊断

（1）脑组织铁沉积性神经变性疾病：是一组由基因突变导致的以锥体外系症状为主，伴有其他复杂临床症状，在脑组织特定部位可见异常铁沉积的神经遗传变性疾病。常见铁沉积部位为苍白球、黑质、红核、丘脑等脑深部灰质核团。脑组织铁沉积病最常见的亚型为泛酸激酶相关性神经变性病（PKAN），其首发症状多为步态障碍及姿势异常，少数病例以精神行为异常或视力障碍为首发症状。锥体外系症状、认知发育迟滞或倒退、锥体系症状、视网膜色素变性等眼部症状是常见表现。此患者青年起病，具有锥体外系、精神行为异常等临床表现，应加以鉴别，但此患者头部 MR 未见脑铁沉积病的影像学特征。

（2）脊髓小脑共济失调：大多有家族遗传倾向，20 岁以前起病者多为常染色体隐性遗传，而 20 岁以后起病者多为常染色体显性遗传。临床表现主要有共济运动障碍、步态异常、书写障碍、吞咽困难和饮水呛咳。震颤主要表现为运动性震颤、姿势性震颤。此患者具有共济失调表现、震颤等，需与此病相鉴别。但此患者无家族史，头部 MR 表现与此病不符。

（3）多系统萎缩（multiple system atrophy，MSA）：主要临床表现为不同程度的自主神经功能障碍、帕金森症状、小脑性共济失调症状和锥体束征等。早期出现严重的进展性的自主神经功能障碍是 MSA 的主要特征。目前临床上将 MSA 分为以帕金森症状为突出表现的 MSA-P 亚型和以小脑性共济失调症状为突出表现的 MSA-C 亚型。此患者具有共济失调和震颤的临床表现应予以鉴别，但患者起病年龄较轻，无自主神经功能损害表现，且头部 MR 表现不符。

【住院后诊疗经过】

入院后首先完善眼科检查及铜蓝蛋白检查，留取 24 h 尿，行尿铜检查。检查结果如下：①眼科会诊，双眼 K-F 环（＋）；②铜蓝蛋白（2020-03-23），22.07 mg/L（↓）；③血清铜，0.57 mg/L（正常 0.7 ～ 1.4 mg/L）；④ 24 h 尿铜回报，819.2 μg/24 h（正常 15 ～ 30 μg/24 h）。考虑患者为肝豆状核变性，给予低铜饮食；患者存在认知障碍、精神症状，给予利培酮治疗，并加强看护；行青霉素皮试阴性，给予青霉胺排铜治疗。

【出院时情况】

患者精神症状较前好转，行走不稳较前有所改善。其他神经系统查体较前无明显变化。

二、讨论

肝豆状核变性又名 Wilson 病（Wilson's disease，WD），是一种常染色体隐性遗传的铜代谢障碍性疾病。其致病基因 *ATP7B* 定位于染色体 13q14.3，编码一种铜转运 P 型 ATP 酶。*ATP7B* 基因突变导致 ATP 酶功能减弱或丧失，致血清铜蓝蛋白合成减少以及胆道排铜障碍，蓄积体内的铜离子在肝、脑、肾、角膜等处沉积，引起进行性加重的肝硬化、锥体外系症状、精神症状、肾损害及角膜色素环（Kyaser-Fleischer ring，K-F 环）等。本病在中国较多见，尤其好发于青少年，因其表现的多样性，50 岁以下出现运动障碍的患者需考虑肝豆状核变性的可能。

铜在 ATP7B 蛋白作用下通过两种途径被分泌出肝细胞外，其一是在高尔基体与铜蓝蛋白结合形成铜-铜蓝蛋白复合物后进入血液循环，其二是经胆汁分泌排出体外。WD 患者由于 *ATP7B* 基因突变影响了上述两条途径，导致铜在肝细胞内聚集，另外铜也会沉积在脑、眼、肾、骨骼等易受损害的器官。WD 患者肝损害主要表现为肝硬化；脑的病理改变首先出现在基底节，包括壳核和尾状核囊性坏死及神经元丢失、轴突退行性变及胶质增生，此外，还可以出现皮质萎缩。

（一）WD 的临床分型

1. 肝型：①持续性血清转氨酶增高；②急性或慢性肝炎；③肝硬化；④暴发性肝衰竭。

2. 脑型：①帕金森综合征；②运动障碍，如扭转痉挛、手足徐动、舞蹈症、步态异常、共济失调等；③口-下颌肌张力障碍；④精神症状。

3. 其他类型：以肾损害、骨关节肌肉损害或溶血性贫血为主。

4. 混合型：以上各型的组合。

（二）临床表现

WD 患者早期常表现为假性延髓损害的特点，面部的特征性表现为露齿伴流涎的傻笑面容。构音障碍及手笨拙常见，构音障碍表现为语速快、语声低微、语音含糊。震颤可能较轻微，其典型表现多为缓慢、大幅度震颤，多累及肢体近端，当手臂上抬，双手置于近鼻位置时可出现"扑翼样"震颤。患者认知障碍常见，甚至可达到痴呆，工作或学习能力下降常常是 WD 的早期表现。大多数以神经症状为主诉的 WD 患者亦有肝病病史，如急性肝炎、慢性活动性肝炎、无症状性肝脾大等，还有不明原因的溶血性贫血、血尿、蛋白尿、肾小管功能异常。骨质疏松及骨软化等骨关节异常也提示 WD 的可能。几乎所有脑型 WD 患者在裂隙灯下都可见到角膜后弹力层的 K-F 环。

（三）WD 患者的辅助检查

1. 铜代谢相关的生化检查：①血清铜蓝蛋白（CP），正常为 200 ～ 500 mg/L[1]，WD 患者 CP 常常降低，CP < 80 mg/L 是诊断 WD 的强烈证据[2]；② 24 h 尿铜，正常< 100 μg/24 h，患者≥ 100 μg/24 h；③肝铜量，正常肝铜量< 40 ～ 55 μg/g 肝干重，患者> 250 μg/g 肝干重。

2. 血尿常规：WD 患者有肝硬化伴脾功能亢进时，其血常规可出现血小板、白细胞或（和）红细胞减少；尿常规可见镜下血尿、微量蛋白尿等。

3. 肝检查：可有血清转氨酶、胆红素升高或（和）白蛋白降低。肝 B 超常显示肝实质光点增粗甚至结节状改变。

4. 脑影像学检查：MRI 表现为豆状核（尤其壳核）、尾状核、中脑和脑桥、丘脑、小脑及额叶皮质 T1WI 低信号和 T2WI 高信号，或壳核和尾状核在 T2WI 显示高低混杂信号；还可有不同程度的脑沟增宽、脑室扩大等。最明显的是壳核部位呈双侧对称的同心层状 T2 像高信号。中脑除了红核、黑质外侧面以外所出现的高信号改变形成"大熊猫脸征"[3]。部分患者出现脑桥中央髓鞘溶解样改变，该征象经治疗后可改善。

（四）诊断

目前，肝豆状核变性的诊断标准主要参考 2008 年中华医学会神经病学分会帕金森病及运动障碍疾病专业学组、神经遗传疾病专业学组肝豆状核变性诊断和治疗指南编写小组制订的《肝豆状核变性诊断与治疗指南》[4]。对 3 ～ 45 岁未明原因的肝异常患者须考虑 WD 的可能。对疑诊脑型 WD 的患者应先进行神经症状评估和脑 MRI 检查。需注意血清 CP 正常不能排除肝型 WD 的诊断。疑为 WD 患者，其 K-F 环需经裂隙灯检查证实。神经症状明显但 K-F 环阴性不能排除 WD 诊断。对新发现 WD 病例的亲属，尤其是一级亲属，应作 WD 的相关项目筛查，并进行基因检测。如患者具有锥体外系症状、K-F 环阳性、血清 CP 低于正常下限、加上 24 h 尿铜＞ 100 μg 可确诊为 WD，不需进一步检查。如患者具有肝病症状，K-F 环阳性、血清 CP 低于正常下限、加上 24 h 尿铜＞ 100 μg 可确诊为 WD，不需进一步检查。对临床可疑但家系中又无先证者的患者，应直接检测 ATP7B 基因突变进行基因诊断。

（五）治疗

脑型 WD 治疗前应先进行神经症状评估和脑 MRI 检查。开始用药后应检查肝肾功能、24 h 尿铜、血尿常规等，前 3 个月每月复查 1 次，病情稳定后每 3 个月复查 1 次。肝脾 B 超 3 ～ 6 个月检查 1 次。同时必须密切观察药物的不良反应。

治疗药物主要有两类：①络合剂，如青霉胺、二巯丙磺酸钠、二巯丁二酸钠、二巯丁二酸，能强力促进体内铜离子排出；②阻止肠道对外源性铜的吸收，如锌剂、四硫钼酸盐。对于震颤，首选苯海索，如症状缓解不明显，可加用复方多巴类制剂。肌张力障碍，轻者可单用苯海索，帕金森综合征者可用复方多巴制剂，除上述药物外，还可选苯二氮䓬类药物。舞蹈样动作和手足徐动症，可选用苯二氮䓬类药物。精神症状，可选用奋乃静或利培酮等。绝大多数患者需长期护肝治疗。白细胞和血小板减少，可给予升白细胞药物，仍不能纠正时应减用或停用青霉胺，改用其他驱铜药物。患者合并急性暴发性肝衰竭是进行肝移植的手术指征。当内科治疗无效，肝功能不全进行性加重时，也可行肝移植。饮食上应避免进食含铜高的食物，勿用铜制的食具及用具。

（申　园　韩柏林）

三、专家点评

WD 是少数几种可治的神经遗传病之一。关键是早诊断、早治疗，晚期治疗基本无效。此患者辗转就医 2 年，未能明确诊断，主要的原因可能是患者为单纯的脑型 WD 患者，没有肝、肾受累的任何临床表现。患者多次化验血、尿常规，凝血功能、肝肾功能检查等均正常，腹部超声正常，仅仅表现为逐渐加重的认知障碍、构音障碍、精神症状、步态障碍。患者曾在就医过程中出现发热，行头部 MR 检查提示颅内多发异常信号，接诊医生因考虑患者有精神症状、发热、颅内病变，按照自身免疫性脑炎给予丙种球蛋白和激素治疗，但未见明显疗效。患者经治疗后神经精神症状及运动障碍仍有进展。

我们简单回顾一下该病例特点，患者青年男性，隐匿起病，缓慢进展，神经精神症状、运动障碍逐渐进展，头 MR 提示脑萎缩，双侧对称的基底节区、脑干异常信号。我们首先需要考虑的是遗传代谢性疾病。进一步查体发现患者存在明显认知障碍、构音障碍，锥体系、锥体外系均有受累表现。仔细阅读头部 MRI 可以看到，豆状核（尤其壳核）、尾状核、中脑和脑桥、丘脑 T1WI 呈低信号、T2WI 呈高信号；壳核在 T2WI 显示高低混杂信号，呈双侧对称的同心层状 T2 像高信号；中脑除了红核、黑质外侧面以外出现高信号改变，形成"大熊猫脸征"；另外，脑桥存在类似中央髓鞘溶解样改变。对诊断 WD 意义最明显的 MRI 特征为"大熊猫脸征"、脑桥中央髓鞘溶解样改变，以及同时累及基底节、丘脑、脑干的异常信号。此患者青年起病，有逐渐进展的神经精神症状和运动障碍，具有 WD 的特征性磁共振表现，应考虑到 WD 的可能。对于疑诊的患者，最简单的方法是行眼科会诊，裂隙灯下看角膜后弹力层是否存在 K-F 环，进一步再行实验室检查以明确诊断。

（审核及点评专家：王雪梅）

参考文献

［1］Ala A，Walker AP，Ashkan K，et al. Wilson's disease. Lancet，2007，369（9559）：397-408.

［2］梁秀龄，陈曦，李洵桦，等 . 肝豆状核变性临床若干问题 . 中华神经科杂志，2005，38（1）：57-59.

［3］Giagheddu M，Tamburini G，Piga M，et al. Comparison of MRI，EEG，EPs and ECD-SPECT in Wilson's disease. Acta Neurol Scand，2001，103（2）：71-81.

［4］中华医学会神经病学分会帕金森病及运动障碍学组，中华医学会神经病学分会神经遗传病学组 . 肝豆状核变性的诊断与治疗指南 . 中华神经科杂志，2008，41（8）：566-569.

病例 27 舞蹈症－棘红细胞增多症

一、病例介绍

【主诉】 患者女性，45 岁，主因“不自主耸肩 20 年，四肢及口唇不自主运动 8 年，加重 4 个月”以“锥体外系综合征”收入运动障碍性疾病科。

【现病史】 患者于 20 年前无诱因出现不自主耸肩，伴舌肌不自主运动，表现为频繁耸肩及卷舌，当时未诊治。8 年前出现四肢不自主运动，为四肢不自主舞蹈样运动，伴口唇部不自主运动，表现为频发噘嘴，咬伤嘴唇及舌前部。同时耸肩及卷舌症状加重。上述症状有紧张时加重、睡眠后消失的特点。无肢体僵硬无力、肢体震颤、行走困难、吞咽困难症状。曾就诊于当地医院，考虑抑郁状态，未口服药物治疗。4 个月前（2018-08）上述不自主运动症状加重，持物及行走不稳，不能咀嚼食物，伴认知功能减退，近记忆力减退明显，伴抑郁状态。遂就诊于外院，疑诊“亨廷顿病（HD）？”后进行基因检测，检测结果为：动态突变－亨廷顿病阴性，动态突变－脊髓小脑性共济失调（SCA）三核苷酸重复（11 个亚型）阴性。口服卡马西平等药物，上述症状无明显改善。2 个月前（2018-10）就诊于我院门诊，试用苯海索 2 mg 口服 1 次，症状无变化。发病至今患者无嗅觉减退、尿频、尿急、尿失禁、体位性头晕、饮水呛咳、便秘、睡眠中异常行为。近 1 年患者体重减轻 10 kg。患者此次住院是为了明确疾病诊断及治疗。

【既往史、个人史、家族史】 患者于 10 余年前有 1 次头外伤史，无脑卒中、脑炎、一氧化碳中毒病史，无高血压、糖尿病病史。否认吸烟、饮酒史，无药物过敏史。姐姐有相同的症状，于 8 年前去世。父母亲无类似症状，因其他疾病已去世。育有一女，体健，无相似症状。

【入院查体】 右侧卧位血压 104/81 mmHg，心率 67 次 / 分，右侧立位即刻血压 105/63 mmHg，心率 66 次 / 分。双肺呼吸音清，未闻及干湿啰音，心律齐，未闻及明显杂音。腹软，无压痛及反跳痛，肝脾肋下未触及。神经系统查体：神清，构音障碍，时间、地点、人物定向力正常，记忆力、计算力减退。双侧瞳孔等大等圆，直径 3.0 mm，双侧瞳孔直接及间接对光反射灵敏，眼球各项运动充分，可见不持续细微眼震。双侧面部针刺觉对称，双侧角膜反射正常引出，口唇部不自主运动，频发噘嘴、咬舌唇。双侧额纹、面纹对称，闭目有力。双耳粗测听力可，Weber 征居中，Rinne 试验双侧气导＞骨导。双侧软腭上抬有力，双侧咽反射存在。双侧不自主耸肩，伸舌居中，未见舌肌纤颤。四肢肌肉萎缩，四肢肌力 5 级，双侧肢体肌张力减低。双侧指鼻试验稳准、双侧轮替试验笨拙、双侧跟膝胫试验欠稳准，闭目难立征阴性。四肢有不自主舞蹈样动作。后拉试验阴性。双侧针刺觉及音叉振动觉对称。四肢腱反射对称引出。双侧掌颏反射、Hoffmann 征阴性。双侧巴宾斯基征阴性。颈软，脑膜刺激征阴性。

【辅助检查】

（一）入院前检查

1. 头部 MRI：双侧尾状核萎缩。

2.基因检测

（1）动态突变 - 亨廷顿病：该样本 *HTT* 基因 1 号外显子 CAG 重复次数约为 18 次，检测准确度在 1 ～ 2 个 CAG 重复。患者 CAG 重复次数未超出正常范围，不符合亨廷顿病的致病特征，建议结合临床进一步分析。

（2）动态突变 -SCA 三核苷酸重复（11 个亚型）：该样本检测临床常见的 SCA 1、2、3、6、7、8、12、17 型和齿状核红核苍白球丘脑下部萎缩（DRPLA）常染色体显性遗传共济失调亚型，样本所有 CAG 重复次数均处于正常范围；检测 SCA 10 型常染色体显性遗传共济失调亚型，样本 ATTCT 重复次数处于正常范围；检测 FRDA 常染色体隐性遗传共济失调亚型，样本 GAA 重复次数处于正常范围，建议结合临床进一步分析。

（二）入院后检查

1.生化全项：乳酸脱氢酶 235.9 U/L（↑），γ- 谷氨酰转肽酶 8.9 U/L（↓），肌酸激酶 483.9 U/L（↑），α- 羟丁酸脱氢酶 239.3 U/L（↑），葡萄糖 3.27 mmol/L（↓），钾 3.41 mmol/L（↓），其余正常。

2.血常规、便常规＋潜血、甲状腺功能、乙型肝炎 5 项、凝血 4 项、肿瘤标志物（女 11 项）、维生素 B_{12}、叶酸水平、铁蛋白水平：均在正常范围。

3.尿常规：尿隐血↑ 3 ＋，其余正常。

4.简易精神状态检查（MMSE）、蒙特利尔认知评估（MOCA）不能配合。

5.胸部 X 线正位片：双肺、心、膈未见明显异常。

6.颈动脉＋椎动脉＋锁骨下动脉彩超：右侧锁骨下动脉斑块形成。

7.腹部彩超：肝、胆、胰、脾、双肾未见明显异常。

8.黑质超声：回声强度Ⅲ级。

9.超声心动图：左心室舒张功能减低。

10.残余尿超声：残余尿量为 0 ml。

11.头部 MRI：双侧脑室前角旁、外囊、额顶白质可见多发片状长 T2 异常信号，边界模糊。双侧脑室轻度扩大，中线结构居中。双侧尾状核头及壳核萎缩（图 27-1）。

12.外周血涂片（光镜）：棘红细胞 8%（图 27-2）。

13.外周血涂片（电镜）：棘红细胞增多，超过 60%（图 27-3）。

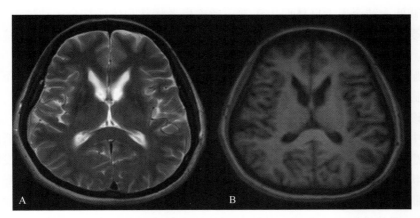

图 27-1 头部 MRI 可见双侧尾状核头及壳核萎缩，双侧侧脑室前角扩大。**A**. T2 加权像；**B**. T1 加权像

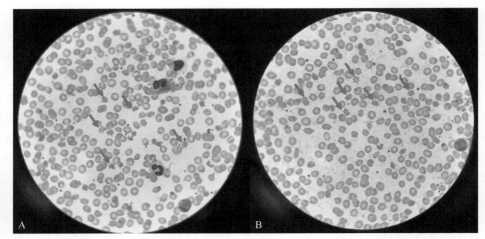

图 27-2（扫二维码看彩图）　光镜下的棘红细胞，绿色箭头所示（**A** 和 **B**）

彩图

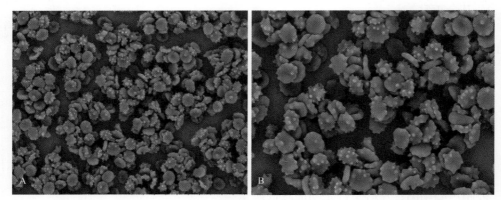

图 27-3　电镜下可见大量棘红细胞。**A**. 1800 倍；**B**. 3000 倍

【入院时诊断】

1. 定位诊断：锥体外系、大脑皮质

（1）锥体外系：患者临床表现为四肢不自主舞蹈样运动，伴口唇部不自主噘嘴样运动，查体可见双侧口唇部不自主运动，频发噘嘴，双侧不自主耸肩，四肢有不自主舞蹈样运动，四肢肌张力减低。结合患者肢体肌力正常，考虑患者症状和体征符合运动过多-肌张力减低的锥体外系受累表现。同时患者头颅 MRI 示尾状核和壳核萎缩，为锥体外系核团，故定位于锥体外系。

（2）大脑皮质：患者临床有记忆力下降表现，查体显示高级皮质功能粗测下降，故考虑患者存在大脑皮质受累，定位于大脑皮质。

2. 定性诊断：神经棘红细胞增多症

患者为中年女性，慢性病程，临床症状及体征主要为运动过多-肌张力减低的锥体外系受累表现。患者为成人起病，起病年龄为 37 岁，慢性进展性病程，有家族性发病特点（姐姐有相同症状，已死亡），表现为肢体及口面部不自主运动，伴有认知功能下降、执行功能受损，以及肌肉萎缩，电镜及光镜检查提示有明确的棘红细胞，血生化提示肌酸激酶升高，头部 MRI 提示尾状核和壳核萎缩，外院基因检测未见亨廷顿病及 SCA 基因变异，故考虑神经棘红细胞增多症可能。此类疾病为常染色体隐性遗传，其中最常见的类型为 *VPS13A* 基因突变引起的舞蹈症-棘红细胞增多症，故下一步完善 *VPS13A* 基因检查以明确诊断。

【住院后诊疗经过】

患者住院期间给予口服氟哌啶醇 1 mg 3 次 / 日，逐渐增加至 2 mg 3 次 / 日，给予舍曲林 50 mg 1 次 / 日抗抑郁治疗，同时给予对症支持治疗。出院随诊，患者基因结果回报为舞蹈症-棘红细胞增多症相关基因 *VPS13A* 存在 3 处杂合突变：c.3339 + 1G > T，c.1358C > A，c.1358-1G > A。突变位点 c.3339 + 1G > T、c.1358C > A、c.1358-1G > A 的致病性均尚不明确，其中突变位点 c.3339 + 1G > T、c.1358-1G > A 为剪切位点的突变，对蛋白质功能的影响可能较大。家系验证结果显示，其女 c.1358C > A 位点及 c.1358-1G > A 位点存在杂合突变。因患者父母均已过世，无法进行其他家系验证。从基因结果分析，患者女儿无症状，因此携带的两个突变位点可能并不致病，且这两个突变位点在同一条染色体上，但是另外一个突变位点 c.3339 + 1G > T 为剪切位点的突变，女儿并不携带，考虑位于患者另外一条染色体上，故推断患者为复合杂合突变。虽然这几个突变位点之前均未报道，但结合患者临床表现，考虑上述突变基因为致病基因。至此，患者诊断舞蹈症-棘红细胞增多症明确。

【出院时情况】

患者四肢及口唇不自主运动症状较前有所减轻。

二、讨论

本例患者为中年女性，慢性病程，根据患者的症状、体征和影像学表现，首先考虑患者是一种运动过多的表现，且这种运动过多表现为肢体快速、不规则、无目的、不对称的运动，为舞蹈症的表现。

舞蹈症轻者表现为：局促不安（restlessness），间歇性的夸张的手势和表情，手不安的动作和舞蹈样不稳定的步态。舞蹈症重者表现为：持续不断的致残和暴力运动。舞蹈症的病因分为遗传性和获得性[1]，其中遗传性舞蹈症最常见的是亨廷顿病，另外还包括 SCA1、2 和17 型，以及神经棘红细胞增多症、齿状核红核苍白球丘脑下部萎缩（DRPLA）、良性遗传性舞蹈症、线粒体疾病、遗传性朊蛋白病［包括类亨廷顿病（HDL1）1 型、2 型和 3 型］、肝豆状核变性、Friedreich 共济失调、脑铁沉积神经变性病（NBIA）、共济失调性毛细血管扩张症、神经铁蛋白病、溶酶体贮积症、氨基酸疾病、结节状硬化等。获得性舞蹈症包括：纹状体局部病变（包括卒中、占位性病变）、药物源性、舞蹈样子痫、甲状腺功能亢进、系统性红斑狼疮（SLE）/ 抗心磷脂抗体综合征、感染后（包括小舞蹈病、链球菌感染相关的小儿自身免疫性神经精神疾病）、单纯疱疹病毒性脑炎、红细胞增多症、感染（包括艾滋病、变异型克-雅病）。

该患者临床表现为舞蹈样的锥体外系症状，实验室检查提示棘红细胞增多，临床上有这样一组疾病称之为神经棘红细胞增多症，即表现为特殊的神经系统症状（主要为舞蹈样动作）和棘红细胞增多。该组疾病是一种与外周血棘红细胞增多相关的神经系统遗传性疾病，主要表现为进行性中枢神经系统功能异常，如舞蹈样运动、智力减退、癫痫发作及精神症状。这组疾病是罕见病，大概的发病率为（1 ～ 5）/100 万。2011 年 Walterfang 等[2] 提出神经棘红细胞增多症（neuroacanthocytosis，NA），包括如下分型：①主要的神经棘红细胞增多综合征，包括舞蹈症-棘红细胞增多症（chorea-acanthocytosis，ChAc）、McLeod 综合征（MLS）；②偶见棘红细胞增多的退行性疾病，包括泛酸激酶依赖型神经退行性疾病（PKAN）、类亨廷顿病 2 型、血浆铜蓝蛋白缺乏症；③血脂蛋白减少合并棘红细胞增多的疾病，包括无 β 脂蛋白血症（ABL）（Bassen-Kornzweig 综合征）、低 β 脂蛋白血症。

　　其中以舞蹈症-棘红细胞增多症最为常见，该病首先由 Critchley 和 Levine 等在 1967 年描述和报道（曾经将 NA 命名为 Levine-Critchley 综合征），临床特点包括：进展性舞蹈样多动，口面部运动障碍和痴呆；存在棘状红细胞，同时血脂正常；壳核和苍白球运动通路被破坏，导致特异性舞蹈症样动作；尾状核的非运动性额叶环路受损，可能与患者的行为异常有关；常染色体隐性遗传。

　　舞蹈症-棘红细胞增多症的临床表现[3] 如下。

　　（1）运动障碍：①多动型不自主运动，尤其是舞蹈和口舌肌张力障碍，伴随舌唇咬伤，因此患者经常放一个小棍或其他物品在口中防止舌唇咬伤，类似感觉诡计的作用；②严重的颈部和躯干屈曲——低头、弯腰行走，也常见于 McLeod 综合征和亨廷顿病，本质上也是一种舞蹈样动作而非肌张力的突然消失；③奇怪的步态，因为躯干的前屈导致步态虚弱无力或呈弹性样；④帕金森综合征，后期出现；⑤吞咽和语言功能障碍，因为口舌肌张力障碍的原因，逐渐加重。

　　（2）精神症状：抑郁症状和强迫症状非常常见，可为首发症状，抗精神病药物的应用会将口舌肌张力障碍掩盖，被认为是迟发性运动障碍；自残自伤行为也有发生，包括咬舌、唇、脸颊、手指，或者把自己扔到地板上。

　　（3）认知症状：约 50% 的患者存在轻度或中度认知功能障碍[4]，主要表现为皮质下认知功能障碍，包括思维不连贯、执行力和注意力障碍、记忆力减退、判断力缺乏。

　　（4）其他症状：①癫痫，颞叶起源，最终会出现在 40% 的患者中；②周围神经病，表现为感觉、运动神经受损，腱反射消失；③自主神经有时也可受累；④心肌病不常见。

　　舞蹈症-棘红细胞增多症在临床上很容易跟亨廷顿病混淆，因为两者均表现为舞蹈样动作，伴有认知功能障碍、精神障碍。但亨廷顿病是一种常染色体显性遗传的神经系统退行性疾病，且临床虽有舞蹈样动作，但口面部肌张力障碍比较少见，且实验室检查提示肌酸激酶增高不明显，棘红细胞增多不明显。基因检测提示致病基因 HTT 1 号外显子 CAG 三核苷酸重复序列发生异常扩增，CAG 重复数超过 36。CAG 重复次数 36 ～ 39 次为不完全外显率，临床症状较轻；CAG 重复次数 > 40 次为完全外显率。

　　舞蹈症-棘红细胞增多症为常染色体隐性遗传，2001 年确定其致病基因 VPS13A 位于常染色体 9q21，合成蛋白"舞蹈素（chorein）"[5]，基因突变导致舞蹈素的缺失，从而引起相关症状。此基因很庞大，包括 73 个外显子，突变可发生在整个基因中，并没有特定的突变热点，可发生在很多国家的不同人种。

　　该病治疗主要为对症治疗，包括：①改善情绪和精神症状，如西酞普兰、喹硫平、奥氮平；②改善肌张力障碍、舞蹈样症状，如左旋多巴、肉毒素、脑深部电刺激术（DBS）；③改善癫痫，如左乙拉西坦；④其他，如鼻饲、治疗肺炎等。该病预后不佳，逐渐进展，进行性加重，有些可能猝死，大部分死于吸入性肺炎或其他系统感染。

（李　娜　王　展）

三、专家点评

　　舞蹈样动作在临床上并不少见，我们经常见到帕金森病患者出现的异动症以舞蹈样动作为表现。但如果患者没有帕金森病病史，这时出现的舞蹈样动作需要进行临床判断和诊断分析。首先需要确定患者多动的动作是否为舞蹈样表现，其次需要询问患者如何起病，急性或亚急性起病的患者更多地需要考虑继发性因素引起的舞蹈症，需要进行相关临床及实验室检查，如果上述检查阴性，则需要进行全面的基因检测。如果患者为慢性起病，往往与遗传性舞蹈症相关，需要进行基因检测和相关临床实验室检查。在基因检测方面，需要同时兼顾常见的亨廷顿病、舞蹈症 - 棘红细胞增多症，还有一些罕见疾病，包括脊髓小脑性共济失调、DRPLA、神经铁蛋白病、类亨廷顿病等。此例患者在外院的诊断思路其实是正确的，但是在基因检测选择方面并没有很全面，导致基因检测遗漏，以至于不能准确诊断。

（审核及点评专家：王　展）

参考文献

[1] Wild EJ, Tabrizi SJ. The differential diagnosis of chorea. Pract Neurol, 2007, 7（6）: 360-373.

[2] Walterfang M, Evans AH, Looi JCL, et al. The neuropsychiatry of neuroacanthocytosis syndromes. Neurosci Biobehav Rev, 2011, 35（5）: 1275-1283.

[3] Walker RH. Untangling the thorns: advances in the neuroacanthocytosis syndromes. J Mov Disord, 2015, 8（2）: 41-54.

[4] Bruneau MA, Lespérance P, Chouinard S. Schizophrenia-like presentation of neuroacanthocytosis. J Neuropsychiatry Clin Neurosci, 2003, 15: 378-380.

[5] Velayos-Baeza A, Vettori A, Copley RR, et al. Analysis of the human *VPS13* gene family. Genomics, 2004, 84: 536-549.

进行性核上性麻痹

一、病例介绍

【主诉】患者男性，63 岁，主因"头晕、行走不稳、反应迟钝 4 年，反复向后跌倒 2 年"以"帕金森综合征"收入运动障碍性疾病科。

【现病史】患者于 4 年前无明显诱因出现头晕，头晕与体位无关，持续存在，自觉夜晚头晕为重，伴有行走不稳，行走时自觉头重脚轻、身体向后倾，双下肢乏力，写字时发现右手精细活动差；反应迟钝，不能说出部分常见物品的名字，有时把自己一个女儿的名字叫成另一个女儿的名字。3 年前到我院门诊就诊，考虑锥体外系综合征，给予"金刚烷胺、坦度螺酮胶囊"治疗，治疗后症状无明显改善。2 年前在外院就诊，诊断为"共济失调综合征，多系统萎缩（MSA）待排除"，给予"多巴丝肼（美多芭）62.5 mg 3 次 / 日、金刚烷胺 100 mg 3 次 / 日"治疗，多巴丝肼逐渐加量至 125 mg 3 次 / 日、187.5 mg 3 次 / 日，服药后患者症状无改善，病情仍然逐渐加重。2 年前患者开始出现反复跌倒，每月 2 ～ 3 次，均为向后跌倒。1 年前患者行走不稳明显加重，无法独自行走，需他人搀扶尚能行走；因患者自觉服药无效，遂停用多巴丝肼片，停药后患者感觉症状进展速度较前加快。3 个月前患者行走困难明显加重，需借助轮椅，双手持物明显不稳，眼球无法向下活动，并出现言语不清、饮水呛咳。再次开始服用多巴丝肼 125 mg 3 次 / 日、金刚烷胺 100 mg 3 次 / 日。病程中有焦虑情绪，曾诊断为焦虑状态；入睡困难，早醒，无睡眠中大喊大叫；偶有便秘，夜尿 2 ～ 3 次 / 晚，否认尿急、尿失禁；否认嗅觉减退。

【既往史】发现糖尿病 2 年，给予门冬胰岛素 30 注射液降糖治疗，监测空腹血糖在 6 ～ 7 mmol/L，餐后血糖 9 ～ 10 mmol/L。4 年前因腰椎间盘突出行手术治疗。30 余年前有前额部皮肤外伤史，给予缝合治疗。否认高血压、心脏病等慢性疾病，否认肝炎、结核等传染病病史，否认脑炎、脑卒中病史，否认毒物接触史，否认 CO 中毒史，否认吸烟、饮酒史，否认食物和药物过敏史。

【个人、家族史】患者初中文化，右利手。否认家族中其他成员有类似病史。

【入院查体】内科查体：右侧卧位血压 148/77 mmHg，心率 64 次 / 分，右侧立位血压 156/81 mmHg，心率 78 次 / 分。双肺呼吸音清，未闻及干湿啰音，心律齐，未闻及明显杂音。腹软，无压痛及反跳痛，肝脾肋下未触及。神经系统查体（服用多巴丝肼 125 mg 后 4 h）：神清，构音障碍，时间、地点定向力减退，记忆力、计算力减退。双侧瞳孔等大等圆，直径 2.5 mm，双侧瞳孔直接及间接对光反射灵敏，双眼球上视、下视受限，未见眼震。双侧面部针刺觉对称，双侧角膜反射正常引出，双侧咀嚼对称有力。双侧额纹、面纹对称，闭目及示齿有力。双耳粗测听力可。双侧咽反射减弱。双侧转颈、耸肩有力，伸舌居中，未见舌肌纤颤。四肢肌容积正常，四肢肌力 5 级，四肢肌张力正常。双侧指鼻、跟膝胫试验欠稳准，闭目难立征睁闭眼均不稳。四肢未见静止性、姿势性震颤。行走不稳，需他人辅助行走，宽基步态，后拉试验阳性。双侧针刺觉及音叉振动觉对称。双上肢腱反射正常，双下肢腱反射减弱。

双侧掌颏反射、Hoffmann 征阴性。双侧巴宾斯基征阴性。颈部有抵抗感，脑膜刺激征阴性。

【辅助检查】

1. 卧立位血压：①卧位血压 148/77 mmHg，心率 64 次 / 分；②站立即刻血压 156/81 mmHg，心率 78 次 / 分；③站立 1 min 血压 147/76 mmHg，心率 73 次 / 分；④站立 3 min 血压 147/82 mmHg，心率 75 次 / 分；⑤站立 5 min 血压 142/79 mmHg，心率 75 次 / 分。

2. 简易精神状态检查（MMSE）（初中学历）：19 分（减分项：定向力 -7，语言能力 -2，注意力和计算力 -2）。

3. 蒙特利尔认知评估（MoCA）（初中学历）：7 分（减分项：视空间与执行功能 -5，命名 -2，注意 -3，语言 -3，抽象 -1，延迟回忆 -5，定向 -4）。

4. 血常规、尿常规、便常规、血液 3 项、凝血 6 项、肿瘤标志物：均正常。

5. 生化：谷丙转氨酶 56 U/L（↑），总胆红素 29.76 μmol/L（↑），直接胆红素 8.32 μmol/L（↑），间接胆红素 21.4 μmol/L（↑），总胆汁酸 32.7 μmol/L（↑），甘油三酯 1.74 mmol/L（↑），同型半胱氨酸 17.15 μmol/L（↑）。

6. 糖化血红蛋白：6.4%。

7. 术前 8 项：乙型肝炎表面抗体阳性，余阴性。

8. 心肌梗死 3 项 + BNP：正常。

9. 类风湿因子 9.7 IU/ml（正常），抗链球菌溶血素 O 12.7 IU/ml（正常）。

10. 红细胞沉降率：13 mm/60 min（正常）。

11. 颈部动脉超声：双侧颈动脉内 - 中膜增厚伴左侧斑块形成（目前考虑非易损性斑块），双侧颈内动脉流速减低，右侧椎动脉流速低，右侧锁骨下动脉起始处斑块形成。

12. 经胸超声心动图：升主动脉稍增宽，主动脉瓣退行性改变伴少量反流，二尖瓣少量反流，左心室舒张功能减低。

13. 腹部超声：脂肪肝。

14. 泌尿系统超声：左肾囊肿，前列腺增大伴多发钙化斑块形成。

15. 黑质超声报告：黑质回声Ⅲ级。

16. 多巴丝肼片 187.5 mg 测评

（1）基线帕金森病综合评分量表（UPDRS）Ⅲ评分 43 分，卧位血压 148/85 mmHg，立位血压 149/86 mmHg，右侧对指计数 117 次 / 分，左侧对指计数 102 次 / 分。

（2）服药后 1 h，UPDRS Ⅲ评分 43 分，改善率 0%，卧位血压 140/83 mmHg，立位血压 141/91 mmHg，右侧对指计数 110 次 / 分，左侧对指计数 100 次 / 分。

（3）服药后 2 h，UPDRS Ⅲ评分 36 分，改善率 16.3%，卧位血压 129/72 mmHg，立位血压 137/89 mmHg，右侧对指计数 107 次 / 分，左侧对指计数 101 次 / 分。

（4）服药后 3 h，UPDRS Ⅲ评分 38 分，改善率 11.6%，卧位血压 149/77 mmHg，立位血压 142/85 mmHg，右侧对指计数 122 次 / 分，左侧对指计数 111 次 / 分。

17. 肛门括约肌肌电图：肛门括约肌神经源性损害，时限 12.8 ms，卫星电位 10%。交感皮肤反应：双下肢异常（交感皮肤功能障碍）。

18. 眼震电图：患者上、下视不能，垂直扫视、跟踪不能。

19. 发病第 4 年患者头部 MRI（图 28-1）：双侧丘脑、大脑脚缩小，双侧黑质致密带显示不清。

20. 患者发病 4 年来影像对比（图 28-2）：可见中脑萎缩逐步加重。

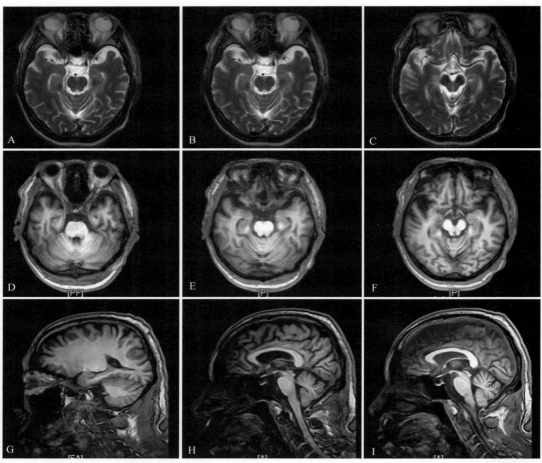

图 28-1 头部 MRI，示双侧丘脑、大脑脚缩小，双侧黑质致密带显示不清。DWI 序列未见明显异常弥散区，FLAIR 序列未见明显异常信号，SWI 序列未见明显异常信号，脑室系统大小、位置及形态正常，中线结构居中，脑沟及脑裂增宽加深，蝶鞍内可见脑脊液信号。**A～C**. T2 序列；**D～F**. T1 序列；**G～I**. T1 矢状位

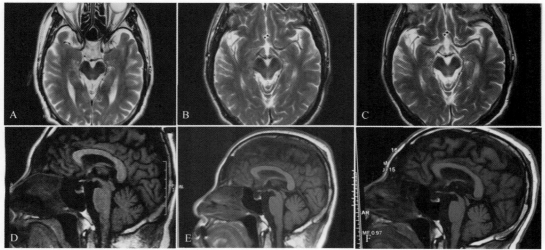

图 28-2 发病 4 年来影像对比。**A～C** 为 T2 序列，其中 **A** 为发病第 1 年，**B** 为发病第 2 年，**C** 为发病第 3 年。**D～F** 为 T1 矢状位，其中 **D** 为发病第 1 年，**E** 为发病第 2 年，**F** 为发病第 3 年。可见中脑萎缩逐步加重

【入院时诊断】

1. 定位诊断：小脑及其联系纤维、大脑皮质、中脑

（1）小脑及其联系纤维：患者头晕、行走不稳，查体可见双侧指鼻、跟膝胫试验欠稳准，闭目难立征睁闭眼均阳性。宽基步态，直线行走困难，后拉试验阳性，考虑小脑及其联系纤维受累。

（2）大脑皮质：患者反应迟钝，查体有高级皮质功能下降，MMSE 19 分、MoCA 7 分，考虑大脑皮质受累。

（3）中脑：患者双眼上、下视受限，定位于中脑上丘，头部 MR 提示双侧中脑萎缩，故定位于中脑。

2. 定性诊断：可能的进行性核上性麻痹

患者老年男性，隐匿性起病，缓慢进展，病史 4 年，临床主要表现为行走不稳、反应迟钝、反复跌倒、饮水呛咳。根据 2016 年中国进行性核上性麻痹诊断标准，该患者符合纳入条件的①隐匿起病，病程逐渐进展；②发病年龄 ≥ 30 岁；③临床发病 2 年后反复跌倒、1 年后凝视麻痹。符合支持条件中的①中轴性肌强直、多巴抵抗的帕金森症；②早期的构音障碍；③存在额叶认知功能障碍、假性延髓麻痹。头部 MRI 表现为以中脑萎缩为主的征象。目前患者存在明显的小脑性共济失调，结合诊断标准，考虑为可能的进行性核上性麻痹–小脑型。

3. 鉴别诊断

多系统萎缩（multiple system atrophy，MSA）：主要临床表现为明显的自主神经功能障碍、帕金森症状、小脑性共济失调症状等。早期出现严重的进展性的自主神经功能障碍是 MSA 的主要特征。目前临床上将 MSA 分为以帕金森症状为突出表现的 MSA-P 亚型和以小脑性共济失调症状为突出表现的 MSA-C 亚型。此患者具有共济失调的临床表现应予以鉴别，但患者无自主神经功能损害表现，有明显眼动障碍，且头部 MRI 表现不符。

【住院后诊疗经过】

患者入院后完善多巴胺能药物测评、肛门括约肌肌电图、眼震电图等检查。完善头部 MRI 明确颅内病变情况，完善 MMSE、MoCA 等认知功能评估。多巴丝肼 187.5 mg 测评最大改善率为 16.3%（服药后 2 h），提示患者对多巴胺能药物缺乏有效应答。治疗上给予多巴丝肼、金刚烷胺改善运动症状，给予坦度螺酮调节情绪，辅以经颅磁刺激治疗。患者存在饮水呛咳，请康复科会诊给予吞咽功能评估，予以增稠剂口服。

【出院时情况】

患者行走不稳较前稍有改善。出院查体（服用多巴丝肼 125 mg 后 2 h）：神清，面具脸，构音障碍，时间、地点定向力减退，记忆力、计算力减退。双侧瞳孔等大等圆，直径 2.5 mm，双侧瞳孔直接及间接对光反射灵敏，双眼球上视、下视受限，未见眼震。双侧面部针刺觉对称，双侧角膜反射正常引出，双侧咀嚼对称有力。双侧额纹、面纹对称，闭目及示齿有力。双耳粗测听力可，Weber 征居中，Rinne 试验双侧气导＞骨导。双侧咽反射减弱。双侧转颈、耸肩有力，伸舌居中，未见舌肌纤颤。四肢肌容积正常，四肢肌力 5 级，四肢肌张力正常。双侧指鼻、跟膝胫试验欠稳准，闭目难立征阳性。四肢未见震颤。行走不稳，需他人辅助行走，宽基步态，直线行走困难，后拉试验阳性。双侧针刺觉及音叉振动觉对称。双上肢腱反射正常，双下肢腱反射减弱。双侧掌颏反射、Hoffmann 征阴性。双侧巴宾斯基征阴性。颈部有抵抗感，脑膜刺激征阴性。

二、讨论

进行性核上性麻痹（progressive supranuclear palsy，PSP）是一种较为常见的非典型帕金森综合征，随着对 PSP 临床表型认识的进展，包括美国国立神经系统疾病与脑卒中研究所（NINDS）与进行性核上性麻痹学会（SPSP）联合推荐的 NINDS-SPSP 诊断标准在内的多种 PSP 临床诊断标准[1]，在临床应用中显现出特异度高而敏感度不足的弊端，因此，重新定义和建立新的临床诊断标准对标化临床研究、提高疾病辨识度及指导可能的神经保护治疗至关重要，而我国一直以来未建立相关的诊断标准。中华医学会神经病学分会帕金森病及运动障碍学组以国内外新近的临床研究及文献综述为依据，提出并建立了我国的诊断标准，以期提高 PSP 的临床诊断正确率，减少漏诊与误诊。

（一）PSP 的临床表型

虽然典型 PSP 以其特征性的临床表现具有较高的辨识度，但随着研究的深入，发现 PSP 的临床表现变异性很大。临床表型的多样性进一步降低了原有 NINDS-SPSP 诊断标准的敏感度。

1. PSP- 理查森型（PSP-Richardson's syndrome，PSP-RS）：1964 年 Steele、Richardson 及 Olszewski 首次对 PSP-RS 进行了病例特征的描述，又称 Richardson 综合征。其特征性的临床表现为垂直核上性眼肌麻痹、严重的姿势不稳伴早期跌倒、假性延髓麻痹、中轴性肌张力增高、对称性多巴抵抗的运动不能及认知功能障碍。其中核上性眼肌麻痹是最具有诊断价值的体征，早期表现为双眼垂直性追随动作迟缓，逐渐发展成为完全性垂直凝视麻痹。姿势不稳伴跌倒则更多见且常发生于病程 1 年内。但也有临床早期即出现垂直核上性眼肌麻痹，晚期甚至始终未出现姿势不稳者。PSP-RS 的认知功能以额叶功能障碍为主，表现为情感淡漠、轻度去抑制，以及执行功能减退，平均病程为 6 ～ 8 年。

2. PSP- 帕金森综合征型（PSP-Parkinsonism，PSP-P）：PSP-P 脑 tau 蛋白病理改变的分布范围及严重程度都不如 PSP-RS 型患者，临床早期（2 年内）很难与帕金森病鉴别，可以表现为非对称性或对称性起病、动作迟缓、肌强直甚至静止性震颤等，早期短暂的左旋多巴治疗可以有效，随访 6 年以上临床表现与 PSP-RS 型相似。

3. PSP- 纯少动伴冻结步态型（PSP-pure akinesia with gait freezing，PSP-PAGF）：PSP-PAGF 早期即出现起步踌躇和冻结步态，但跌倒出现较晚，偶尔伴语音低下和"小写征"。其病程可超过 13 年，典型的 PSP 症状可能延迟至 9 年出现甚或缺如。

4. PSP- 皮质基底节综合征型（PSP-corticobasal syndrome，PSP-CBS）：PSP-CBS 同时具有皮质和基底节受累的表现，多为不对称的肢体肌张力增高、动作迟缓、皮质感觉缺失、肌阵挛、观念运动性失用和异己肢现象，早期临床很难将其与皮质基底节变性（CBD）相鉴别，后期可以出现核上性凝视麻痹和跌倒，病理符合 PSP 诊断，病程与 PSP-RS 型相当。

5. PSP- 非流利性变异型原发性进行性失语（PSP-non-fluent variant primary progressive aphasia，PSP-nfvPPA）：PSP-nfvPPA 临床早期表现为自发性言语欠流利、言语音律障碍、错语、语法缺失及颅面部失用，后期可以出现典型 PSP 症状，病理上以前额叶萎缩为主，中脑萎缩不明显。

6. PSP- 小脑共济失调型（PSP-cerebellar ataxia，PSP-C）：PSP-C 在日本较为多见，近

期在美国亦有报道，以小脑性共济失调为首发及主要症状，与 MSA-C 相比其发病年龄更晚，更多出现跌倒和凝视麻痹，同时无自主神经异常表现。

7. PSP- 行为变异型额颞叶痴呆（PSP-behavioral variant frontotemporal dementia，PSP-bvFTD）：在经尸检证实的 PSP 中，有 5%～20% 以行为异常和认知功能障碍为主要临床表现，其与额颞叶痴呆（FTD）很难鉴别，平均病程为 8 年。

（二）临床诊断标准

1. 诊断所需条件

（1）纳入条件：

①隐匿起病，病程逐渐进展。

②发病年龄 ≥ 30 岁。

③临床症状：以下临床症状为并列条件，可以同时具有或单独存在。

　　ⅰ. 姿势不稳：a. 病程第 1 年出现明显的反复跌倒；b. 1 年后出现反复跌倒。

　　ⅱ. 病程 2 年内出现：a. 垂直性核上性向下或向上扫视缓慢；b. 凝视麻痹。

　　ⅲ. 病程 2 年后出现：a. 垂直性核上性向下或向上扫视缓慢；b. 凝视麻痹。

（2）支持条件：

①中轴性肌强直或多巴抵抗的帕金森症。

②早期的吞咽困难或构音障碍。

③存在额叶认知功能障碍、冻结步态、非流利性失语或假性延髓麻痹等无法用排除条件中所列疾病解释的临床表现。

④头颅 MRI（正中矢状位 T1WI）：

　　ⅰ. 表现为以中脑萎缩为主的特征性征象——中脑背盖上缘平坦及蜂鸟征。

　　ⅱ. 磁共振帕金森综合征指数（magnetic resonance parkinsonism index，MRPI）＝脑桥与中脑的面积比值 × 小脑中脚 / 小脑上脚宽度比值 > 13.55。

　　ⅲ. 中脑和脑桥长轴的垂直线比值 < 0.52 或中脑长轴垂直线 < 9.35 mm。

⑤嗅觉检查和心脏间碘苄胍（MIBG）闪烁显像正常。

（3）排除条件：

①有其他帕金森综合征病史。

②与多巴胺能药物无关的幻觉和妄想。

③严重不对称性帕金森症。

④采用多巴胺受体阻滞剂或多巴胺耗竭剂治疗，且剂量和时间过程与药物诱导的帕金森综合征一致。

⑤神经影像学有结构损害的依据（如基底核或脑干梗死、占位性病变等）。

⑥阿尔茨海默型皮质性痴呆。

⑦局限性额叶或颞叶萎缩。

⑧早期出现明显小脑共济失调。

⑨早期显著的自主神经功能障碍。

2. 诊断标准

（1）临床确诊的 PSP-RS：必备纳入条件①、②、③ⅰa 和ⅱb 及支持条件④中的 2 项，无排除条件。

（2）很可能的 PSP-RS：必备纳入条件①、②、③ⅰa 和ⅱa 及支持条件⑤，无排除条件。

（3）很可能的 PSP-P：必备纳入条件①、②、③ⅲa 或 b 和支持条件①、⑤，无排除条件。

（4）可能的 PSP：必备纳入条件①、②、③ⅰb 或ⅱa 或ⅲa 伴有支持条件①、②、③其中一项，无排除条件①～⑥。

（申　园　孙丹丹　张心邈）

三、专家点评

进行性核上性麻痹是一种帕金森叠加综合征，文献报道日本的患病率为（2～17）/10 万，高于欧美（3.1～6.5）/10 万的患病率[2]，而我国目前尚无确切的流行病学资料。PSP 的发病年龄一般为 50～70 岁，平均病程为 5～9 年，特征性的临床表现为垂直性核上性眼肌麻痹伴姿势不稳易跌倒。但近年来以病理诊断为基础的病例研究结果显示，PSP 的临床表现变异较大，其中典型 PSP 约占 2/3，其他则早期以帕金森综合征、纯少动伴冻结步态、皮质基底节综合征、非流利性变异型原发性进行性失语、额颞叶功能障碍和小脑性共济失调等为主要临床表现，易被误诊为帕金森病及其他神经变性病，如多系统萎缩（MSA）、皮质基底节变性（CBD）、额颞叶痴呆（FTD）等。PSP 的诊断仍以病理诊断为"金标准"，临床尚缺乏客观的生物学标志。该患者以行走不稳等小脑性共济失调为首发及主要症状，查体主要为共济失调的体征，发病初期就诊时考虑多系统萎缩不排除，随着疾病发展，患者出现特征性垂直性眼球运动障碍。根据目前的临床表现、查体、辅助检查，考虑为可能的进行性核上性麻痹-小脑型，该型相对少见。PSP 最常见的 MRI 表现是中脑萎缩，也叫"蜂鸟征"，呈中脑上缘平坦或者凹陷表现，第三脑室增宽。此患者具有典型的"蜂鸟征"表现，自发病以来头部 MRI 显示随病情的发展，中脑萎缩越来越明显。

现有的治疗手段可以在一定程度上缓解症状，但疗效有限。药物治疗包括：帕金森病治疗药物（如复方左旋多巴、金刚烷胺）对 PSP 的肌强直、步态障碍有一定改善作用，疗效有限且有效时间短；抗抑郁药物和安眠药物有助于解决情绪问题和睡眠障碍；局部注射肉毒杆菌毒素可改善眼睑痉挛导致的过多闭眼；特制的眼镜如棱镜有助于改善视力。物理治疗如经颅磁刺激治疗，有助于改善症状。营养学家和语言治疗师可帮助治疗吞咽困难和构音障碍。迄今为止，各种治疗均不能有效治疗或延缓疾病的发展，PSP 自发病起会逐渐恶化，现有的治疗手段无法改善 PSP 的自然病程，最主要的致死病因为肺部感染。护理的重点在于使患者感到舒适，以及尽可能为患者创造良好的生活质量。

（审核及点评专家：王雪梅）

参考文献

[1] 中华医学会神经病学分会帕金森病及运动障碍学组，中国医师协会神经内科医师分会帕金森及运动障碍专业委员会. 中国进行性核上性麻痹临床诊断标准. 中华神经科杂志，2016，49（4），272-276.

[2] 林毅勇，张微微. 进行性核上性麻痹 1 例并诊断标准解读. 疑难病杂志，2009，8（11）：693-694.

病例 29 尼曼－皮克病

一、病例介绍

【主诉】患者男性，18 岁，主诉"言语不利 6 年，加重伴行走不稳、记忆力减退 2 年"。

【现病史】患者 6 年前开始出现言语不利，表现为说话断续、速度缓慢，情绪激动时症状明显，未予重视。言语不利逐渐加重，表现为吐字不清、流涎、音调减低。2 年前开始出现行走不稳、左右摇晃，于上下楼梯、道路不平坦时明显，伴有跌倒。同时有穿衣、系扣、穿鞋等精细动作缓慢不协调及书写困难，表现为书写缓慢，字体较大；伴双上肢及头部意向性震颤，持物及情绪激动时明显，活动时加重，睡眠时消失。2 年前逐渐出现记忆力减退，表现为记不住别人刚说过的话，忘记东西摆放位置，忘记每日是否服药，自觉计算能力减退明显，不能算清简单加减法，同时伴有睡眠中大喊大叫。1 个月前开始服用盐酸苯海索 1 mg 2 次 / 日、奥拉西坦 0.8 g 2 次 / 日、辅酶 Q10 10 mg 2 次 / 日治疗，自觉无明显改善。病程中无嗅觉减退，无便秘，无小便失禁，无饮水、饮食呛咳，偶有头晕，有下视困难，无情绪改变。为进一步诊治收入我科。

【既往史、个人史、家族史】否认高血压、糖尿病、心脏病等慢性疾病史。否认肝炎、结核等传染病史。否认脑外伤、脑炎、脑卒中病史。否认毒物接触史，否认 CO 中毒史，否认吸烟、饮酒史，否认食物和药物过敏史。父亲 2013 年因突发心脏疾病去世，去世时 39 岁。姑姑 50 岁发现运动神经元病，已于 1 年前（发病 2 年后）去世。母亲体健。否认家族中其他成员有类似病史。

【入院查体】

卧立位血压检测：①右侧卧位血压 139/79 mmHg，心率 76 次 / 分；②右侧立位即刻血压 139/80 mmHg，心率 130 次 / 分；③右侧立位 1 min 血压 137/93 mmHg，心率 109 次 / 分；④右侧立位 3 min 血压 127/96 mmHg，心率 108 次 / 分；⑤右侧立位 5 min 血压 131/72 mmHg，心率 111 次 / 分。

内科查体：双肺呼吸音清，未闻及干湿啰音，心律齐，未闻及明显杂音。腹软，无压痛及反跳痛，肝脾肋下未触及。

神经系统查体：神清，构音障碍，时间、地点、人物定向力粗测正常，记忆力、计算力粗测减退。双侧瞳孔等大等圆，直径 3 mm，双侧瞳孔直接及间接对光反射灵敏，左眼下视困难，未见眼震。双侧面部针刺觉对称，双侧角膜反射正常引出，双侧咀嚼对称有力。双侧额纹、面纹对称，闭目及示齿有力。双耳粗测听力可，Weber 征居中，Rinne 试验双侧气导＞骨导。双侧软腭上抬有力，双侧咽反射存在。双侧转颈、耸肩有力，伸舌居中，未见舌肌纤颤。四肢肌容积正常，四肢肌力 5 级，四肢肢体肌张力减低。双侧轮替试验笨拙，双侧指鼻、跟膝胫试验欠稳准，以左侧明显，闭目难立征阴性。双上肢可见意向性震颤。行走时左右摇晃，宽基步态，直线行走不能，后拉试验阴性。双侧针刺觉及音叉振动觉对称。双上肢腱反射对称减弱，双下肢腱反射引出。双侧掌颏反射、Hoffmann 征阴性。双侧巴宾斯基征阴性。颈软，脑膜刺激征阴性。

【辅助检查】

1. 血液系统、蛋白电泳、甲状腺功能、抗链球菌溶血素 O、类风湿因子、乙型肝炎 5 项、心肌酶谱、心肌梗死 3 项：均未见异常。

2. 凝血 4 项：凝血酶原时间 13.7 s（↑），国际标准化比值 1.25（↑）。

3. 生化全项：载脂蛋白 A1 1 g/L（↓），血清同型半胱氨酸 48.05 μmol/L（↑），钾 3.43 mmol/L（↓）。

4. 肿瘤标志物：神经元特异性烯醇化酶 18.73 ng/ml（↑）。

5. 光镜下白细胞分类：中性分叶粒细胞 38%，淋巴细胞 44%，单核细胞 8%，嗜酸性粒细胞 3%，杆状核细胞 7%。未见异型细胞或泡沫细胞。

6. 电镜下：送检外周血淋巴细胞及单核细胞，见大量含有致密团块物的次级溶酶体（图 29-1）。

7. 精神心理及认知评估：①汉密尔顿抑郁量表，6 分；②汉密尔顿焦虑量表，6 分；③简易精神状态检查（MMSE）量表，17 分；④蒙特利尔认知评估（MoCA）量表，15 分（大学文化）；⑤ Epworth 嗜睡量表，5 分；⑥匹兹堡睡眠质量指数量表，6 分；⑦快速眼动期睡眠行为障碍筛查量表，1 分。

8. 眼科会诊：未见 K-F 环。

9. 心电图：窦性心律，前壁心外膜下心肌损伤的可能性（可能的急性心肌梗死）。复查心电图：窦性心律，Ⅱ、Ⅲ、avF 及 $V_3 \sim V_6$ 导联 J 点上移。

10. 脑电图：不正常脑电图，双额、前中颞区非同步性慢波。

11. 肌电图：体感诱发电位（SEP）检测，双顶皮质（P40）波形未引出，提示 T12 以上至双顶皮质深感觉传导通路障碍。电流感觉阈值（CPT）检测，左侧示指无髓神经纤维感觉减退，左侧拇指近端有髓神经纤维及无髓感觉纤维感觉减退，右侧踇趾近端无髓及薄髓感觉神经纤维感觉减退（患者配合不佳，结果仅供参考）。余未见异常。

12. 胸部 X 线片：双肺、心、膈未见明显异常。

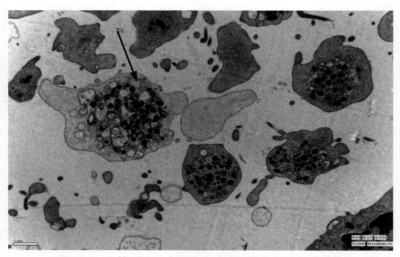

图 29-1 电镜下显示大量含有致密团块物的次级溶酶体

13. 颈动脉＋椎动脉＋锁骨下动脉超声：双侧颈动脉、椎动脉及锁骨下动脉血流通畅。

14. 经颅多普勒超声（TCD）：颅内血管超声未见明显异常。

15. 超声心动图：目前心内主要结构及血流未见明显异常，左心功能正常。

16. 腹部 B 超：肝、胆、胰、脾、双肾未见明显异常。其母亲完善腹部超声未见异常。

17. 泌尿系统彩超：膀胱内点状回声堆积，考虑尿盐沉积，建议复查；前列腺增大，前列腺回声不均。残余尿小于 5 ml。

18. 头部 MRI ＋ MRA：MRI 示，右侧乙状窦旁蛛网膜间隙增宽，蛛网膜囊肿；幕上脑室略增大，鼻窦黏膜增厚，左侧上颌窦黏膜下囊肿（图 29-2）。MRA 示，右侧大脑前动脉

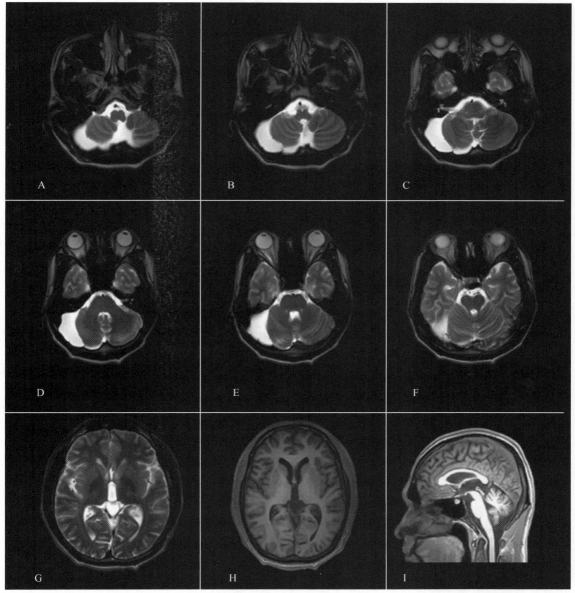

图 29-2 头部 MRI 提示右侧乙状窦旁蛛网膜间隙增宽，蛛网膜囊肿。**A ～ G**. 轴位 T2WI；**H**. 轴位 T1WI；**I**. 矢状位 T1WI

A1 段略纤细；双侧后交通动脉开放，显影纤细。

19. 基因检测：该样本在尼曼-皮克病 C1 型 /D 型相关基因 *NPC1* 存在三处杂合突变：*NPC1* 基因 c.178C > T 位点、c.2366G > A 位点、c.110A > G 位点。其母亲基因检测结果：*NPC1* 基因存在双杂合突变，即 c.2366G > A 位点、c.110A > G 位点。突变位点 c.2366G > A 已报道为致病突变，突变位点 c.178C > T 位点为终止突变，对蛋白质功能可能影响较大，为致病突变，突变位点 c.110A > G 未见报道。

【入院时诊断】

1. 定位诊断：小脑及其联络纤维、广泛大脑皮质

（1）小脑及其联络纤维：患者表现为言语不清伴行走不稳，查体示构音障碍，双侧指鼻试验、跟膝胫试验欠稳准，轮替试验笨拙，考虑小脑及其联络纤维受累，故定位于此。

（2）广泛大脑皮质：患者临床表现有记忆力减退，查体示高级皮质功能粗测下降，MMSE 17 分及 MoCA 15 分，结合头部 MRI 提示幕上脑室略增大，脑沟裂稍有增宽，故定位于广泛大脑皮质。

2. 定性诊断：尼曼-皮克病

该患者少年起病，慢性病程，逐渐进展，主要表现为运动症状——言语不利、共济失调，另有认知功能减退，查体有相应的体征。家族史中父亲心源性猝死，姑姑运动神经元病死亡，无其他出生疾患和发育异常。辅助检查在电镜下可见大量含有致密团块物的次级溶酶体；基因检测提示尼曼-皮克病 C1 型基因突变，且突变基因具有致病性。结合该患者的发病特点及辅助检查结果，考虑定位为小脑及广泛大脑皮质，定性诊断为尼曼-皮克病 C 型。

【住院后诊疗经过】

入院后给予对症支持治疗，患者症状无明显改善，建议完善骨髓穿刺术进一步明确疾病性质。患者及家属拒绝骨髓穿刺术，遂出院。

【出院时情况】

患者出院时较入院时无明显区别。

二、讨论

尼曼-皮克病又称鞘磷脂沉积病，是一组由鞘磷脂沉积引起的罕见的常染色体隐性遗传疾病[1]，其发病率低于 1/12 万。自 1914 年首次报道以来，亚洲人发病率最低。

本病在我国非常罕见，其特点是单核-巨噬细胞和神经系统内有大量的含神经鞘磷脂的泡沫细胞。其中尼曼-皮克病 C 型（NP-C）以神经系统症状为主要表现，如智力低下、运动障碍、言语不清、癫痫发作等，易导致误诊。NP-C 是由 18 号染色体 *NPC1*（95%）和（或）14 号染色体 *NPC2*（5%）基因突变引起胆固醇从溶酶体到细胞溶质的转运障碍，导致胆固醇和鞘磷脂贮积在溶酶体内，并逐渐导致致命性的神经退行性改变。

尼曼-皮克病 C 型具有很强的临床异质性[2]，表现为发病年龄广，可以从围生期到成年期，甚至到 70 多岁。患者的寿命可以是出生后几天，也可以是 60 多岁，大部分病程在 10 ~ 25 年。另外，疾病的不同时期可以表现为不同的症状，受累脏器包括肝、脾，有时肺，以及神经系统受累或精神状态异常等不同表现形式；约 15% 的尼曼-皮克病 C 型患者，以及近一半的成年起病的患者，就诊时系统性症状及体征尚未出现或极少。神经系统受累的表现

包括：小脑性共济失调、构音障碍、吞咽困难和进行性痴呆，大多数病例表现为典型的垂直性核上性注视麻痹（VSGP），猝倒、癫痫和肌张力障碍也是相当常见的临床表现，而精神障碍是迟发患者的常见表现。NP-C 在各个年龄段表现不一，总体而言，发病年龄越小，肝脾大等全身系统病变更加明显和严重，而发病年龄越大，神经系统病变表现就更加明显和严重（表 29-1）。

表 29-1　尼曼-皮克病 C 型（NP-C）不同年龄段的表现[2]

发病年龄	全身系统表现	神经/精神表现
围生期（＜2 个月）	①胎儿腹水/积液 ②肝脾大 ③胆汁淤积性黄疸 ④血小板减少 ⑤肺部疾病 ⑥肝衰竭 ⑦发育迟缓	肌张力减低
婴幼儿早期（2 个月至 2 岁）	①肝脾大或脾大（单独存在或者合并神经系统症状） ②新生儿黄疸期延长	①中枢性张力减退 ②运动功能发育迟滞、语言迟滞 ③吞咽困难、痉挛 ④VSGP
婴幼儿晚期（2～6 岁）	①肝脾大或脾大（单独存在或者合并神经系统症状） ②有新生儿胆汁淤积性黄疸期延长的病史	①生长发育迟滞/退化，语言迟滞 ②笨拙，经常跌倒 ③进行性共济失调、肌张力障碍、构音障碍、吞咽困难 ④癫痫（局灶性/全身性） ⑤猝倒 ⑥VSGP ⑦听力下降
少年（6～15 岁）	肝脾大或脾大（单独存在或者合并神经系统症状；或通常没有肝脾大或脾大）	①学习成绩差、学习障碍、语言表达差 ②经常跌倒，行为笨拙 ③进行性共济失调、构音障碍、肌张力障碍、辨距不良、运动障碍、吞咽困难 ④VSGP ⑤痴笑诱发猝倒 ⑥癫痫 ⑦行为异常
成年（＞15 岁）	脾大（经常不出现，极少情况下单独存在）	①认知功能减退、痴呆、学习障碍 ②精神症状：精神分裂症（精神病），抑郁 ③笨拙，进行性运动症状、震颤、共济失调、肌张力障碍/运动障碍 ④构音障碍、吞咽困难 ⑤VSGP

VSGP，垂直性核上性注视麻痹

　　NP-C是无法治愈的疾病，目前只能对症支持治疗，另外有麦格司他（Miglustat）可用于延缓疾病进展，治疗进行性神经系统症状，已在中国上市，用法0.2 g 3次/日，但价格昂贵。

（赵惠卿）

三、专家点评

　　该病例留给我们的思考就是如何对于共济失调的病因进行分析，如何形成共济失调的诊断思路。临床上如果碰到共济失调的患者，首先需要区分为哪种类型的共济失调，小脑性、前庭性、脊髓性或者额叶性。如果确定为小脑性共济失调，可以通过多种思路进行分析，包括起病形式的缓急、头颅磁共振是否有小脑萎缩、常见疾病的病因学分析等，确定共济失调的病因。另外，对于青年起病，或有家族遗传病史的小脑性共济失调来说，需要强烈怀疑遗传性小脑共济失调，从而需要进行全面的基因筛查，包括二代测序的全外显子测定以及脊髓小脑性共济失调的三核苷酸重复序列的拷贝数测定。而对于散发性小脑性共济失调，病因方面最多见的为多系统萎缩-小脑型，而其他继发因素引起的小脑性共济失调比例较少，但对于亚急性起病的小脑性共济失调来讲，需要进行免疫指标和副肿瘤指标的检查以明确病因。

　　该病例是一例很罕见的疾病——尼曼-皮克病，一般来说神经内科收治的相对较少，因为该病在婴儿、儿童更为多见（尼曼-皮克病A型和B型），成人多为尼曼-皮克病C型。该病诊断最重要的临床依据是骨髓穿刺术可见到泡沫细胞，而最终诊断需要依靠基因检测来明确。

（审核及点评专家：王　展）

参考文献

［1］任守臣，田朝霞，邓亚仙，等.尼曼-皮克病C型的临床表现及基因突变特点分析.中华医学杂志，2018，98（4）：284-288.
［2］Geberhiwot T，Moro A，Dardis A，et al.Consensus clinical management guidelines for Niemann-Pick disease type C. Orphanet J Rare Dis，2018，13（1）：50.

病例 30 血管性帕金森综合征

一、病例介绍

【主诉】 患者男性，74 岁，主诉"行走困难 10 年，加重伴步态异常、尿频尿急 5 年"。

【现病史】 患者 10 年前无明显诱因出现行走困难，运动迟缓，表现为蹲起及抬腿费力，就诊于外院考虑"帕金森综合征"，予以口服金刚烷胺 100 mg 1 次 / 日治疗，症状改善不明显，遂停用。之后运动迟缓、行走困难逐渐加重。5 年前开始出现起步及转身困难，步幅减小、双下肢行走拖曳，左下肢为著，伴有上身稍前倾，无跌倒。同时出现双上肢不灵活、僵硬感。家属诉患者情绪低落，记忆力减退。病程中伴有尿频、尿急，白天小便次数较多（具体不详），夜间 4 ～ 5 次 / 晚，偶有尿失禁。就诊于外院，予以多巴丝肼（美多芭）125 mg 3 次 / 日口服治疗，仍无明显改善。3 年前将药物调整为多巴丝肼 125 mg 3 次 / 日、司来吉兰 2.5 mg 2 次 / 日口服。2 年前于外院行多巴丝肼（500 mg）负荷试验，最佳改善率为服药后 2 h 改善 16%。头颅磁共振显示脑室扩大，行脑脊液放液试验，放液后自觉行走困难较前改善。1 年前再次予以脑脊液放液试验，放液后自觉行走困难改善不明显。半年前患者就诊于我院门诊，将药物调整为：多巴丝肼——早 250 mg、午 187.5 mg、晚 187.5 mg，恩他卡朋片 0.1 g 3 次 / 日，金刚烷胺——早 100 mg、午 50 mg。3 个月前在此基础上加服多巴丝肼睡前 125 mg，规律口服药物后症状仍无明显改善。患者病程中无肢体不自主抖动，无嗅觉减退，无幻觉，无便秘。现患者为求进一步诊治收入我院运动障碍性疾病科。

【既往史、个人史、家族史】 高血压病史 30 余年，最高 200/130 mmHg，现规律口服缬沙坦氨氯地平片及氢氯噻嗪，血压控制在（120 ～ 140）/（80 ～ 95）mmHg；腔隙性脑梗死病史 22 年。60 年前曾有 CO 中毒史，未就诊，无遗留症状。双耳听力下降 50 余年，未诊治。否认糖尿病、脑外伤、脑炎病史，否认精神病药物使用史及毒物接触史。无家族史，无吸烟、饮酒史。

【入院查体】

卧立位血压检测（服多巴丝肼 187.5 mg 后 0.5 h）：①右侧卧位血压 135/78 mmHg，心率 69 次 / 分；②右侧立位即刻血压 131/76 mmHg，心率 70 次 / 分；③右侧立位 1 min 血压 129/92 mmHg，心率 87 次 / 分；④右侧立位 3 min 血压 131/93 mmHg，心率 80 次 / 分；⑤右侧立位 5 min 血压 145/98 mmHg，心率 82 次 / 分。

内科查体：双肺呼吸音清，未闻及干湿啰音，心律齐，未闻及明显杂音。腹软，无压痛及反跳痛，肝脾肋下未触及。双踝部及胫前凹陷性水肿。

神经系统查体（服多巴丝肼 187.5 mg 后 0.5 h）：神清，言语缓慢，时间、地点、人物定向力可，记忆力、计算力减退。双侧瞳孔等大等圆，直径 2.5 mm，双侧瞳孔直接及间接对光反射灵敏，眼球各向运动充分，未见眼震。双侧面部针刺觉对称，双侧角膜反射正常引出，双侧咀嚼对称有力。双侧额纹对称，右侧鼻唇沟稍浅，闭目及示齿有力。双耳粗测听力下降，Weber 征居中，Rinne 试验双侧气导＞骨导。双侧软腭上抬有力，双侧咽反射存在。双侧转颈、耸肩有力，伸舌居中，未见舌肌纤颤。四肢肌容积正常，双上肢肌力 5 级，双下肢近端肌力 4 ＋级，远端肌力 5 级，双上肢肌张力正常，双下肢肌张力铅管样增高。双侧指鼻、跟膝胫试验稳准，闭目难立征阴性。行走时躯干稍前倾，双上肢联带动作正常，双下肢行走拖曳，左侧明显，后拉试验阴性。双侧针刺觉及音叉振动觉对称。四肢腱反射对称引出。双侧掌颏反射、Hoffmann 征阴性。双侧巴宾斯基征阴性。颈软，脑膜刺激征阴性。

【辅助检查】

（一）入院前检查

1. 头颅 MRI（2018-12-17）：脑内多发腔隙性脑梗死，脑白质变性，脑萎缩。

2. 头颅 MRI（2019-02-25）：脑内多发腔隙性脑梗死；脑室系统及脑沟、脑裂增宽；冠状位显示双侧海马萎缩，颞脚扩大；脑白质变性，Fazekas 分级 3 级。

3. 头颅 CT（2020-08-30）：脑内多发陈旧性梗死灶，脑桥、小脑萎缩，脑室 Evan 指数 ＜ 0.3。

4. 多巴丝肼负荷试验（500 mg）（2018-12-18）：基线及服药后 0.5 h、1 h、2 h、3 h 帕金森病综合评分量表（UPDRS）Ⅲ评分分别为 44 分、42 分、41 分、37 分、39 分，改善率分别为 5%（0.5 h）、7%（1 h）、16%（2 h）和 11%（3 h）。

5. 脑脊液放液试验（2018-12-18）：放液前 7 m 往返计时 38 s，1 min 行走距离 28 m，Berg 平衡量表 47 分，MMSE 28 分，MoCA 23 分；放液后 48 h，7 m 往返计时 21 s，1 min 行走距离 60 m，Berg 平衡量表 48 分。

6. 脑脊液放液试验（2019-03）：放液前 7 m 往返计时 21 s，1 min 行走距离 36 m，Berg 平衡量表 49 分，MMSE 26 分，MoCA 20 分；放液后 72 h，7 m 往返计时 24 s，1 min 行走距离 70 m，Berg 平衡量表 48 分，MMSE 29 分，MoCA 28 分。

（二）入院后检查

1. 头颅 MRI ＋ MRA（2020-10-13）：MRI 示，脑内多发腔隙灶、微出血灶、缺血性白质病变，脑萎缩。MRA 示，左侧部分型胚胎型大脑后动脉，左侧颈内动脉后交通动脉壶腹增粗，左侧椎动脉显示细（图 30-1）。

2. 残余尿超声（2020-10-15）：残余尿量约 4 ml。

3. 黑质超声（2020-10-16）：黑质回声强度Ⅱ级。

4. 肛门括约肌肌电图：（2020-10-13）：未见神经源性损害。

5. 精神心理及认知功能评估：

（1）简易精神状态检查（MMSE）（2020-10-10）：大专文化，28 分。

（2）蒙特利尔认知评估（MoCA）量表（2020-10-10）：大专文化，25 分。

（3）汉密尔顿抑郁量表（2020-10-13）：20 分，可能为轻度或中度抑郁。

（4）汉密尔顿焦虑量表（2020-10-13）：13 分，可能有焦虑。

（5）匹兹堡睡眠质量指数（2020-10-13）：11 分（0 ～ 21 分）；

（6）Epworth 嗜睡量表（2020-10-13）：8 分，轻度嗜睡；

（7）快速眼动期睡眠行为障碍（RBD）筛查量表（2020-10-13）：1 分（≥ 5 分可能为 RBD）。

6. 实验室检查

（1）生化 35 项：谷丙转氨酶 65.5 U/L（↑），同型半胱氨酸 15.32 μmol/L（↑），余在正常范围。

（2）术前 8 项病毒筛查：乙型肝炎表面抗体 10.390 mIU/ml（↑）阳性，余阴性。

（3）肿瘤标志物（男性）：神经元特异性烯醇化酶 25.36 ng/ml（↑），总前列腺特异性抗原 47.77 ng/ml（↑），游离前列腺特异性抗原 5.32 ng/ml（↑），糖类抗原 19-9（CA19-9）30.96 U/ml（↑），余在正常范围。

（4）血常规、尿常规、甲状腺功能、类风湿因子、抗链球菌溶血素 O、糖化血红蛋白、凝血功能、红细胞沉降率：未见明显异常。

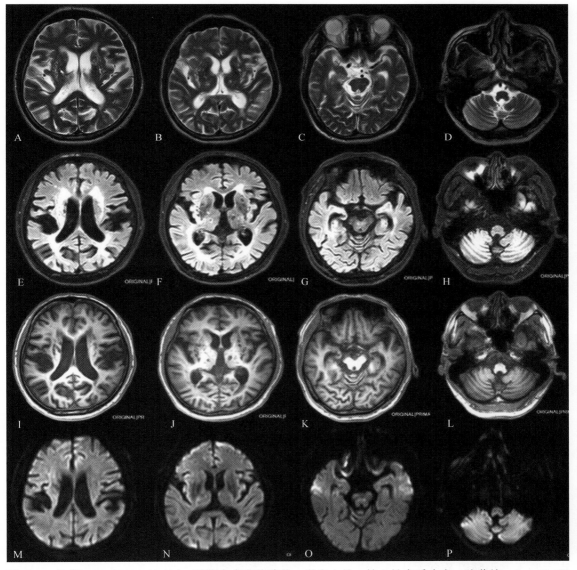

图 30-1　头颅 MRI（2020-10-13），示脑内多发腔隙灶、微出血灶、缺血性白质病变，脑萎缩。**A ～ D**. T2 序列；**E ～ H**. T2 FLAIR 序列；**I ～ L**. T1 序列；**M ～ P**. DWI 序列

【入院时诊断】

1. 定位诊断：锥体外系（黑质-纹状体系统）、自主神经系统、大脑皮质（双侧颞叶）

（1）锥体外系（黑质-纹状体系统）：患者临床表现为行走缓慢、下肢拖曳，查体可见运动迟缓、双下肢肌张力铅管样增高，行走时上身前倾、步幅变小，符合运动减少-肌张力增高症候群，故定位于锥体外系的黑质-纹状体系统。

（2）自主神经系统：患者有明显尿频、尿急症状，偶有尿失禁，定位于自主神经系统。

（3）大脑皮质（双侧颞叶）：患者临床表现有记忆力下降，查体显示记忆力、计算力下降，MoCA 量表 25 分（大专文化）。结合患者头颅 MRI 提示脑沟、脑池增宽，海马萎缩，考虑患者存在大脑皮质受累，主要以颞叶为著。

2. 定性诊断：帕金森综合征、血管性帕金森综合征可能、正常压力性脑积水不除外

该患者慢性起病，发病早期即出现双下肢步态障碍、行走困难，上肢无明显运动迟缓、肢体僵硬症状，查体可见双下肢肌张力铅管样增高，行走时躯干稍前倾，双上肢联带动作正常，双下肢行走拖曳。头颅 MRI 可见基底节区多发腔隙性脑梗死，多巴胺能药物疗效欠佳。简而言之，该患者具备血管性帕金森综合征的以下 3 个核心要素：①帕金森综合征，表现为双下肢步态障碍；②脑血管病损害的证据，影像学有多发梗死的表现；③帕金森综合征与脑血管病损害有因果关系，通过询问病史、体格检查和头颅影像学检查确定帕金森综合征可能与脑血管病损害有因果关系。故该患者目前考虑血管性帕金森综合征可能。

此外，患者头颅 MRI 提示脑室增大，患者偶有尿失禁，既往外院第 1 次行脑脊液放液试验有步态的改善，因此不除外正常压力性脑积水。但患者无明显认知的损害，行走时宽基步态不明显，尿失禁症状不明显，且患者自诉第 2 次行放液试验时症状改善不明显。患者入院后可请神经外科会诊，必要时复查脑脊液放液试验进一步明确。

3. 其他诊断

（1）陈旧性多发腔隙性脑梗死：根据既往病史、影像学表现诊断。

（2）脑萎缩：根据影像学表现诊断。

（3）脑白质病：根据影像学表现诊断。

（4）轻度认知障碍：患者临床表现有记忆力下降，查体显示记忆力、计算力下降，MoCA 量表 25 分（大专文化），故诊断。

（5）高血压 3 级（极高危）：根据既往病史诊断。

（6）听力减退：根据既往病史及查体诊断。

4. 鉴别诊断

（1）帕金森病：患者主要表现为行走缓慢、肢体僵硬症状，查体可见运动迟缓、双下肢肌张力增高。结合 2015 年国际运动障碍协会（MDS）帕金森病诊断标准，患者具备运动迟缓，同时存在肌强直，可纳入帕金森综合征的诊断标准。但患者无静止性震颤，无服用多巴胺能药物后产生的异动，无嗅觉减退，且口服多巴胺能药物后症状无明显改善，不符合诊断帕金森病的支持标准，故可排除此诊断。

（2）帕金森叠加综合征：主要包括皮质基底节变性、多系统萎缩，进行性核上性麻痹及路易体痴呆等。上述疾病多进展迅速，早期可累及锥体外系及其他神经系统（皮质、锥体束、脑干、小脑以及自主神经系统），尤以多系统萎缩多见。本例患者慢性病程，无明显的脑干、小脑以及自主神经系统受累表现，故考虑帕金森叠加综合征的可能性不大，需进一步

完善残余尿彩超及肛门括约肌肌电图以明确诊断。

【住院后诊疗经过】

患者入院后完善多巴丝肼 250 mg 测评：①基线 UPDRS Ⅲ 评分 18 分，卧位血压 158/96 mmHg，立位血压 146/98 mmHg，右侧对指计数 153 次 / 分，左侧对指计数 138 次 / 分；②服药后 1 h，UPDRS Ⅲ 评分 16 分，改善率 11%，卧位血压 168/103 mmHg，立位血压 151/100 mmHg，右侧对指计数 155 次 / 分，左侧对指计数 153 次 / 分；③服药后 2 h，UPDRS Ⅲ 评分 16 分，改善率 11%，卧位血压 154/83 mmHg，立位血压 143/88 mmHg，右侧对指计数 143 次 / 分，左侧对指计数 159 次 / 分；④服药后 3 h，UPDRS Ⅲ 评分 16 分，改善率 11%，卧位血压 152/83 mmHg，立位血压 156/79 mmHg，右侧对指计数 145 次 / 分，左侧对指计数 149 次 / 分。鉴于患者服药后改善效果不明显，故将多巴丝肼逐渐减量。

完善患者头颅 MRI，显示脑内多发脑白质病变，且较前增多，给予银杏叶静点改善循环治疗；患者既往高血压病史，血压控制欠佳，调整降压药将血压控制在 130/80 mmHg 以下，密切观察患者血压变化。同时给予患者经颅磁刺激治疗及步态康复训练。经治疗后患者步态障碍较前改善。

【出院时情况】

患者出院时症状较前稍有改善，行走时躯干仍前倾，双上肢联带动作正常，双下肢行走拖曳较前好转，步速较前增快。

二、讨论

该患者运动迟缓伴肌强直，诊断考虑为帕金森综合征，多巴胺能药物治疗症状改善不明显，且无帕金森病其他支持标准，故可基本排除帕金森病诊断。患者起病隐匿，症状早期即出现双下肢步态障碍，上肢症状较轻，无静止性震颤，症状特点与血管性帕金森综合征相符。且患者既往腔隙性脑梗死病史 22 年，头颅 MRI 可见基底节区多发脑梗死，双侧侧脑室旁及皮质下白质有广泛白质病变，具备脑血管病损害的证据。结合患者个人史，患者否认脑外伤、脑炎病史，否认精神病药物使用史及毒物接触史，可排除以上原因所致帕金森综合征。综上所述，此患者血管性帕金森综合征可能性大。该患者步态障碍合并尿频、尿急，偶有尿失禁，外院行脑脊液放液试验首次放液 48 h 后改善明显，但第 2 次放液后自觉改善不明显，且患者无明显认知障碍，患者近期头颅 CT 显示 Evan 指数 < 0.3，不支持正常压力性脑积水。

血管性帕金森综合征（vascular parkinsonism，VP）是继发性帕金森综合征的一种。在不同的帕金森综合征人群中，VP 占 2% ～ 12%。VP 常合并脑血管病危险因素，如高血压、冠状动脉粥样硬化性心脏病、高脂血症、糖尿病、吸烟、高同型半胱氨酸血症、睡眠呼吸暂停综合征和脑血管病史等。VP 的病理学特征是存在血管因素所致的脑损害表现，主要为缺血，出血较为罕见，病变主要累及皮质下脑白质、基底节区、丘脑和中脑。

VP 的临床特征比较明显，主要为：①运动症状，双下肢帕金森综合征，即双侧对称性的步态障碍，表现为步伐变小、缓慢、不稳，"冻结"现象和起步困难较常见。双上肢一般正常，行走时双上肢摆动无异常。②非运动症状，认知障碍尤其是痴呆和小便失禁是最常见的非运动症状。此外，体位性低血压、便秘、疲劳、睡眠障碍及情感障碍也有报道。其他少见的症状和体征，包括 Myerson 征（即眉间叩击征）阳性，罕见嗅觉障碍及视幻觉。起病形式和病情进展差异较大：部分 VP 患者由于中脑黑质或基底节区的脑梗死或脑出血，急性起病，表现为偏侧帕金森综合征，有些可以自行好转，有些对左旋多巴治疗反应良好；部分 VP 患者由于皮质下脑白质病变，隐匿性起病，表现为双下肢步态障碍，病情逐渐进展，伴随小便失禁和认知障碍逐渐加重，多巴胺能药物疗效欠佳。

血管性帕金森综合征的诊断[1]需具备下列 3 个核心要素：①帕金森综合征，表现为双下肢步态障碍或偏侧肢体运动障碍；②脑血管病损害的证据，可以是影像学表现或由卒中引起的局灶性症状和体征；③帕金森综合征与脑血管病损害有因果关系，通过询问病史、体格检查、实验室检查和头颅影像学检查确定帕金森综合征与脑血管病损害有因果关系，并能除外其他导致帕金森综合征的原因。

（王雪蕾　李　娜）

三、专家点评

目前血管性帕金森综合征没有公认的临床诊断标准。血管性帕金森综合征主要有两种类型。一种是老年发病，卒中后急性发病或在 1 年内逐渐出现卒中部位对侧肢体以少动-强直为主要表现的偏侧帕金森综合征；另一种是隐匿性起病，早期出现双下肢步态障碍、姿势不稳或痴呆，上肢症状较轻，无典型的 4～6 Hz 搓丸样静止性震颤，头颅影像可见基底节区多发腔隙性脑梗死，广泛皮质下脑白质损害，多巴胺能药物疗效欠佳，又称"下半身帕金森综合征"。此患者符合下半身帕金森综合征的表现。另外，患者有脑室扩大、尿失禁表现，经放液试验后行走有所好转，所以不能完全除外正常压力性脑积水的可能。此外患者还有脑干、海马、皮质的萎缩，存在退行性改变的影像学表现。综合考虑，该患者存在缺血性脑血管病基础，以及脑萎缩、脑室增大、神经退行性改变，最终引起帕金森综合征的临床症状。在治疗上，患者对多巴胺能药物反应不佳，可以给予药物结合物理疗法进行综合治疗。此类患者应注意控制脑血管病相关危险因素，给予步态康复训练、经颅磁刺激治疗来改善患者的冻结步态。

（审核及点评专家：王雪梅）

参考文献

[1] 中华医学会神经病学分会帕金森病及运动障碍学组，中国医师协会神经内科医师分会帕金森病及运动障碍专业委员会.中国血管性帕金森综合征诊断与治疗专家共识.中华神经科杂志，2017，50（5）：326-331.

第 5 章

认知障碍性疾病

病例 31 额叶变异型阿尔茨海默病

一、病例介绍

【主诉】患者女性，62 岁，主因"记忆力减退 11 个月，行为异常 7 个月"于 2020 年 8 月 10 日收入认知障碍性疾病科。

【现病史】患者于 11 个月前（2019-09）无明显诱因出现记忆力减退，以近记忆力减退为主，表现为记不住刚发生的事情及反复提问同一问题，不爱说话，情感淡漠，不关心家里人。7 个月前（2020-01）患者饮食习惯明显改变，爱吃甜食，饮水增多，伴尿频、尿急，无明显尿痛及尿失禁，睡眠时长较前增加，不注意个人卫生，日常生活尚可自理，无外出迷路、语言障碍、幻觉妄想、睡眠时大喊大叫、步态异常、肢体麻木无力、肢体抽搐。患者自患病以来体重下降 5 kg。

【既往史、个人史、家族史】10 年前右耳中耳炎术后，遗留右耳听力减退。2 周前我院诊断糖尿病、肝功能异常、低钠血症，急诊给予对症处理，目前未用药。父亲 70 余岁出现痴呆。

【入院查体】卧位血压 138/87 mmHg，脉搏 80 次 / 分，心肺腹查体未见明显异常。神经系统查体：神清，语利，记忆力、计算力减退，时间定向力减退，人物及空间定向力尚可，右耳听力减退，余脑神经查体未见明显异常。四肢肌张力、肌容积正常，四肢肌力 5 级，四肢共济正常。四肢深、浅感觉对称正常。四肢腱反射对称减弱。双侧巴宾斯基征阳性。Romberg 征阴性，步态正常。

【辅助检查】（发病 11 个月）

1. 精神心理及认知评估

（1）简易精神状态检查（MMSE）：15 分（满分 30 分，定向力 −8 分，注意力和计算力 −3 分，回忆 −3 分，视空间 −1 分，高中文化）。

（2）蒙特利尔认知评估（MoCA）：9 分（满分 30 分，视空间与执行功能 −4 分，注意力和计算力 −2 分，语言 −3 分，抽象 −2 分，延迟回忆 −5 分，定向力 −5 分，高中文化）。

（3）匹兹堡睡眠质量指数：1 分。

（4）汉密尔顿焦虑量表（HAMA）：1 分。

（5）汉密尔顿抑郁量表（HAMD）：1 分。

2. 实验室检查

（1）糖化血红蛋白：17.7%。

（2）甲状腺功能 5 项：正常。

（3）梅毒螺旋体特异性抗体：AntiTP 阳性，TPPA 弱阳性。

（4）生化全项：谷丙转氨酶 419.5 U/L（↑），谷草转氨酶 332.9 U/L（↑），γ - 谷氨酰基转移酶 182.4 U/L（↑），乳酸脱氢酶 361 U/L（↑），α 羟基丁酸脱氢酶 192.9 U/L（↑），

总钙 2.19 mmol/L（↓），无机磷 0.82 mmol/L（↓），甘油三酯 1.87 mmol/L（↑），总胆固醇 6.91 mmol/L（↑），低密度脂蛋白胆固醇 4.8 mmol/L（↑），载脂蛋白 B 1.61 g/L（↑），钠 130.3 mmol/L（↓），氯 95.5 mmol/L（↓），前白蛋白 150 mg/L（↓），球蛋白 30.8 g/L（↑），白蛋白／球蛋白 1.2（↓），葡萄糖 12.82 mmol/L（↑）。

（5）肿瘤标志物：癌胚抗原 6.51 ng/ml（↑），细胞角蛋白 19 片段 5.24 ng/ml（↑），糖类抗原 19-9（CA19-9）57.25 U/ml（↑）。

3. 脑脊液检查（腰穿）

（1）脑脊液常规和生化：压力 135 mmH$_2$O；细胞总数 1/μl，白细胞数 1/μl；糖 5.55 mmol/L（↑）（同期血糖 14.41 mmol/L），蛋白质 20.99 mg/dl，氯化物 126 mmol/L，乳酸（Lac）1.9 mmol/L，腺苷脱氨酶（ADA）0.36 U/L。

（2）脑脊液染色：阴性。

（3）24 h IgG 鞘内合成率（脑脊液＋血）：IgG 鞘内合成率 0.75；脑脊液白蛋白 0.14 mg/ml，血清白蛋白 43.3 mg/ml（↑），脑脊液 IgG 0.025 mg/ml（↑），血清 IgG 16 mg/ml（↑）。

（4）神经元抗原谱抗体 IgG 检测（脑脊液＋血液）：阴性。

（5）自身免疫性脑炎抗体（脑脊液＋血液）：阴性。

（6）寡克隆蛋白电泳分析（脑脊液＋血液）：阴性。

（7）脑脊液 β 淀粉样蛋白＋Tau 蛋白：β 淀粉样蛋白（1-42）（Aβ$_{1-42}$）471 pg/ml（↓）（正常参考值 562 ～ 1018 pg/ml），总 Tau 蛋白＞2236.3 pg/ml（↑）（正常参考值 116 ～ 370 pg/ml），磷酸化 Tau 蛋白（p-Tau）331.07 pg/ml（↑）（正常参考值 35.84 ～ 66.26 pg/ml）。

4. 影像学检查

（1）头部 MRI ＋ MRA：MRI 示双侧额叶萎缩，老年性脑改变，右侧筛窦囊肿。MRA 示左侧颈内动脉交通段突起，壶腹可能性大，眼段略膨隆（图 31-1）。

（2）PET-CT：双侧额颞叶较弥漫的不均匀 FDG 代谢减低，同机 CT 示双侧额叶脑回略小、沟裂池增宽显著；老年性脑改变；右侧筛窦炎性改变。盆腔右侧骶前软组织密度影，FDG 代谢不均匀增高，不除外占位性病变（右侧附件来源？神经源性肿瘤？），建议专科就诊，必要时结合增强 CT 检查。双侧颈部多发炎性增生淋巴结可能，随诊；双肺炎性索条，部分为陈旧病变；脂肪肝；副脾；直肠弥漫性 FDG 代谢增高，同机 CT 未见明显异常，生理性或炎性摄取可能，必要时结合肠镜检查。脊柱退行性变。余部位未见明显代谢异常增高病灶，建议动态观察。

（3）腹部 CT：脂肪肝，副脾，双侧臀部皮下多发钙化灶。

（4）颈部血管超声：双侧颈动脉内-中膜增厚伴左侧斑块形成（倾向相对稳定斑块，建议随诊），右侧锁骨下动脉起始处斑块形成。

（5）经颅多普勒超声（TCD）：未见明显异常。

（6）超声心动图：主动脉瓣退行性变，二尖瓣、三尖瓣少量反流，左心室舒张功能减低。

（7）下肢动脉超声：双下肢动脉未见明显异常。

5. 诱发电位：右侧脑干听觉诱发电位（BAEP）Ⅰ、Ⅲ、Ⅴ波未引出，左侧 BAEP 正常。视觉诱发电位（VEP）正常。P300 正常。

6. 24 h 血压监测：平均血压 115/75 mmHg，范围在（97 ～ 147）/（56 ～ 94）mmHg。

7. 动态心电图（Holter）：窦性心律，偶发房性期前收缩，ST 段改变。

8. 眼科会诊：视力 0.4/0.5，眼压 10/10 mmHg，眼底大致正常。光学相干断层扫描（OCT）：双眼神经节细胞复合体（GCC）变薄。视野：双眼上方部分视野缺损，可能为眼睑遮挡，必要时复查。诊断：双眼视神经病变。建议：营养神经治疗。

9. 耳鼻喉科会诊：纯音测听示，右耳全聋，左耳中度感音神经性聋。声导抗示，右耳 B 型，左耳 A 型。

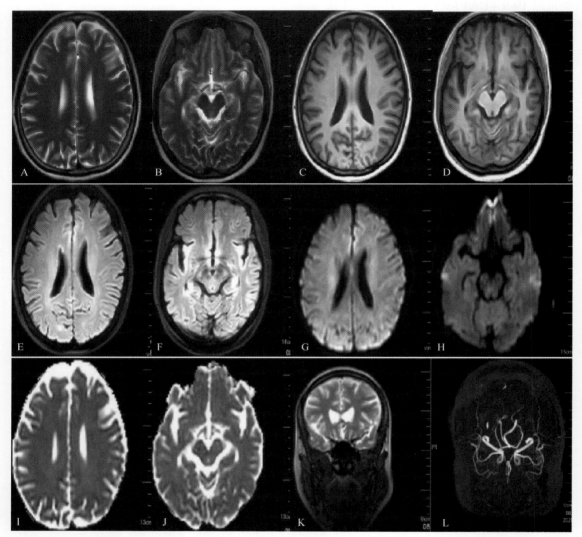

图 31-1 头部 MRI ＋ MRA（发病 11 个月），示双侧额叶萎缩。**A** 和 **B**. T2 序列；**C** 和 **D**. T1 序列；**E** 和 **F**. FLAIR 序列；**G** 和 **H**. DWI 序列；**I** 和 **J**. ADC 序列；**K**. T2 序列冠状位；**L**. MRA

【入院时诊断】

1. 定位诊断： 颞叶海马、额叶

（1）颞叶海马及其联系纤维：患者近记忆力下降，故定位于此。

（2）额叶及其联系纤维：患者行为异常，饮食习惯明显改变，爱吃甜食，情感较前淡漠，不关心家里人，不注重个人卫生，故定位于此。

2. 定性诊断： 痴呆、额颞叶痴呆可能

患者老年女性，慢性病程、进行性加重，临床表现为近记忆力下降、行为异常，认知功能检测提示定向力、记忆力、计算力、视空间与执行功能、语言等多个维度认知功能异常，MMSE 及 MoCA 评分明显下降，目前诊断考虑痴呆。该患者病程中存在饮食习惯明显改变、爱吃甜食、情感淡漠、不关心家里人、不注重个人卫生等行为异常，头 MRI 可见双侧额叶萎缩，故需考虑行为变异型额颞叶痴呆可能。

【住院后诊疗经过】

患者入院后予糖尿病饮食，监测血压、血糖，完善血液检验、超声、腹部 CT、头部 MRI ＋ MRA、全身 PET-CT、腰穿等检查以明确痴呆病因。患者痴呆诊断明确，结合入院腰穿示 β 淀粉样蛋白下降，Tau 及磷酸化 Tau 蛋白明显升高，诊断考虑额叶变异型阿尔茨海默病，给予美金刚改善认知。患者合并糖尿病，住院期间口服阿卡波糖、二甲双胍及皮下注射胰岛素控制血糖。患者肝功能异常，给予谷胱甘肽、多烯磷脂酰胆碱保肝。患者低钠血症、低钾血症，给予口服补钾补钠后纠正。患者 PET-CT 示盆腔右侧骶前软组织密度影、不除外占位性病变（右侧附件来源？神经源性肿瘤？），直肠弥漫性 FDG 代谢增高，同时癌胚抗原、细胞角蛋白 19 片段、糖类抗原 19-9 升高，建议可完善盆腔 CT ＋增强，请妇科等相关科室会诊，患者家属要求出院后于外院肿瘤专科医院进一步就诊。患者脂蛋白代谢紊乱，因住院期间肝功能异常，暂未予降脂治疗。

【出院诊断】 痴呆、额叶变异型阿尔茨海默病

【出院时情况】

好转。出院查体：神清，语利，记忆力、计算力减退，时间定向力减退，人物及空间定向力尚可，右耳听力减退，余脑神经查体未见明显异常。四肢肌张力、肌容积正常，四肢肌力 5 级，四肢共济正常。四肢深、浅感觉对称正常。四肢腱反射对称减弱。双侧巴宾斯基征阳性。Romberg 征阴性，步态正常。

二、讨论

典型阿尔茨海默病（Alzheimer's disease，AD）的核心特征为情景记忆障碍，而非典型阿尔茨海默病主要包括以视觉空间障碍表现为主的后皮质萎缩、以语言障碍为重要特征的 Logopenic 变异型原发性进行性失语以及额叶变异型阿尔茨海默病（frontal variant Alzheimer's disease，fvAD）[1]。其中，fvAD 是一种相对少见的变异型 AD，最显著的临床特征是在早期即出现额叶功能的受损，如精神行为异常及执行功能障碍，其病理表现及病因均符合 AD。行为变异型额颞叶痴呆（behavioral variant frontotemporal dementia，bvFTD）是额颞叶痴呆中常见的一种类型，约占额颞叶痴呆的 50%[2]。fvAD 与 bvFTD 在临床表现上存在很多相似性，既往研究表明 52% 的 fvAD 患者符合 bvFTD 的诊断标准[3]。但 fvAD 患者行为改变的严重程度一般较 bvFTD 轻，且具有与典型 AD 相同的记忆力障碍。因此，早期认知功能障碍、客观认知功能检查证实的情景记忆力减退和中度的行为改变有助于将 fvAD 和 bvFTD 相鉴别。结构影像学方面，fvAD 患者的头部 MRI 表现可与典型 AD 相似，主要表现为颞顶叶萎缩，但亦可表现为额叶萎缩，而 bvFTD 以前额叶萎缩为主。在 ^{18}FDG-PET 显像中，fvAD 和 bvFTD 均可表现为额颞叶代谢减低[4]。fvAD 患者病理学研究显示神经元

减少和 AD 典型病理改变在额叶明显。近年来，生物标志物及 β 淀粉样蛋白 PET 显像的普及让更多的 fvAD 早期诊断成为可能。fvAD 患者在 ^{11}C-PiB-PET 显像中可见大脑皮质 Aβ 示踪剂滞留增加，脑脊液中 β 淀粉样蛋白（1-42）水平降低，并且总 Tau 或磷酸化 Tau 蛋白水平增加。而在 bvFTD 患者中，脑脊液仅可见非特异性 Tau 蛋白水平增加。表 31-1 显示了 fvAD 与 bvFTD 的鉴别要点[4]。

表 31-1 fvAD 与 bvFTD 的鉴别要点

	fvAD	bvFTD
起病年龄（岁）	55～70	45～70
临床表现	行为异常、执行功能损害、情景记忆障碍	行为异常、人格改变、执行功能损害
结构影像学	额叶、颞叶、顶叶萎缩	额颞叶萎缩
^{18}FDG-PET 代谢显像	额颞叶代谢减低	额颞叶代谢减低
脑脊液生物标志物	Aβ$_{1-42}$ 水平降低并且总 Tau 或磷酸化 Tau 蛋白水平升高	Tau 蛋白非特异性升高
β 淀粉样蛋白 PET 显像	Aβ 示踪剂滞留	Aβ 示踪剂无明显滞留
病理表现	神经炎性斑（Aβ 沉积）和神经原纤维缠结（p-Tau）	异常蛋白沉积（分为 Tau 沉积、TDP43 沉积等不同亚型）

fvAD，额叶变异型阿尔茨海默病；bvFTD，行为变异型额颞叶痴呆；Aβ，β 淀粉样蛋白；p-Tau，磷酸化 Tau 蛋白

本病患者以认知障碍和行为异常起病，随着病情进展，行为异常表现逐渐突出，认知测评提示患者认知障碍累及记忆、语言、执行功能等多个认知领域，头部磁共振可见双侧额叶萎缩，^{18}FDG-PET 可见额颞叶代谢减低，故临床支持 bvFTD 诊断。但同时需要注意的是，该患者虽然病程中行为异常症状突出，但却是以近记忆力减退为首发症状，而 bvFTD 患者早期记忆力大多保留，提示我们需警惕存在 fvAD 可能。而患者脑脊液检查显示 Aβ$_{1-42}$ 水平降低、总 Tau 和磷酸化 Tau 蛋白水平增加，才明确患者最终诊断为 fvAD 而非 bvFTD。整体而言，fvAD 与 bvFTD 在临床表现、结构影像学及 ^{18}FDG-PET 代谢显像上存在相似表现，故易导致临床 fvAD 患者的漏诊、误诊而延误治疗时机，而充分利用脑脊液生物标志物及 β 淀粉样蛋白 PET 显像有助于 fvAD 患者的早期识别及诊断。

（王文娟）

三、专家点评

本例患者发病年龄较早（65 岁之前），进展较快。尽管存在广泛认知领域的异常改变，但是行为症状比较突出，临床上符合行为变异型额颞叶痴呆（bvFTD），MRI 和 PET 也支持这一诊断。脑脊液生物标志物 Aβ 下降，p-Tau 升高，提示 AD。因此最终诊断额叶变异型 AD（fvAD）。该病为 AD 变异型，临床上比较少见。本病的诊断充分体现了生物标志物的应用对于临床的意义。此外本例患者的行为异常，也干扰了其糖尿病的诊治，提醒我们对于伴

有精神行为异常的痴呆患者要更好地关注其全身状况。尽管我们排除了副肿瘤综合征和自身免疫性脑炎，但是患者可能合并肿瘤，我们还需要随访，密切观察其对神经系统的影响。

（审核及点评专家：李旭东）

参考文献

［1］Dubois B，Feldman HH，Jacova C. Advancing research diagnostic criteria for Alzheimer's disease：the IWG-2 criteria. The Lancet Neurology，2014，13（8）：757-757.

［2］Sorbi S，Hort J，Erkinjuntti T，et al. EFNS-ENS guidelines on the diagnosis and management of disorders associated with dementia. European Journal of Neurology，2012，19（9）：1159-1179.

［3］Ossenkoppele R，Pijnenburg YA，Perry DC，et al. The behavioural/dysexecutive variant of Alzheimer's disease：clinical, neuroimaging and pathological features. Brain：A Journal of Neurology, 2015, 138（Pt 9）：2732-2749.

［4］Cheng-Hsuan Li，Sung-Pin Fan，Ta-Fu Chen，et al. Frontal variant of Alzheimer's disease with asymmetric presentation mimicking frontotemporal dementia：case report and literature review. Brain and Behavior，2020，10（3）：e01548.

病例 32 克－雅病性痴呆

一、病例介绍

【主诉】 患者男性，76 岁，主诉"记忆力下降 1 月余"。

【现病史】 患者入院前 1 月余（2019-10-15）无明显诱因出现记忆力下降，表现为忘记刚说过的话、做过的事，不认识家属；出现性格改变，对以往感兴趣的事不感兴趣，不爱与他人交流，白天睡眠增多。患者发病之前否认感冒、腹泻等病史，否认毒物接触史。无四肢麻木无力、饮水呛咳、意识障碍等症状出现。后就诊于外院，考虑"脑梗死"，给予相应抗血小板、改善循环等治疗后症状无好转，且症状迅速进展加重，入我院时生活已不能自理，伴尿便障碍（小便失禁、大便干燥），家属不能理解其说话。

【既往史、个人史、家族史】 左肾癌根治术后 6 年，术中曾输血（具体成分不详）；血小板减少症病史 6 年，近 1 年监测血小板正常；肺气肿、肺大疱病史 6 年，具体不详。否认高血压、糖尿病、冠心病等慢性病史。否认食物和药物过敏史。吸烟 50 余年，20 支 / 日，近 1 个月未吸；偶尔饮酒。否认相关家族遗传病史。

【入院查体】 血压 120/65 mmHg，心率 72 次 / 分。双肺呼吸音清，未闻及干湿啰音，心律齐，未闻及明显杂音。腹软，无压痛及反跳痛，肝脾肋下未触及。神经系统查体：神清，混合性失语，时间、地点、人物定向力减退，记忆力、计算力减退。双侧瞳孔等大等圆，直径 2.5 mm，双侧瞳孔直接及间接对光反射灵敏，眼球各项运动充分，未见眼震。四肢肌容积正常，四肢肌力 5 级，肌张力正常。双侧指鼻、跟膝胫试验查体不配合，闭目难立征阴性。查体过程中可见右上肢不自主抖动。双侧针刺觉及音叉振动觉对称。四肢腱反射正常对称引出。双侧掌颏反射、Hoffmann 征阴性。双侧巴宾斯基征阴性。颈软，脑膜刺激征阴性。

【辅助检查】

1. 头颅 MRI ＋ MRA（外院）：左额叶、双侧额顶枕叶、左侧岛叶皮质多发 DWI 异常信号影。MRA 未见明显异常（图 32-1）。

2. 颈椎 MR（外院）：颈 3 ～ 7 椎体骨质增生。

3. 头颅 CT：未见明显异常。

4. 脑电图：左额、前中颞区大量中–高幅尖波或三相波呈周期性发放（图 32-2）。

5. 脑脊液检查：患者的脑脊液检查结果见表 32-1。

6. 重金属筛查：血或尿均未检出铅、汞、砷、铊、铜、锰。

7. 基因检查：Sanger 一代测序，该样本 *PRNP* 基因 1-2 号外显子区域一代测序均未见异常。

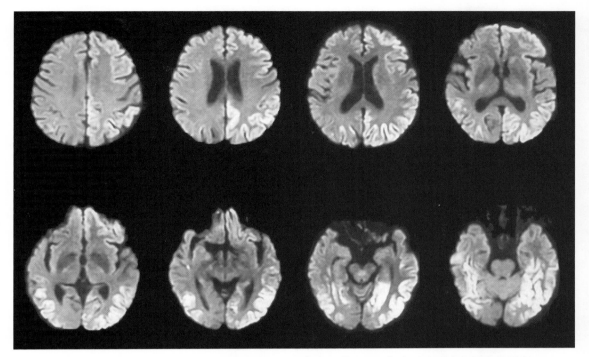

图 32-1 头颅磁共振 DWI 序列，示左额叶、双侧额顶枕叶、左侧岛叶皮质多发异常信号影

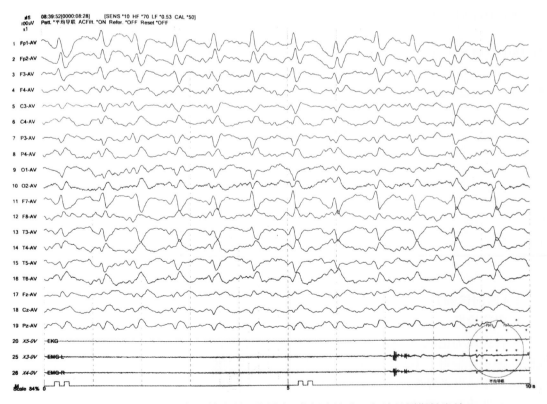

图 32-2 脑电图示左额、前中颞区大量中-高幅尖波或三相波呈周期性发放

表 32-1　脑脊液检验结果

项目	结果	
常规	外观：粉浊 潘氏试验：± 白细胞：2/μL 多核细胞：50% 细胞总数：1002/μL 单核细胞：50%	
生化	腺苷脱氨酶：0.1 U/L 糖：4.34 mmol/L 蛋白质：47.37 mg/dl 乳酸：1.6 mmol/L 氯化物：126 mmol/L	正常值 2.50 ～ 4.50 mmol/L 正常值 15.00 ～ 45.00 mg/dl 正常值 1.1 ～ 2.4 mmol/L 正常值 118 ～ 132 mmol/L
24 h IgG 鞘内合成率	脑脊液白蛋白：0.36 mg/ml 血清白蛋白：42.2 mg/ml 脑脊液 IgG：0.071 mg/ml 血清 IgG：16 mg/ml 鞘内 IgG 合成率 5.52	正常值 0.00 ～ 0.15 mg/ml 正常值 0.00 ～ 41.89 mg/ml 正常值 0.000 ～ 0.019 mg/ml 正常值 0.000 ～ 11.486 mg/ml 正常值－ 10.00 ～ 10.00
染色	革兰氏、抗酸、墨汁染色均未见异常	
结核分枝杆菌抗体	未检出	
感染病毒抗体	巨细胞病毒抗体 IgG 阳性（＋）5.770 U/ml	
神经元抗原谱抗体 IgG	抗 -PNMA2 抗体、抗 -Hu 抗体、抗 -Ri 抗体、抗 -CV2 抗体、抗 -Amphiphysin 抗体均为阴性	
自身免疫性脑炎相关抗体	抗 -NMDAR 抗体、抗 -CASPR2 抗体、抗 -AMPA1、2 抗体、抗 -LGI1 抗体、 抗 -GABA$_B$R 抗体、抗 -GAD65 抗体均为阴性	
阿尔茨海默病脑脊液标志物	β 淀粉样蛋白（1-42）851 pg/ml	正常值（21 ～ 50 岁）610 ～ 974 pg/ml （51 ～ 70 岁）562 ～ 1018 pg/ml （＞ 71 岁）567 ～ 1027 pg/ml
	总 Tau 蛋白＞ 2236 pg/ml	正常值（21 ～ 50 岁）47 ～ 225 pg/ml （51 ～ 70 岁）116 ～ 370 pg/ml （＞ 71 岁）270 ～ 512 pg/ml
	磷酸化 Tau 41.55 pg/ml	正常值（18 ～ 44 岁）19.66 ～ 45.67 pg/ml （45 ～ 77 岁）35.84 ～ 66.26 pg/ml
14-3-3 蛋白	脑脊液（＋）	

【入院时诊断】

1. 定位诊断：广泛大脑皮质、自主神经系统

患者表现为记忆力下降，现已丧失生活自理能力。查体可见高级皮质功能下降，结合头颅磁共振示左额叶、双侧额顶枕叶、左侧岛叶皮质多发 DWI 异常信号，故考虑病变累及广泛大脑皮质。患者发病后出现小便失禁、大便干燥，考虑损害自主神经功能。

2. 定性诊断：痴呆、克-雅病性痴呆可能性大

患者老年男性，亚急性起病，病情迅速进展，临床主要表现为记忆力下降，以短时记忆力为主，现已累及日常生活能力，故痴呆诊断明确。患者头颅磁共振可见左额叶、双侧额顶枕叶、左侧岛叶皮质多发 DWI 异常信号影，脑电图示左额、前中颞区大量中-高幅尖波或三相波呈周期性发放，脑脊液 14-3-3 蛋白阳性，查体过程中可见患者肢体不自主抖动，结合患者病程，考虑克-雅病性痴呆可能性大。

【住院后诊疗经过】

患者入院后给予普通饮食，神经内科一级护理，监测血压、血糖变化。完善腰穿脑脊液送检（包括自身免疫性脑炎抗体筛查、副肿瘤相关抗体筛查、AD 早期生物学标志物筛查、克-雅病相关蛋白筛查等）、重金属中毒筛查、脑电图监测等。患者痴呆诊断明确，病因考虑克-雅病性痴呆可能性大，给予对症处理，并对患者家属进行保护宣教。

【出院时情况】

内科查体未见明显异常。神经系统查体：神清，混合性失语，高级皮质功能查体不合作。双侧瞳孔等大等圆，直径 2.5 mm，双侧瞳孔直接及间接对光反射灵敏，眼球各项运动充分，未见眼震。余脑神经查体不合作。四肢肌容积正常，肌力查体不合作，但可见四肢自主运动，肌张力正常。双侧指鼻、跟膝胫试验查体不配合，闭目难立征查体不合作。双侧针刺觉及音叉振动觉查体不合作。四肢腱反射正常对称引出。双侧掌颏反射、Hoffmann 征阴性。双侧巴宾斯基征阴性。颈软，脑膜刺激征阴性。

【随访情况】

出院 20 天电话随访，现患者卧床状态，无法行走，日常生活能力基本丧失，不知主动进食及排解二便，需家人提醒。吞咽功能尚可，可进半流食。

二、讨论

克-雅病（Creutzfeldt-Jakob disease，CJD）又称为亚急性海绵状脑病[1]，是一类由具有传染性的变异蛋白——朊蛋白 PrP 所致的一种人畜共患的、中枢神经系统慢性非炎症性疾病。临床表现主要以快速进展的痴呆为主要特征，伴有共济失调、肌阵挛、视力障碍、锥体系及锥体外系症状，具有传染性、致死性，目前尚无有效的治疗手段[1-2]。然而，并不是所有的快速进展性痴呆患者都是 CJD，其中需要排除常见中毒、代谢以及感染性疾病。

CJD 主要分为散发型、遗传型、变异型和医源型。散发型在 CJD 中最常见，约占全部 CJD 患者的 85%[3]，发病原因多不明确，一般认为与横向传播、*PrP* 基因突变等相关。遗传型 CJD 一般有家族史，可通过检测突变的 *PrP* 基因获得。变异型主要是食用被感染的动物引起。而医源型主要是由于硬脑膜移植、角膜移植、注射来源于感染尸体垂体的生长激素和促性腺激素，以及使用被污染的深部脑电图探针和神经外科手术器械等。

（一）临床表现

克-雅病临床过程分为以下 3 个阶段。①前驱期：症状多为非特异性，可表现为抑郁、睡眠障碍和体重减轻；②发展期：关键症状是认知功能或行为异常，大多数患者于此期才明确诊断；③终末期：主要表现为无动性缄默、去皮质强直或昏迷，多因感染或呼吸衰竭而死亡，90% 的克-雅病患者于发病 1 年内死亡[4]。

（二）辅助检查

虽然病理诊断是确诊 CJD 的金标准，但由于多数患者家属难以接受脑活检，目前临床上常用无创检查手段辅助诊断 CJD，主要有 EEG、脑脊液 14-3-3 蛋白以及 MRI 检查。典型 CJD 的脑电图表现为周期性尖慢复合波（periodic sharp wave complexes，PSWC）。脑电图表现形式与 CJD 病情所处阶段相关[5]。有研究显示，PSWC 在病程的 8 ～ 12 周出现，并非 CJD 早期诊断的手段[6-7]。CJD 病程初期脑电图可能正常，也可能出现非特异性异常，如背景波解体和局限性慢波[8]。CJD 病程中期 94% 患者的脑电图可表现为持续的尖慢复合波周期性发放。CJD 病程后期 PSWC 消失，代之为更严重的慢波[9]。脑脊液 14-3-3 蛋白的升高提示 CJD，但其灵敏度及特异度并不理想。脑炎、副肿瘤综合征、急性脑损伤、脑梗死及癫痫等其他急性起病的神经系统疾病患者也可出现 14-3-3 蛋白的升高。研究[10]显示，即使存在 CJD 的典型临床表现，CJD 病程中也可能不出现典型的 EEG 改变或脑脊液 14-3-3 蛋白阳性。此外，目前国内开展 14-3-3 蛋白监测的单位较少，较多疑似病例未被送检。在早期的临床过程中，20%CJD 患者的 MRI 图像可能是正常的，随着病程的进展，散发 CJD 最常见的 MRI 成像模式包括皮质和基底节区、岛叶和扣带回（边缘叶）的 DWI 高强度异常信号[11]。尽管如此，即使在脑电图和脑脊液常规检查结果不明显或者症状不典型的病例中，MRI 即可出现异常表现，尤其是 DWI 序列，甚至可先于临床表现出现。Ukisu 等[12]分析了 9 例 CJD 患者的不同阶段头颅 MRI，发现 DWI 序列在 CJD 非常早期阶段甚至在特征性临床发现开始之前就具有诊断价值。

（三）诊断标准

克-雅病（CJD）的诊断标准总结于表 32-2 中。

表 32-2　克-雅病（CJD）诊断标准

变异型 CJD（vCJD）诊断标准（WHO，2001）[13]

　　Ⅰ A 进行性神经精神症状
　　　B 病程大于 6 个月
　　　C 常规检查不支持其他诊断
　　　D 无医源型 CJD 暴露史
　　　E 无传染性海绵状脑病的家族史
　　Ⅱ A 早期出现精神症状[1]
　　　B 持续性疼痛性感觉症状[2]
　　　C 共济失调
　　　D 肌阵挛或舞蹈症或张力障碍
　　　E 痴呆
　　Ⅲ A 脑电图无散发型 CJD 的典型表现（或未行 EEG 检查）[3]
　　　B MRI 显示双侧丘脑后结节的对称性高信号[4]
　　Ⅳ 扁桃体活检结果阳性[5]

　　确定的 vCJD：Ⅰ A 和 vCJD 的神经病理学表现[6]
　　很可能的 vCJD：Ⅰ 和 Ⅱ 中的 4 项和 Ⅲ A 和 Ⅲ B，或 Ⅰ 和 Ⅳ
　　可能的 vCJD：Ⅰ 和 Ⅱ 中的 4 项和 Ⅲ A

（续表）

散发型 CJD（sCJD）诊断标准[14]

　　Ⅰ临床症状

　　　1. 痴呆

　　　2. 小脑功能或视觉障碍

　　　3. 锥体 / 锥体外系功能障碍

　　　4. 无动性缄默症

　　Ⅱ检查

　　　1. 脑电图出现周期性尖慢复合波（PSWC）

　　　2. 脑脊液检查 14-3-3 蛋白阳性（患者病程小于 2 年）

　　　3. MRI 的 DWI 或 FLAIR 成像，尾状核和壳核或者至少两个皮质区（颞 - 顶 - 枕）出现异常高信号

　　pro sCJD：4 项临床症状中出现 2 项，3 项检查中至少 1 项阳性

　　pos sCJD：4 项临床症状中出现 2 项，且病程小于 2 年

医源型 CJD 诊断标准[15]

1. 接受人类尸体来源的垂体激素后出现进行性小脑综合征；或

2. 符合散发型 CJD 诊断，并且有已知的暴露风险，如接受过硬脑膜移植

遗传型 CJD 诊断标准[15]

1. 确定的或很可能的 CJD ＋ 1 级亲属中有确定的或很可能的 CJD；和（或）

2. 神经精神异常＋疾病特异性朊蛋白基因突变

注释：

[1] 抑郁、焦虑、淡漠、退缩或妄想

[2] 包括疼痛和（或）触痛

[3] 广泛的周期性三相复合波，约每秒 1 次

[4] 相对于其他深部核团和皮质灰质的信号强度

[5] 不建议常规进行扁桃体活检，另外有 sCJD 典型 EEG 表现的病例也不建议进行此项检查。对临床疑似 vCJD 的病例且头颅 MRI 未显示丘脑后结节高信号者，此项检查可能对诊断有帮助

[6] 海绵状改变以及遍及大脑和小脑的广泛朊蛋白沉积并形成的花样斑块

（四）治疗

　　本病无有效的治疗方法，临床上主要为对症处理，做好患者的护理工作，注意各种消毒隔离措施，切断医源性传播途径。最近 1 项随机安慰剂对照试验观察到多西环素轻微延长了散发型克 - 雅病（sCJD）患者的生存期（HR，0.63；95%CI，0.402 ～ 0.999；$P = 0.049$）[16]。因此，多西环素用于治疗朊蛋白病还需要进一步的证据支持。

（杨　波）

三、专家点评

　　本例患者系老年男性，亚急性起病，快速进展性痴呆，DWI 呈典型的皮质花边征，脑电图呈周期性三相波，脑脊液 14-3-3 蛋白阳性，因此符合散发型 CJD 诊断标准，为一典型病例。该病例诊治过程提示我们，对于中老年快速进展的痴呆患者，要特别注意 MRI 的 DWI 序列，DWI 皮质和（或）基底节异常信号可能提示 CJD 的诊断，当然我们还要注意鉴别缺血 - 缺氧性脑病、低血糖、自身免疫性脑炎、感染性脑炎、线粒体脑肌病、高氨血症等疾病。

另一方面，该患者除了脑脊液 14-3-3 蛋白阳性外，tau 蛋白也明显升高。这说明对于神经元损伤，我们除了应用传统的脑脊液 14-3-3 蛋白，还可以应用脑脊液总 tau 蛋白。

（审核及点评专家：李旭东）

参考文献

［1］ Zerr I，Parchi P. Sporadic Creutzfeldt-Jakob disease. Handb Clin Neurol，2018，153：155-174.

［2］ Appleby B，Yobs DR. Symptomatic treatment，care，and support of CJD patients. Handbook of Clinical Neurology，2018，153：399-408.

［3］ Bucelli RC，Ances BM. Diagnosis and evaluation of a patient with rapidly progessive demmentia. Mo Med，2013，110（5）：422-428.

［4］ 郭方亮，胡社静，李涛 . 散发型克雅病 7 例患者的临床，脑电图及影像学分析 . 卒中与神经疾病，2017，24（3）：217-222.

［5］ Ayyappan S，Seneviratne U. Electroencephalographic changes in sporadic Creutzfeldt-Jakob disease and correlation with clinical stages：a retrospective analysis. J Clin Neurophysiol，2014，31（6）：586-593.

［6］ 尹阔场，罗欣彤，赵立明，等 . 散发型克雅病 1 例并文献复习［J］. 临床荟萃，2018，33（1）：82-83.

［7］ 戴妍源，吕洋，朗悦，等 . 散发型克-雅氏病 2 例典型脑电图分析并文献回顾 . 中国实验诊断学，2018，22（7）：1155-1157.

［8］ 朗文娟，孙元元，李慧，等 . 克雅氏病 5 例临床分析 . 中风与神经疾病杂志，2016，33（5）：429-432.

［9］ 张文霞，王雪，马芮，等 . 以进行性言语障碍为首发症状的克雅氏病 1 例报告 . 中风与神经疾病杂志，2017，34（10）：945-946.

［10］ 黄埔，朱奕奕，胡家瑜，等 . 上海市 2006—2012 年克雅氏病病例监测 . 中华流行病学杂志，2013，34（9）：897-899.

［11］ Tschampa HJ，Kallenberg K，Kretzschmar HA，et al. Pattern of cortical changes in sporadic Creutzfeldt-Jakob disease. AJNR：Am J Neuroradiol，2007，28（6）：1114-1118.

［12］ Ukisu R，Kushihashi T，Kitanosono T，et al. Serial diffusion-weighted MRI of Creutzfeldt-Jakob disease. AJR：Am J Roentgenol，2005，184（2）：560-566.

［13］ World Health Organization.The revision of the surveillance case definition for variant creutzfeldt-jakob disease（vCJD）：report of a WHO consultation. Edinburgh，World Health Organization，2001.

［14］ Zerr I，Kallenberg K，Summers DM，et al. Updated clinical diagnostic criteria for sporadic Creutzfeldt-Jakob disease. Brain，2009，132（10）：2659-2668.

［15］ World Health Organization. Global surveillance，diagnosis，and therapy of human transmissible spongiform encephalopathies：report of a WHO consultation. Geneva：World Health Organization，1998.

［16］ Varges D，Manthey H，Heinemann U，et al. Doxycycline in early CJD：a double-blinded rand-omised phase Ⅱ and observational study. J Neurosurg Psychiatry，2017，88（2）：119-125.

以认知障碍为主要表现的抗 NMDA 受体脑炎

一、病例介绍

【主诉】患者女性，50 岁，主因"头晕 10 个月、反应迟钝伴记忆力下降 5 个月"以"记忆力减退待查"于 2019 年 11 月 28 日收入认知障碍性疾病科。

【现病史】10 个月前患者无明显诱因出现头晕、恶心、呕吐，外院予护胃治疗后好转。6 个月前，患者再次间断出现头晕、恶心、呕吐，伴右侧面部发麻，于外院诊断为"脑梗死"，治疗 1 个月后无明显好转，症状逐渐加重。5 个月前患者逐渐出现反应迟钝、情绪低落、睡眠增多、言语减少，伴走路不稳，需要人搀扶行走。3 个月前，患者记忆力下降，忘记刚发生的事情及说过的话，伴饮水呛咳，小便失禁，于外院诊断为"器质性精神障碍"，予抗抑郁及改善认知治疗 1 个月，记忆力、情绪、步态等均改善后出院。近 2 个月来，患者记忆力差、少言、行走不稳等症状再次逐渐加重。起病以来，无肢体无力、抽搐、体重下降等。

【既往史、个人史、家族史】患高血压 9 个月，最高达 160/90 mmHg，于 2019 年 2 月开始规律服用降压药"缬沙坦"，血压控制在 130/90 mmHg 左右。

【入院查体】右侧卧位血压 103/86 mmHg，心率 80 次 / 分。内科查体未见明显异常。神经系统查体：神清，缄默状态，时间、地点定向力差，记忆力、理解力减退。双侧瞳孔等大等圆，直径 2.5 mm，双侧瞳孔直接及间接对光反射灵敏，眼球各向运动充分，未见眼震，向左侧注视时有水平方向复视。余脑神经查体未见明显异常。四肢肌容积正常，四肢肌力 5 级，肌张力适中。左侧指鼻试验欠稳准。睁眼、闭眼均站立不稳。双侧肢体针刺觉对称存在。四肢腱反射对称活跃。双侧 Rossolimo 征、Hoffmann 征阳性。右侧巴宾斯基征阳性。颈软，脑膜刺激征阴性。

【辅助检查】

1. 认知评估（发病 10 个月）

（1）简易精神状态检查（MMSE）：7 分（定向 3 ＋即刻记忆 2 ＋语言复述 1 ＋物体命名 1）。

（2）蒙特利尔认知评估（MoCA）：3 分（命名 1 ＋定向 2）。

2. 实验室检查（发病 10 个月）

（1）生化 35 项：甘油三酯 2.82 mmol/L（↑），总胆固醇 5.63 mmol/L（↑），低密度脂蛋白胆固醇 3.79 mmol/L（↑），载脂蛋白 B 1.21g/L（↑），同型半胱氨酸 15.9 μmol/L（↑），白蛋白 / 球蛋白 1.2（↓），谷丙转氨酶 43.1 U/L（↑），谷草转氨酶 86.4 U/L（↑）。

（2）甲状腺功能 8 项：三碘甲状腺原氨酸 0.92 nmol/L（↓）。

（3）血常规：嗜碱性粒细胞绝对值 $0.07×10^9$/L（↑），白细胞绝对值 $9.71×10^9$/L（↑）。

（4）尿常规：褐色，微浑。尿胆红素（－），尿酮体（－），尿蛋白（±，↑），尿亚硝酸盐（＋，↑），尿糖（－），尿比重 1.02，尿酸碱度 6，尿维生素 C（－），尿胆原（1＋，↑），尿隐血（±，↑），尿白细胞（－）。

（5）肿瘤标志物（女性）：细胞角蛋白 19 片段 4.74 ng/ml（↑），余无异常。

（6）凝血 6 项：D- 二聚体定量 2.29 μg/ml（↑），余无异常。

（7）术前 8 项病毒：乙型肝炎表面抗体、E 抗体和核心抗体均升高（＋）。

（8）补体、红细胞沉降率（ESR）、血液系统、B 型钠尿肽（BNP）、类风湿因子、便常规：未见明显异常

（9）抗中性粒细胞胞质抗体、自身抗体谱、抗心磷脂抗体：未见异常。

（10）血清细胞因子六项：肿瘤坏死因子 - α 9.01 pg/ml（↑）。

（11）离子三项：葡萄糖 14.22 mmol/L（↑）。

（12）急诊血氨：46 μmol/L（正常范围）。

（13）神经系统感染病毒抗体（血清）：单纯疱疹病毒 1 型抗体 IgG 29.000 IU/ml（＋），单纯疱疹病毒 2 型抗体 IgG 31.210 IU/ml（＋），EB 病毒抗体衣壳抗原 IgG 5.750 IU/ml（＋），EB 病毒抗体核心抗原 IgG 4.655 IU/ml（＋），巨细胞病毒抗体 IgG 204.000 IU/ml（＋），风疹病毒抗体 IgG 21.960 IU/ml（＋）。

3. 脑脊液检查（发病 10 个月）

（1）常规：白细胞数 15/μl，细胞总数 15/μl。

（2）生化：糖 4.54 mmol/L（↑），蛋白质 71.86 mg/dl（↑），乳酸 3 mmol/L（↑）。

（3）细胞因子 6 项：白细胞介素 -6（IL-6）34 pg/ml（↑），IL-8 70.7 pg/ml（↑），白细胞介素受体 2 ＜ 50.00 U/ml（↓）。

（4）24 h IgG 鞘内合成率：IgG 鞘内合成率 14.48（↑），脑脊液白蛋白 0.4 mg/ml（↑），脑脊液 IgG 0.085 mg/ml（↑），血清 IgG 12.2 mg/ml（↑），血清白蛋白水平正常。

（5）副肿瘤抗体（脑脊液＋血液）：均为阴性。

（6）自身免疫性脑炎抗体（脑脊液＋血液）：脑脊液抗 NMDA 受体抗体 1：100（＋），余无异常；血液均为阴性。

4. 头颅影像学检查：

（1）头颅 MRI（发病 6 个月）：FLAIR 序列示左侧丘脑异常信号（图 33-1）。

（2）头颅 MRI（发病 7 个月）：FLAIR 序列示左侧丘脑、侧脑室旁、基底节区异常信号（图 33-2）。

（3）头颅 MRI（发病 10 个月）：双侧基底节区、丘脑、左侧海马头部及杏仁核、胼胝体压部、双侧小脑上脚、右侧桥臂多发异常信号，考虑代谢性脑病？炎性脱髓鞘病变？右侧小脑半球软化灶形成，双侧额叶皮质下散在小缺血灶（图 33-3 至图 33-5）。

（4）头颅 MRS（发病 10 个月）：病灶区显示 Cho 峰升高，提示细胞增殖和膜转运增加；NAA 峰下降，表明神经元和轴索受损，以及神经元密度降低（图 33-6）。

（5）全身 PET（发病 10 个月）：①双侧尾状核头、右侧壳核前部、右侧丘脑局部、脑桥背侧代谢减低，密度减低，右侧颞叶内侧代谢增高；结合临床，考虑与抗 NMDA 受体脑炎表现相符。②右侧上颌窦囊肿，双侧颈部多发炎性小淋巴结，左肺门钙化灶，心包少量积液。③左侧乳腺结节，未见代谢增高，考虑良性病变可能性大，建议结合乳腺超声检查；颈胸腰椎骨质增生。头颈胸腹和盆部其余部位未见明显代谢异常增高病灶。

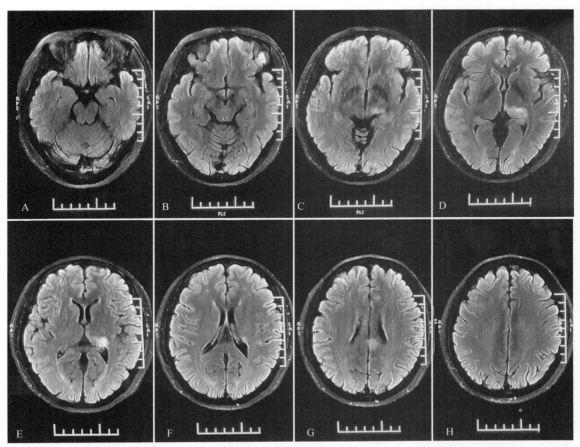

图 33-1 头颅 MRI（发病 6 个月）。**A ～ H.** FLAIR 序列，示左侧丘脑异常信号

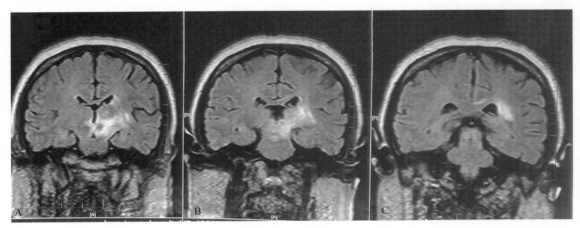

图 33-2 头颅 MRI（发病 7 个月）。**A ～ F.** FLAIR 序列冠状位，示左侧丘脑、侧脑室旁、基底节区异常信号

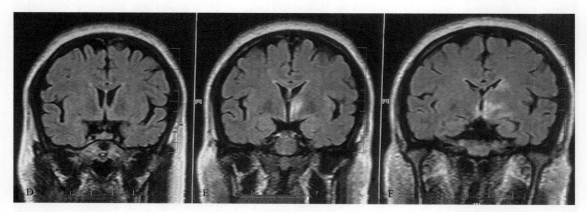

图 33-2　续

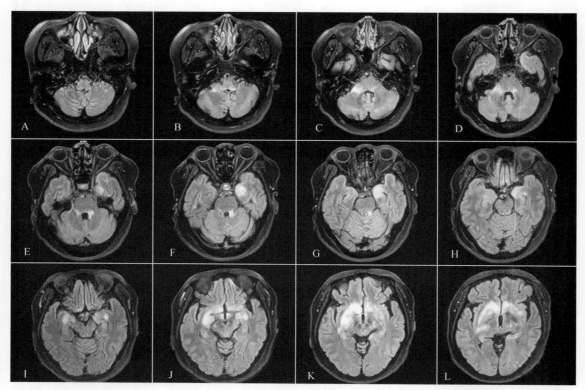

图 33-3　头颅 MRI（发病 10 个月）。**A ～ L.** FLAIR 序列，示双侧基底节区、丘脑、左侧海马头部及杏仁核、胼胝体压部、双侧小脑上脚、右侧桥臂多发异常信号

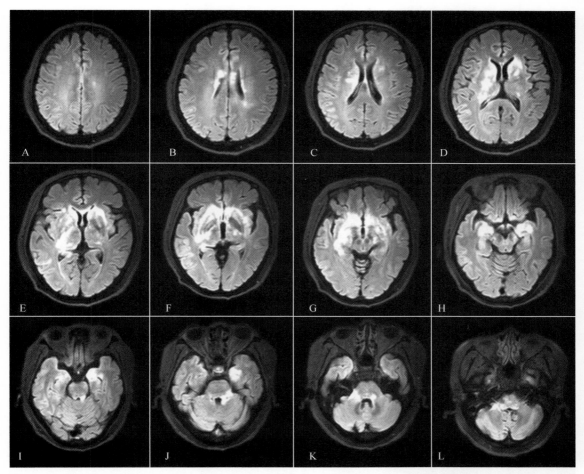

图 33-4　头颅 MRI（发病 10 个月）。**A ～ L**. FLAIR 序列，示胼胝体体部、双侧侧脑室旁、双侧丘脑基底节内外囊、杏仁核、中脑脑桥背侧、桥臂多发异常信号

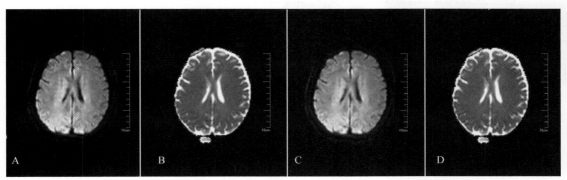

图 33-5　头颅 MRI（发病 10 个月）。DWI 序列（**A、C、E、G、I、K、M、O 和 Q** 图）和 ADC 序列（**B、D、F、H、J、L、N、P 和 R** 图），示双侧侧脑室旁、双侧丘脑基底节内外囊、杏仁核、中脑脑桥背侧、桥臂多发异常信号

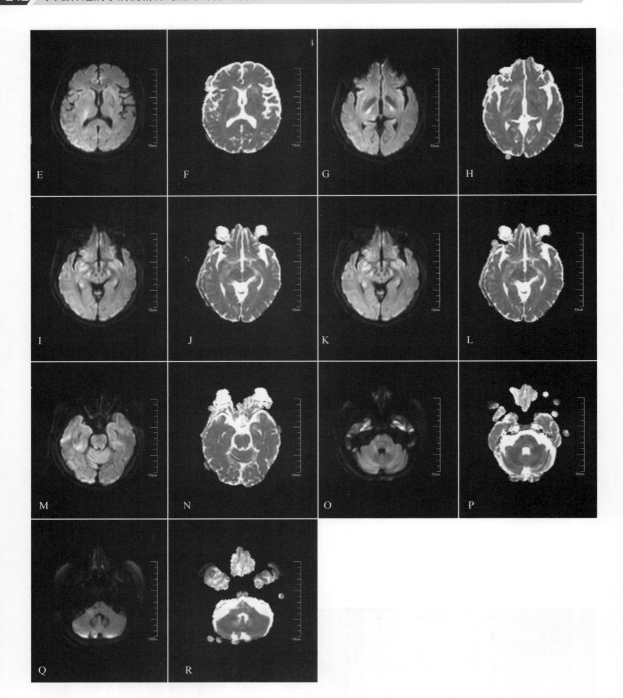

图 33-5　续

5. 其他检查（发病 10 个月）

（1）胸部 CT：两肺部分呈马赛克征改变，通气-灌注不良？吸气不足所致？左侧肺门区淋巴结钙化；心包膜局部增厚。

（2）腹盆 CT：膀胱充盈欠佳，子宫周围多发小钙化样高密度影，结肠内较多内容物影，阑尾内粪石可能。

（3）下肢静脉超声：左侧腓静脉血栓形成，左侧小腿肌间静脉血栓形成。

（4）经阴超声：绝经期子宫。

（5）双髋关节平片：双髋关节未见异常；骨盆投影区见多发团块状稍高密度影，盆腔内肠内容物？

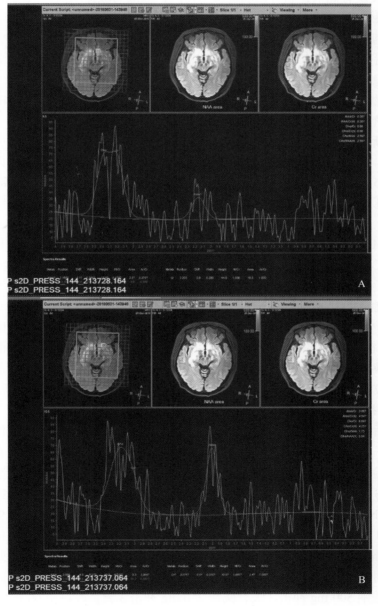

彩图

图 33-6（扫二维码看彩图） 头颅 MRS（发病 10 个月）。**A** 和 **B**. 与正常对照区域比较，病灶区显示 Cho 峰升高，提示细胞增殖和膜转运增加；NAA 峰下降，表明神经元和轴索受损，以及神经元密度降低

【入院时诊断】

1. 定位诊断： 胼胝体体部、双侧侧脑室旁、双侧丘脑基底节内外囊、海马杏仁核、中脑脑桥背侧、桥臂

（1）双侧丘脑：患者起病有右侧面部麻木，提示左侧三叉丘系或丘脑辐射受累可能；患者有睡眠增多、反应迟钝、缄默等临床表现，结合头颅 MRI 可见双侧丘脑病灶，故定位于此。

（2）下丘脑、脑干：患者有睡眠增多，提示上行网状激活系统受累，结合头颅 MRI 可见侧脑室旁、脑干异常信号，提示可能存在下丘脑、脑干受累。

（3）双侧皮质脊髓束：患者四肢腱反射活跃，双侧病理征阳性，头颅 MRI 可见双侧大脑脚及内囊病灶。

（4）双侧海马杏仁核：患者有记忆力减退，头颅 MRI 可见双侧海马杏仁核异常信号。

（5）双侧小脑：患者有头晕、走路不稳症状，查体可见左侧指鼻试验稍欠稳准，站立时睁眼闭眼均不稳，头颅 MRI 可见双侧小脑上脚、桥臂异常信号。

结合头颅磁共振所见，综合定位于胼胝体体部、双侧侧脑室旁、双侧丘脑基底节内外囊、海马杏仁核、中脑脑桥背侧、桥臂。

2. 定性诊断： 自身免疫性脑炎、抗 NMDA 受体脑炎

根据 Graus 与 Dalmau 标准（2016 年），确诊抗 NMDA 受体脑炎需要符合以下 3 个条件：

（1）下列 6 项主要症状中的 1 项或者多项：①精神行为异常或者认知障碍；②言语障碍；③癫痫发作；④运动障碍或不自主运动；⑤意识水平下降；⑥自主神经功能障碍或者中枢性低通气。

（2）抗 NMDA 受体抗体阳性：建议以脑脊液 CBA 法抗体阳性为准。若仅有血清标本可供检测，除了 CBA 法结果阳性，还需要采用 TBA 法与培养神经元进行间接免疫荧光（IIF）予以最终确认，且低滴度的血清阳性（1∶10）不具有确诊意义。

（3）合理地排除其他病因。

本例患者中年女性，亚急性起病，病灶累及边缘系统，表现为认知功能障碍（包括近记忆力减退）、精神行为异常等症状，影像学可见边缘系统异常信号，以及其他部位脱髓鞘改变，结合脑脊液抗 NMDA 受体抗体阳性（1∶100），根据影像学检查等排除静脉窦血栓、脑梗死、颅内占位等其他疾病，符合自身免疫性脑炎、抗 NMDA 受体脑炎诊断。

【住院后诊疗经过】

患者入院后完善血尿便常规、生化、凝血功能等常规化验，以及自身抗体谱、抗中性粒细胞胞质抗体、抗心磷脂抗体等免疫相关指标，完善头颅 MRI ＋ MRS 等检查，完善腰椎穿刺，脑脊液送检常规、生化、自身免疫性脑炎相关抗体、副肿瘤抗体、细胞学等。患者头颅 MRI ＋ MRS 提示脑内多发异常信号：脑炎？右小脑软化灶。脑脊液自身免疫性脑炎抗体检测提示抗 NMDA 受体抗体阳性，诊断为抗 NMDA 受体脑炎。自 2019 年 12 月 16 日按 0.4 g/（kg·d）给予丙种球蛋白 32.5 g×5 天，患者记忆力、语言交流、肢体活动较前明显好转。完善肿瘤标志物、妇科彩超、腹盆 CT、胸部 CT、全身 PET 检查，头颈胸腹和盆部其余部位未见明显代谢异常增高病灶。向患者家属交代激素使用风险，家属同意使用，给予甲泼尼龙琥珀酸钠 500 mg 冲击 3 天，减量 250 mg 冲击 3 天，改口服 60 mg 1 次 / 日，每周减 5 mg，并给予补钙、补钾、抑酸等对症治疗。患者下肢静脉超声提示左侧腓静脉血栓形成、左侧小腿肌间静脉血栓形成，给予那屈肝素钙抗凝治疗，并予复查，较前好转，仍有左

侧腓静脉血栓。患者应用激素后血糖升高，予以降糖治疗。

【出院时情况】

患者记忆力、语言交流、肢体活动较前明显好转，能够认清家人，复查 MMSE、MoCA 评分较前改善。

二、讨论

抗 NMDA 受体脑炎即抗 N- 甲基 -D- 天冬氨酸受体脑炎，是自身免疫性脑炎中最常见的一种，有时也属于副肿瘤性边缘叶脑炎。

（一）流行病学

本病主要侵犯年轻女性，多数患有肿瘤，常见的是卵巢畸胎瘤。平均发病年龄 22.6 岁，女 / 男为 3.5：1[1]。

（二）病因及发病机制

N- 甲基 -D- 天冬氨酸受体（NMDAR）是一种离子型受体，其与突触的可塑性和学习记忆密切相关，通过受体本身、共轭的离子通道及调节部位三者形成的复合体而发挥功能。NMDAR 的低功能假说可以解释抗 NMDAR 脑炎的发生。研究发现 NMDAR 拮抗物可以加速精神分裂症患者的精神症状发展，并可在健康个体中诱导出精神症状；而 NMDAR 活化物可以减轻精神分裂症状。抗 NMDAR 抗体可以抑制突触前 GABA 中间神经元中 NMDAR 的活性，造成 GABA 的释放减少，从而减弱对突触后谷氨酸能递质的抑制，导致皮质下及前额皮质中谷氨酸的释放增多，而谷氨酸与多巴胺的调节障碍可引起精神分裂症状和运动障碍。有学者认为卵巢畸胎瘤含有的神经组织可以表达 NMDAR，并且这些受体可以被机体的免疫系统识别而产生抗 NMDAR 抗体，这也就解释了抗 NMDAR 脑炎与卵巢畸胎瘤的高相关性。

（三）临床特征

1. 临床表现：①儿童、青年多见，女性多于男性；②急性起病，一般在 2 周至数周内达高峰；③可有发热和头痛等前驱症状；④主要表现为精神行为异常、癫痫发作、近记忆力下降、言语障碍或缄默、运动障碍或不自主运动、意识水平下降或昏迷、自主神经功能障碍等，自主神经功能障碍包括窦性心动过速、心动过缓、涎腺分泌增多、中枢性低通气、低血压和中枢性发热等；⑤ CNS 局灶性损害的症状，如复视、共济失调等。

2. 辅助检查

（1）脑脊液检查：腰椎穿刺压力正常或者升高，超过 300 mmH$_2$O 者少见。脑脊液白细胞数轻度升高或者正常，少数超过 100×10^6/L，脑脊液细胞学多呈淋巴细胞性炎症反应，偶可见中性粒细胞、浆细胞。脑脊液蛋白质轻度升高，寡克隆区带可呈阳性，抗 NMDAR 抗体阳性。

（2）头颅 MRI：可无明显异常，或者仅有散在的皮质、皮质下点片状 FLAIR 和 T2 高信号；部分患者可见边缘系统病灶，病灶分布也可超出边缘系统的范围；少数病例兼有 CNS 炎性脱髓鞘病变的影像学特点，大脑白质或者脑干受累。

（3）头部正电子发射断层显像（PET）：可见双侧枕叶代谢明显减低，伴额叶与基底节代谢升高。

（4）脑电图：呈弥漫性或者多灶的慢波，偶尔可见癫痫波，异常 δ 刷是该病较特异的脑电图改变，多见于重症患者。

（5）肿瘤学：卵巢畸胎瘤在青年女性患者中较常见，中国女性抗 NMDAR 脑炎患者卵巢畸胎瘤的发生率为 14.3% ～ 47.8%，在重症患者中比例较高。卵巢超声和盆腔 CT 有助于发现卵巢畸胎瘤，卵巢微小畸胎瘤的影像学检查可以为阴性。男性患者合并肿瘤者罕见。

（四）诊断与鉴别诊断

根据《中国自身免疫性脑炎诊治专家共识（2017）》，在血清或脑脊液中找到抗 NMDAR 抗体则可明确诊断[2]。脑脊液检查没有其他特征性的改变。颅脑 MRI 通常无明显变化，但局部可见异常信号，尤其是海马、丘脑等处。即使在癫痫经常发作的患者脑电图中，通常也只能见到弥散性的 δ 慢波，而没有发作性放电。因此诊断上仍主要依靠临床症状，尤其是典型的精神分裂症状及病程的发展变化，而患有卵巢畸胎瘤的青年女性则更应该高度警惕。

此病需要与其他类型的脑炎加以鉴别，无论是细菌、病毒引起的脑炎或脑膜炎，有些基本症状是相似的，例如发热、头痛、呕吐、嗜睡、精神委靡甚至抽搐等，需要行腰椎穿刺脑脊液检查进一步明确。

（五）治疗与预后

自身免疫性脑炎的治疗包括免疫治疗、对癫痫发作和精神症状的症状性治疗、支持治疗、康复治疗。合并肿瘤患者进行切除肿瘤等抗肿瘤治疗。《中国自身免疫性脑炎诊治专家共识（2017）》推荐：作为一线免疫治疗，糖皮质激素与静脉注射免疫球蛋白（IVIG）适用于多数患者，对重症患者可以重复使用 IVIG。利妥昔单抗作为二线免疫治疗的主要选择，可酌情用于一线免疫治疗无效的重症患者。对于复发与难治性病例，可应用吗替麦考酚酯等口服免疫抑制剂。

抗 NMDA 受体脑炎是一种严重的自身免疫性脑炎，病情可迅速恶化，出现重度精神障碍和中枢性通气不足，甚至可导致死亡，但同时积极治疗是有效的。对发现畸胎瘤的患者给予肿瘤切除，并及时予以免疫抑制治疗，患者可以在 2 ～ 3 个月后完全恢复，但有些需要 1 年甚至更长时间[3]。

（左丽君　张　倩）

三、专家点评

抗 NMDA 受体脑炎主要临床表现为认知障碍、精神异常、癫痫、运动障碍、意识障碍和自主神经功能障碍等，结合 MRI、脑电图以及脑脊液检查可以明确诊断。该病例提示我们对于病程较短的认知障碍患者，要特别注意鉴别自身免疫性脑炎。另外，我们原来认为抗 NMDA 受体脑炎主要累及边缘系统，MRI 表现也应该如此。但是国内外文献提示我们，50% 左右患者 MRI 大致正常。MRI 异常主要累及颞叶，还可以累及额顶叶大脑皮质、脑干、小脑、基底节、岛叶、丘脑、扣带回、胼胝体、室周白质，甚至垂体等部位。大脑皮质、基底节和脑膜可以强化，随访 MRI 可以出现海马或全脑的萎缩。本例患者 MRI 异常除了海马，还累及基底节、丘脑、胼胝体、脑干、小脑等部位。这提醒我们要注意抗 NMDA 受体脑炎的非典型 MRI 表现。

（审核及点评专家：李旭东）

参考文献

［1］Warren N，Siskind D，O'Gorman C. Refining the psychiatric syndrome of anti-N-methyl-d-aspartate receptor encephalitis. Acta Psychiatr Scand，2018，138（5）：401-408.

［2］中华医学会神经病学分会 . 中国自身免疫性脑炎诊治专家共识 . 中华神经科杂志，2017，50（2）：91-98.

［3］Bartolini L. Practice Current：how do you treat anti-NMDA receptor encephalitis？ Neurol Clin Pract，2016，6（1）：69-72.

第 6 章

癫痫及相关疾病

病例 34　Isaacs 综合征（获得性神经性肌强直）

一、病例介绍

【主诉】患者男性，40 岁，主诉"面部感觉异常、阵发性左侧面部抽动 10 余天"。

【现病史】患者 20 天前（2020-10-23）出现感冒症状，伴发热，最高体温 37.3℃，感冒症状持续 3 天后好转。17 天前患者开始出现口周麻木及右侧脸颊部麻木，持续不缓解，13 天前患者出现阵发性左侧面部不自主抽搐，左侧口角抽动明显，伴牙关紧闭，发作时无眼睑闭合及额纹变化，无意识水平下降、肢体抽搐、小便失禁，持续数秒至十余秒，频繁发作，影响说话及进食，伴有双侧舌部咬伤。舌咬伤后有舌体肿大，言语不清。进食、说话等张口动作后可诱发发作。当地医院行 MRI 检查提示 DWI 右侧基底节高信号，考虑脑梗死，予以脑血管病对症治疗，氯硝西泮、盐酸苯海索对症治疗无效。频繁发作 3 天后抽搐好转。11 天前复查头部 MRI 右侧基底节异常信号消失。1 周前出现左侧鼻翼及鼻孔瘙痒感，不敢触碰，触碰后瘙痒感明显，伴左鼻孔抓痕。3 天前于我院门诊就诊后，予以奥卡西平 0.6 g 2 次 / 日、泛昔洛韦 0.25 g 3 次 / 日治疗，自觉牙关紧闭缓解，左侧面部不自主抽动较前减少。否认发病过程中有头痛、肢体麻木无力。否认近期有明显记忆力减退及精神行为异常。自起病以来，二便正常，睡眠正常，体重未见明显下降。

【既往史、个人史、家族史】出生发育正常。面部有外伤史，左侧鼻唇沟可见瘢痕。否认高热惊厥、脑炎、头外伤病史。否认药物过敏史。

【入院查体】内科查体：体温 36.8℃，脉搏 79 次 / 分，血压 110/70 mmHg，呼吸 18 次 / 分。双肺呼吸音清，未闻及明显干湿啰音。心律齐，未闻及明显杂音。腹软，无压痛及反跳痛，肝脾肋下未触及。

神经系统查体：神志清楚，高级皮质功能检查未见异常，因舌体破溃疼痛导致说话费力。双侧瞳孔等大正圆，直径 3 mm，对光反射灵敏。双眼各向运动充分，右侧水平眼震。右侧面部针刺觉减退，触觉双侧对称，口周双侧针刺觉对称。张口下颌不偏。左侧面纹浅，左鼻唇沟可见瘢痕，闭目有力，示齿口角不偏。双侧听力正常。伸舌居中，双侧舌体边缘破溃，舌体肿胀。转头、耸肩有力。躯体感觉对称正常。四肢肌力 5 级，肌张力正常。双侧指鼻稳准、轮替动作正常。四肢腱反射对称引出。双侧 Hoffmann 征（－），双侧 Babinski 征（－）。脑膜刺激征（－）。

【辅助检查】

1.实验室检查

（1）血常规（发病 19 天）：红细胞绝对值 4.14×10^{12}/L（↓）。

（2）血生化（发病 19 天）：同型半胱氨酸 17.95 μmol/L（↑），葡萄糖 3.6 mmol/L（↓）。

（3）糖化血红蛋白（发病 19 天）：5.0%（正常）。

（4）血液系统 3 项（发病 19 天）：叶酸 2.96 ng/ml（↓），维生素 B_{12} 892 pg/ml，铁蛋

白 242.8 ng/ml。

（5）肿瘤标志物（发病 19 天）：糖类抗原 72-4（CA72-4）9.59 U/ml（↑），神经元特异性烯醇化酶 23.25 ng/ml（↑），糖类抗原 19-9（CA19-9）34.92 U/ml（↑）。

（6）抗中性粒细胞胞质抗体谱（发病 19 天）：阴性。

（7）自身抗体谱（发病 19 天）：阴性。

（8）抗心磷脂抗体（发病 19 天）：阴性。

（9）促甲状腺激素受体抗体（发病 19 天）：阴性。

（10）甲状腺功能 8 项（发病 19 天）：三碘甲状腺原氨酸（T_3）0.96 nmol/L（↓），甲状腺素（T_4）69.88 nmol/L（↓），促甲状腺激素 0.26 μIU/ml（↓）。

（11）复查甲状腺功能 8 项（发病 26 天）：T_3 0.86 nmol/L（↓），T_4 49.95 nmol/L（↓），游离 T_4 6.68 pmol/L（↓），游离 T_3 2.93 pmol/L（↓）。

（12）尿常规（发病 19 天）：尿酮体 2 +（↑），尿白细胞 ±（↑），白细胞 9/μl（↑）。

2. 腰穿脑脊液检查（发病 23 天）

（1）压力 190 mmH$_2$O，脑脊液常规和生化正常。

（2）神经元抗原谱抗体 IgG 检测（脑脊液＋血液）：抗 -PNMA2 抗体、抗 -Ri 抗体、抗 -Amphiphysin 抗体、抗 -Hu 抗体、抗 -Yo 抗体、抗 -CV2 抗体均阴性。

（3）自身免疫性脑炎相关抗体筛查（脑脊液＋血液）：抗 NMDAR、抗 CASPR2、抗 AMPA1、抗 AMPA2、抗 LGI1、抗 GABA$_B$R、抗 GAD65 抗体均阴性。

（4）24 h IgG 鞘内合成率：4.83（正常）。

（5）结核分枝杆菌抗体（脑脊液＋血液）：阴性。

（6）神经系统感染病毒抗体：阴性。

（7）脑脊液 IgG 寡克隆区带：阴性。

3. 长程脑电图监测（发病 19 ～ 21 天）：发作间期背景节律正常存在，未见癫痫样放电及慢波等。监测到多次发作表现，但同期脑电图未见癫痫样异常放电（图 34-1）。

4. 肌电图（发病 22 天）：①双侧正中神经受损；②左侧口轮匝肌、降眉肌及咬肌可见肌颤搐、束颤及肌痉挛放电。③瞬目反射：双侧 R1、R2 波形分化尚可，重复性尚可，潜伏期正常。交感皮肤反应、R-R 间期变化率、SEP 正常。

5. 头部 MRI 增强（发病 23 天）：未见明显异常。

6. 胸部 CT（发病 27 天）：左肺上叶微小结节，双侧胸膜局部增厚；肝内多发低密度，脾大，建议结合腹部检查结果分析。

7. 甲状腺超声（发病 30 天）：甲状腺右叶囊性结节，TI-RADS 分类 2 类

【入院时诊断】

1. 定位诊断： 右侧皮质运动区中央前回下部及右侧皮质脑干束或左侧面神经颞支、右侧三叉神经脊束核下部、三叉神经上颌支及上行传导通路

（1）右侧皮质运动区中央前回下部及右侧皮质脑干束或左侧面神经颞支：左侧面部不自主抽动，无眼睑闭合及额纹变化，由左侧面肌（颞肌）控制。支配下部面肌的神经元受对侧皮质脑干束控制，故可定位于右侧皮质脑干束。发作症状为刺激性症状，故可定位于右侧皮质运动区中央前回下部及右侧皮质脑干束。患者发作时牙关紧闭，由双侧咬肌控制。咬肌由同侧三叉神经运动核发出神经支配，三叉神经运动核受双侧皮质脑干束支配，结合发作时患

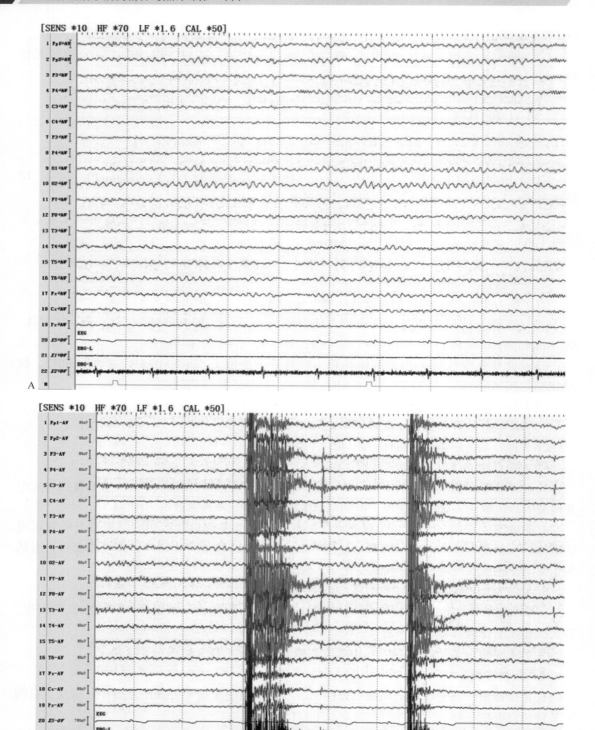

图 34-1（扫二维码看彩图） 视频脑电图。**A**. 发作间期的视频脑电图，未见癫痫样放电及局灶性慢波；**B**. 发作期的视频脑电图，发作表现为左侧口角抽动，同期脑电图未见癫痫样放电及节律性改变，可见肌电及动作伪差

彩图

者有左侧眼裂以下面部不自主抽动，故可定位于右侧皮质运动区中央前回下部及右侧皮质脑干束或左侧面神经颊支。

（2）右侧三叉神经脊束核下部：右侧面颊部针刺觉减退、口周双侧针刺觉对称，触觉双侧对称，故右侧面颊部痛觉减退而触觉存在，为右侧面部洋葱皮样分离性感觉障碍，可定位于右侧三叉神经脊束核下部。

（3）三叉神经上颌支及上行传导通路：口周麻木及左侧鼻孔和鼻翼瘙痒，口周及左侧鼻孔、鼻翼感觉异常，由三叉神经上颌支支配，左侧三叉神经上颌支传导通路受刺激，可出现上述症状。左侧三叉神经上颌支止于同侧三叉神经脊束核上部，再发出纤维交叉到对侧，止于丘脑腹后内侧核，再发出纤维终止于中央后回感觉中枢下 1/3 区。

2. 定性诊断：症状性癫痫？周围神经过度兴奋综合征？

患者青年男性，亚急性病程，主要表现为左侧面部不自主抽动，神经系统查体可见左侧面部眼裂以下不自主抽动，右侧面部分离性感觉障碍。考虑发作性症状待查，需完善脑电图及肌电图等辅助检查，进行鉴别诊断。

【住院后诊疗经过】

患者入院后行血常规、血生化等常规检查，完善腰椎穿刺、长程视频脑电图监测、头部 MRI 增强、肌电图等相关检查。患者左侧面部抽搐，监测发作期脑电图，未见癫痫样放电。完善肌电图检查显示：①双侧正中神经受损；②左侧口轮匝肌、降眉肌及咬肌可见肌颤搐、束颤及肌痉挛放电；③瞬目反射：双侧 R1、R2 波形分化尚可，重复性尚可，潜伏期正常。交感皮肤反应、R-R 间期变化率、SEP 正常。腰穿脑脊液压力正常，脑脊液常规和生化正常，神经元抗体谱抗体 IgG 阴性，自身免疫性脑炎相关抗体阴性。血神经元抗体谱抗体 IgG 及自身免疫性脑炎相关抗体亦为阴性。头部 MRI 增强未见明显异常。根据临床表现及辅助检查结果，诊断为周围神经过度兴奋综合征神经性肌强直。发病后 31 ～ 35 天，予以丙种球蛋白 0.4 g/（kg·d）连用 5 天治疗。住院期间予以患者阿昔洛韦抗病毒治疗，肌注甲钴胺、维生素 B_1 营养神经对症治疗，及奥卡西平、加巴喷丁、氯硝西泮等对症治疗。

【出院时情况】

好转。左侧面部、鼻翼、左侧上腭仍有痒感，瘙痒范围减少。面部抽搐次数明显减少。

二、讨论

该患者亚急性起病，反复发作性病程。临床症状表现为阵发性左侧面部抽动及牙关紧闭，具有短暂性、重复性、刻板性、发作性的特点，不除外癫痫发作。故以发作性症状待查收入癫痫内科病区。入院后进行连续 3 天脑电图监测，发作期脑电图未见癫痫样放电及节律变化。同时完善头部增强 MRI 未发现异常改变。进一步完善肌电图，发现左侧口轮匝肌、降眉肌及咬肌可见肌颤搐、束颤及肌痉挛放电。结合临床症状和肌电图检查，可定位于左侧面神经、三叉神经末梢。腰穿脑脊液压力正常，脑脊液常规和生化正常，神经元抗原谱抗体 IgG（血＋脑脊液）阴性，自身免疫性脑炎抗体筛查（血＋脑脊液）阴性。胸部 CT 胸腺未见明显异常。因此我们定性诊断考虑为周围神经过度兴奋综合征神经性肌强直。患者发病前有感冒病史，故病因考虑病毒感染后继发周围神经异常兴奋。住院期间予以抗病毒及丙种球蛋白治疗后，症状好转。

　　患者的临床表现极易误诊为癫痫发作，因此在这类疾病的诊断中需注意癫痫发作与周围神经刺激致兴奋性症状的鉴别。

　　周围神经过度兴奋综合征（peripheral nerve hyperexcitability syndrome，PNHS）是一组罕见的神经系统疾病，其特点是肌肉抽搐、痉挛、僵硬和针极肌电图中存在自发运动单位异常放电[1]。该综合征是由源自运动神经纤维的自发放电引起，并导致肌肉活动的增加[2]。有研究者将 PNHS 分为原发性和继发性两类[2]。其中，原发性 PNHS 包括 Isaacs 综合征、Morvan 综合征和痉挛-束颤综合征（cramp-fasciculation syndrome，CFS），具有广泛的临床症状和体征，而无明显的周围神经病变。继发性 PNHS 通常见于累及周围神经系统的局灶性或弥漫性疾病、运动神经元病中的前角细胞变性、中毒性神经病变以及遗传性疾病[2-3]，神经末梢易受激惹，导致肌肉过度活动。既往研究表明自身免疫、副肿瘤和遗传机制在 PNHS 的病理生理学中具有主要作用。自身免疫机制在 PNHS 的病理生理学中占主导地位，主要通过干扰 VGKC 复合物的功能而致病[3-4]。VGKC 复合物抗体的两个主要靶标是接触素相关蛋白 2（CASPR2）和富含亮氨酸的胶质瘤失活蛋白 1（LGI1）。Vernino 和 Lennon[5] 认为 16% 的 PNHS 患者伴有肿瘤，其中胸腺瘤和小细胞肺癌是最常见的与 PNHS 相关的肿瘤[3]。在少数 PNHS 患者中，已有基因突变（钾通道亚基、TRPA1）与遗传性神经病共存的报道。PNHS 患者的神经电生理检查发现运动神经传导和 F 波测定时可有 M 波后放电和 F 波后放电，肌电图见自发神经性肌强直放电、肌颤搐电位或呈双联或三联或多联放电、痉挛放电、束颤电位[2, 6-7]。常规感觉和运动神经传导包括晚反应（F 波和 H 反射）通常是正常的。

（陈　超）

三、专家点评

　　在对病例诊断的过程中，要层层剖析、步步深入。该患者不仅有发作性症状，还有感觉异常的表现，我们应该想到周围神经异常兴奋，需进行癫痫和周围神经过度兴奋综合征的鉴别。此外，还应注意与莫旺综合征进行鉴别。莫旺综合征可表现为肌肉无规律的收缩、痛性痉挛、无力、多汗、肢体瘙痒、失眠及精神错乱。有学者认为莫旺综合征为 Isaacs 综合征（获得性神经性肌强直）累及脑部的一种变异型。莫旺综合征患者的血清中存在着一些与 VGKC 复合物相关的自身抗体，其中抗 CASPR2 抗体较 LGI1 抗体更为常见，部分患者两种抗体同时存在。大约 40% 患者伴有肿瘤，以胸腺瘤最多见，部分患者血浆中可以发现抗乙酰胆碱受体抗体、抗 Titin 抗体、抗 MUSK 抗体等肌病相关的抗体，这些可能与合并重症肌无力相关。此外，一些重金属中毒也会出现类似莫旺综合征的症状。该患者头部 MRI 增强未见异常，无脑部中枢神经受累的临床表现，也没有重症肌无力相关临床表现，故不支持莫旺综合征诊断，考虑诊断 Isaaca 综合征（获得性神经性肌强直）成立。该患者抗 CASPR2 抗体及 LGI1 抗体阴性、胸部 CT 未发现胸腺瘤，病因考虑为感染后获得性神经性肌强直。该病例检查详细、诊断明确、治疗合理，是值得学习的优秀病例。诊疗思路清晰，值得以后的临床工作中借鉴学习。治疗方案恰当，即有营养神经、降低神经兴奋性、膜稳定剂等对症治疗，也有抗病毒、免疫调节等治疗。

（审核及点评专家：李志梅）

参考文献

［1］Rubio-Agusti I，Perez-Miralles F，Sevilla T，et al. Peripheral nerve hyperexcitability：a clinical and immunologic study of 38 patients. Neurology，2011，76（2）：172-178.

［2］Kucukali CI，Kurtuncu M，Akcay HI，et al. Peripheral nerve hyperexcitability syndromes. Rev Neurosci，2015，26（2）：239-251.

［3］Hart IK，Maddison P，Newsom-Davis J，et al. Phenotypic variants of autoimmune peripheral nerve hyperexcitability. Brain，2002，125（Pt 8）：1887-1895.

［4］Bastiaansen AEM，van Sonderen A，Titulaer MJ. Autoimmune encephalitis with anti-leucine-rich glioma-inactivated 1 or anti-contactin-associated protein-like 2 antibodies（formerly called voltage-gated potassium channel-complex antibodies）. Curr Opin Neurol，2017，30（3）：302-309.

［5］Vernino S，Lennon VA. Ion channel and striational antibodies define a continuum of autoimmune neuromuscular hyperexcitability. Muscle Nerve，2002，26（5）：702-707.

［6］Ahmed A，Simmons Z. Isaacs syndrome：a review. Muscle Nerve，2015，52（1）：5-12.

［7］Niu J，Guan H，Cui L，et al. Afterdischarges following M waves in patients with voltage-gated potassium channels antibodies. Clin Neurophysiol Pract，2017，2：72-75.

一、病例介绍

【主诉】患者男性，48岁，主诉"发作性头晕、闪光、意识丧失3年，精细动作差2年"。

【现病史】患者于3年前午饭后海边散步时，晒"强光"后出现眼前闪红光、头晕，旋转感，继而意识丧失，无目击者，无尿失禁及舌咬伤。约5 min后恢复意识，自觉全身乏力、恍惚，仍有头晕，出现恶心、呕吐，呕吐胃内容物。未诊治。之后患者间断有眩晕、眼前闪光，多于"强光"刺激后出现，每次持续约1 min，转至阴凉处好转，需戴墨镜出门。

2年前患者出现手抖，多于精细动作、紧张时出现，精细动作变差，双小腿乏力，爬楼明显，未诊治。

20余天前患者行走时日晒刺眼，后出现头晕、旋转感，意识丧失，四肢抖动，牙关紧闭，同事诉其发作时口唇发紫，持续约2 min后肢体抖动缓解，40余分钟后完全清醒。醒后不能回忆，自觉乏力、头晕，伴恶心、呕吐数次。

【既往史、个人史、家族史】手抖10余年，未诊治。高血压25年，最高达160/120 mmHg，服用10年利血平，近期换用苯磺酸氨氯地平2.5 mg 1次/日；足月顺产，无产伤、窒息等，无发热惊厥史；1岁余时曾有左额部外伤，具体不详。2009年阑尾炎术后。有磺胺类药物过敏史。父亲30余岁时出现手抖、抽搐，奶奶、姑姑、叔叔有类似抽搐病史，60～70岁去世，具体不详。

【入院查体】体温36.3℃，血压134/74 mmHg，脉搏80次/分。神经系统查体：意识清楚，言语流利。双侧瞳孔等大正圆，直径3 mm，对光反射灵敏。双眼各向运动充分，可见水平眼震。双侧面部痛觉对称，张口下颌不偏。双侧额纹对称、闭目有力，示齿口角不偏。双侧听力粗测正常。伸舌居中，转头、耸肩有力。双手可见姿势性震颤。躯体感觉对称正常。四肢肌力5级，肌张力正常。双侧指鼻试验稳准、轮替快速正常。双下肢跟膝胫试验稍不稳。Romberg征阴性。四肢腱反射对称引出。双侧Hoffmann征（−），双侧Babinski征未引出。脑膜刺激征（−）。

【辅助检查】

（一）入院前检查（发病后3年）

1. 头颅磁共振：右侧侧脑室枕角旁脑缺血灶，MRA符合轻度脑动脉硬化表现。

2. 脑电图：双侧弥漫性棘慢综合波。

3. 实验室检查：尿酸525.2 μmol/L（↑），肌酸激酶997.0 U/L（↑）；同型半胱氨酸54.62 μmol/L（↑）；血钾3.23 mmol/L（↓）。

（二）入院后检查（发病后3年）

1. 实验室检查

（1）尿常规＋有形成分分析：红细胞11/μl（↑），镜检透明管型3/LPF（↑）。

（2）血常规＋血型：血常规大致正常；血型为 O 型。

（3）B 型钠尿肽：11.1 pg/ml。

（4）凝血 6 项：纤维蛋白原降解产物 0.73 μg/ml，D- 二聚体定量 0.6 μg/ml，凝血酶原时间 11.4 s，国际标准化比值 1.04，纤维蛋白原 2.43 g/L，凝血酶时间 14.7 s，活化部分凝血活酶时间 36.4 s。

（5）糖化血红蛋白：5.6%。

（6）促甲状腺激素受体抗体：阴性。

（7）术前 8 项病毒筛查：乙型肝炎表面抗体 127.670 mIU/ml（↑），阳性。

（8）类风湿因子：9.7 IU/ml；抗链球菌溶血素 O：38 IU/ml。

（9）离子 3 项：钾 3.18 mmol/L（↓）。

（10）铜蓝蛋白：168.75 mg/L（↓）。

（11）肌酸激酶：541.9 U/L（↑）。

2. 认知评估

（1）简易精神状态检查（MMSE）：30 分（教育水平：大专）。

（2）蒙特利尔认知评估（MOCA）：24 分（教育水平：大专）。

3. 影像学检查

（1）头颅 MRI（图 35-1）：双侧枕叶萎缩。

（2）心脏超声：左心房稍大，主动脉窦增宽，左心室舒张功能减低。

（3）腹部超声：脂肪肝。

4. 神经电生理检查

（1）肌电图检查：所检神经未见神经源性及肌源性损害。

（2）视频脑电图报告（图 35-2）：发作间期，脑电图示清醒和睡眠各期双侧枕区棘波，

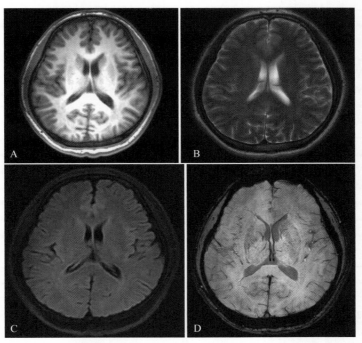

图 35-1　头颅 MRI 示双侧枕叶萎缩。**A**. T1 像；**B**. T2 像；**C**. FLAIR 序列；**D**. SWI 序列

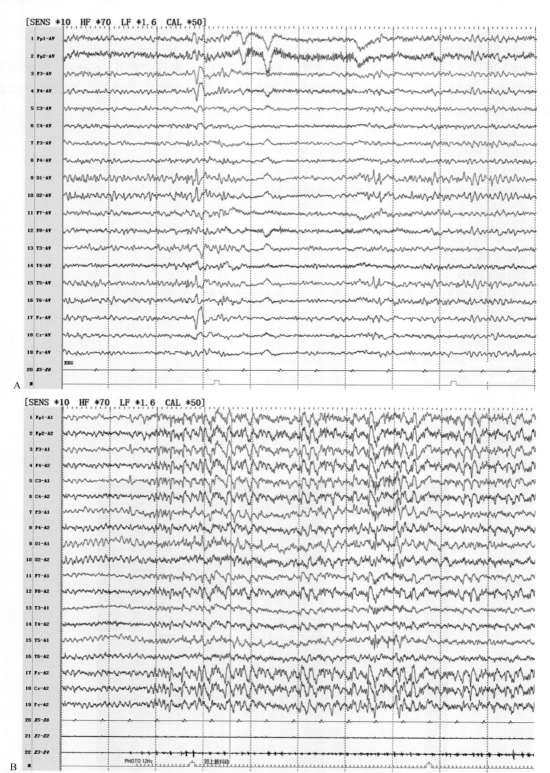

彩图

图 35-2（扫二维码看彩图） 视频脑电图。**A**. 发作间期，脑电图示双侧枕区棘波散发，左侧为著。**B**. 间断闪光刺激时，双上肢及眼睑阵挛，精神紧张、意识清楚。同期脑电图示，广泛性中波幅类似棘慢样波形，闪光刺激停止后即消失，考虑为光肌源性反应

睡眠期 F7、T3 尖波；间断闪光刺激时，双上肢及眼睑阵挛，精神紧张、意识清楚。同期脑电图示，广泛性中波幅类似棘慢样波形，闪光刺激停止后即消失，考虑为光肌源性反应

（3）躯体感觉诱发电位（SEP）- 上肢：分别刺激左、右侧正中神经，双侧 N9、N13、N20 波形分化尚可，重复性尚可，峰潜伏期及峰间潜伏期正常，峰潜伏期及峰间潜伏期的侧间差正常，但双顶 N20-25 波幅大于 10 μV，呈巨大 SEP。

（4）SEP- 下肢、脑干听觉诱发电位（BAEP）未见异常。

（5）视觉诱发电位（VEP）：患者不配合，无法检测。

（6）震颤分析：双上肢姿势性、意向性震颤。

5. 动态心电图：窦性心律，偶发室上性期前收缩，ST-T 改变。

6. 基因检测（图 35-3）：检测结果提示患者在 *SAMD12* 基因处疑似存在结构为（TTTTA）exp（TTTCA）exp 的 TTTCA 多核苷酸重复插入致病变异，建议结合临床进一步分析。针对以下疾病：进行性肌阵挛癫痫（PME）、遗传性家族性小脑共济失调型癫痫、线粒体脑肌病，未检测到明确与临床表型相关的致病或疑似致病性变异。

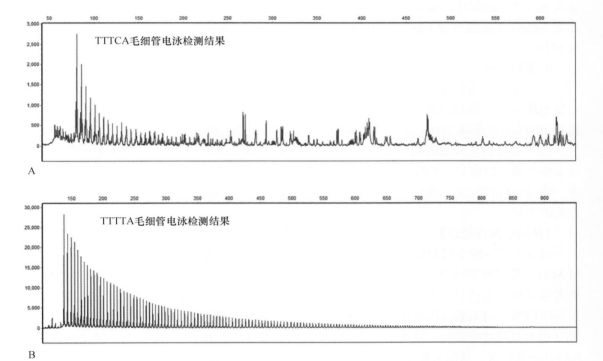

图 35-3　基因检测：根据毛细管电泳结果，该样本 *SAMD12* 基因变异位点疑似检测到 TTTCA 重复插入，TTTCA 重复次数 > 21 次，具体重复次数尚不明确，对应位点的 TTTTA 重复次数 > 100 次（由于 TP-PCR 检测方法存在一定的局限性，故 TTTTA 具体重复次数尚不明确）。检测结果提示患者在 *SAMD12* 基因处疑似存在结构为（TTTTA）exp（TTTCA）exp 的 TTTCA 多核苷酸重复插入致病变异。**A.** TTTCA 毛细管电泳检测结果；**B.** TTTTA 毛细管电泳检测结果

【入院时诊断】

1. 定位诊断：广泛大脑皮质、前庭小脑系统、锥体外系

（1）广泛大脑皮质：患者发作时出现意识丧失，四肢强直、抽搐，脑电图示双侧弥漫性

棘慢综合波，考虑广泛大脑皮质受累。患者"强光刺激"后出现眼前闪光，视觉症状考虑枕叶起源可能。

（2）前庭小脑系统：患者发作时有头晕、视物旋转感，查体共济稍差，故定位于前庭小脑系统。

（3）锥体外系：患者双手震颤，可能累及锥体外系，故定位于此。

2. 定性诊断： 症状性癫痫

中年男性，以发作性眩晕、眼前闪光、意识丧失为主要表现，患者病程中有2次全面性强直-阵挛发作。患者具备发作性、短暂性、重复性、刻板性，结合脑电图结果，考虑癫痫发作可能性大，发作类型考虑为局灶性发作、继发全面性强直-阵挛发作。

3. 病因诊断： 家族性皮质肌阵挛性震颤伴癫痫

中年男性，隐匿性起病，有明确的家族史，临床表现为震颤、癫痫发作，诱发电位显示皮质巨大电位，基因检测于 SAMD12 基因变异位点疑似检测到 TTTCA 重复插入，未检测到明确与线粒体、PME 临床表型相关的致病或疑似致病性变异。根据文献报道，家族性皮质肌阵挛性震颤伴癫痫（familial cortical myoclonic tremor with epilepsy，FCMTE）致病基因为 SAMD12 基因内含子区 "TTTCA/TTTTA" 五核苷酸重复序列高度异常扩展。故考虑为FCMTE 可能性大。

4. 鉴别诊断

（1）家族性遗传性良性震颤：也称特发性震颤，是以震颤为唯一临床表现的疾病，具有常染色体显性遗传易感性。患者有明确的震颤家族史，应考虑本病可能，但患者除震颤外，还有癫痫发作的临床表现，脑电图显示有明确的痫样放电，故排除此诊断。

（2）进行性肌阵挛癫痫（PME）：此类综合征包括多种少见的神经系统遗传代谢性疾病或变性疾病，以癫痫性肌阵挛、共济失调、进行性痴呆及各种神经系统异常症状和体征为特征。病情进行性加重，预后差。本患者病程长达10年，进展缓慢，基因检测未发现与 PME相关的变异。

【住院后诊疗经过】

患者入院后给予口服抗癫痫药，口服及静脉补钾治疗。为确定癫痫病因：进一步完善头颅 MRI、长程视频脑电图监测、躯体感觉诱发电位、震颤分析等系列检查，完善基因检测。患者家族史具有遗传背景，临床症状表现为光刺激诱发癫痫发作、共济失调、震颤、轻度认知障碍等。间期脑电图提示，清醒和睡眠各期双侧枕区棘波，睡眠期 F7、T3 尖波。头颅MRI 提示双侧枕叶萎缩。SEP- 上肢示双顶 N20-25 波幅大于 $10\,\mu V$，呈巨大 SEP，SEP- 下肢、BAEP 未见异常。震颤分析示双上肢姿势性、意向性震颤。肌酸激酶 541.9 U/L。电测听提示双耳 4 Hz 区受损。眼科检查未见 K-F 环及樱桃红斑。

综合患者临床表现及辅助检查，首先考虑家族性皮质肌阵挛性震颤伴癫痫，完善动态基因筛查，结果显示 SAMD12 基因变异位点疑似检测到 TTTCA 重复插入，未检测到明确与线粒体脑肌病、PME 临床表型相关的致病或疑似致病性变异。完善血尿筛查。患者高血压发病年龄早，合并低钾血症，补钾效果欠佳，原发性醛固酮增多症不除外，外院肾上腺 CT 未见异常，内分泌科会诊建议：完善肾上腺 CT 薄扫＋增强、动脉血气、24 h 尿钾及留尿日血钾，检测卧立位肾素-血管紧张素Ⅱ-醛固酮。同时继续口服补钾，定期监测血钾。经治疗患者病情平稳，无癫痫发作。

【出院时情况】

内科系统查体未见异常。神经系统查体：神志清楚，语言流利，高级皮质功能粗测正常，双侧瞳孔等大正圆，直径 3 mm，对光反射灵敏。双眼各向运动充分，可见水平眼震。余脑神经查体大致正常。双手可见姿势性震颤。躯体感觉对称正常。四肢肌力 5 级，肌张力低。双侧指鼻试验欠稳准、轮替快速正常。双下肢跟膝胫试验基本正常。Romberg 征阴性。四肢腱反射活跃。双侧 Hoffmann 征（＋），Rossolimo 征阳性，双侧 Babinski 征未引出。脑膜刺激征（－）。

【随访情况】

出院后门诊随访：按时服用托吡酯胶囊 50 mg 2 次 / 日，曾出现一次下雪后感觉晃眼、心慌、视物不清感，伴行走困难，家人反映患者意识水平下降。复查视频脑电图：双侧中央、顶、枕区多量棘慢波散发及阵发。建议患者加量托吡酯胶囊为 75 mg 2 次 / 日。

3 个月后复查：药物加量后感觉良好，生活质量提高。据自我在家记录发作频次：较频繁发作一过性肢体抖动，有时视物不稳、变形、"眼震"感，对阳光敏感，有时头晕、手脚酸软感，做手指操可诱发发作。

二、讨论

家族性皮质肌阵挛性震颤伴癫痫（FCMTE）是一种较为罕见的常染色体显性遗传的特发性癫痫综合征，以成年期起病的皮质肌阵挛性震颤与发作频次稀少的癫痫为主要临床表现，本病在世界范围内均有报道，但尚未被国际抗癫痫联盟列入癫痫综合征分类。日本最先报道本病，命名为家族性原发性肌阵挛癫痫（familial essential myoclonus and epilepsy，FEME），荷兰学者回顾报道了该病家系的临床和电生理特点，统一命名为 FCMTE，但其发病机制和致病基因仍在探索当中。最近，FCMTE 致病基因率先被日本学者克隆，致病突变为 SAMD12 基因内含子区 "TTTCA/TTTTA" 五核苷酸重复序列高度异常扩展[2]。唐北沙教授团队一直致力于神经退行性疾病与神经遗传性疾病致病基因的克隆研究工作，准确检测及鉴定出中国人群 FCMTE 致病基因 SAMD12 的五核苷酸重复序列高度异常扩展的致病变异[3]。这成为继日本学者之后对 FCMTE 致病基因又一佐证的研究报道。

本病发病年龄多集中在 20 ～ 40 岁，核心症状为皮质震颤、肌阵挛、癫痫，常以皮质震颤和肌阵挛为首发症状（88%）。癫痫的发生率家系间差异很大（5% ～ 88%），平均为 57%，在震颤和肌阵挛出现后 1 ～ 30 年内发生，多集中在前 1 ～ 5 年。

多数患者伴有不同程度的肌阵挛，主要见于双上肢，头面部可受累，很少累及躯干。多数症状较轻，也有频发全身肌阵挛和负性肌阵挛的报道。

皮质震颤为本病的特征性表现，其本质为一种节律性皮质肌阵挛，表现为手指或肢端节律性颤动，运动或维持姿势时可诱发或加重，静息时也可出现，睡眠时消失。主要累及四肢远端，双上肢显著。

全面性强直-阵挛为主要的癫痫发作形式，无失神发作。发作前可有震颤和肌阵挛的加重，或由肌阵挛继发全面性强直-阵挛，光刺激可诱发。伴随症状包括认知障碍、偏头痛。此外，可合并精神情感障碍、锥体外系症状，还有先天性夜盲、精神发育迟滞的报道。

该病的电生理特点为：脑电图上广泛的异常电活动（79%）、巨大的躯体感觉诱发电位

（80%）和静息状态下增强的 C 反射（84%）。肌电图震颤分析示震颤为主动肌和拮抗肌同步或非同步放电，频率 8 ～ 16 Hz，暴发时程 10 ～ 50 ms。

本病存在遗传和表现型的异质性，致病基因不同的各家系临床症状不尽相同。根据基因定位可分为 4 种亚型：FCMTE1、FCMTE2、FCMTE3 和 FCMTE4。本例患者临床表现符合 FCMTE 核心症状（皮质震颤、肌阵挛、癫痫），基因检测结果显示，*SAMD12* 基因变异位点疑似检测到 TTTCA 重复插入。给予托吡酯抗癫痫治疗效果良好。综合以上，诊断为家族性皮质肌阵挛性震颤伴癫痫。

（史伟雄　刘茅茅　蒋　莹）

三、专家点评

患者为中年男性，以发作性眩晕、眼前闪光、意识丧失为主要表现，患者病程中有 2 次全面性强直-阵挛发作，具备发作性、短暂性、重复性、刻板性，故症状性癫痫诊断明确。患者家族史具有遗传背景，除光刺激诱发癫痫症状外，同时存在共济失调、震颤等症状，同时患者外院脑电图提示双侧弥漫性棘慢综合波，诊疗过程中我们完善血尿代谢筛查、线粒体基因筛查、电测听、眼科会诊、躯体感觉诱发电位等，除外线粒体脑肌病、遗传代谢性疾病可能。震颤分析提示双上肢姿势性、意向性震颤，躯体感觉诱发电位提示双顶 N20-25 波幅大于 10 μV，呈巨大 SEP。数字视频脑电图报告：发作间期清醒、睡眠期双侧枕区（左侧为著）中波幅棘波散发及阵发，睡眠期 F7、T3 散在少量中波幅尖波，结合头颅磁共振结果，综合考虑 FCMTE 不能除外。

家族性皮质肌阵挛性震颤伴癫痫（FCMTE）是一种成年起病的以皮质震颤、肌阵挛和癫痫为核心症状的高外显率染色体显性遗传病，无神经系统退行性变，电生理检查可见巨大皮质诱发电位、增强 C 反射。其中 FCMTE3 定位于 5p15.31-p15.1，见于法国和中国家系，发病年龄偏晚，在 30 岁左右，有部分性癫痫发作，多数由视觉刺激诱发或有视觉先兆，对抗癫痫药反应良好。这一亚型特点是合并锥体外系和额顶叶皮质症状，如步态障碍、帕金森综合征，行为异常、Logopenic 失语也有报道。对视觉刺激、感觉刺激敏感，容易加重震颤并诱发癫痫。功能影像检查可见额顶叶、中脑萎缩伴代谢减低。此型致病基因尚未被发现。

2005 年 van Rootselaar 等建议使用 FCMTE 来描述这一综合征，并提出了诊断标准：①多起病于成年，3 代或 3 代以上连续发病，呈常染色体显性遗传；②以肢体远端震颤或阵挛为主要表现，伴或不伴癫痫发作，部分患者于情绪、光刺激或惊吓时可诱发全面强直发作；③口服抗癫痫药物有效，而口服 β 受体阻滞剂无效，为良性病程；④躯体感觉诱发电位支持震颤来源于皮质。

FCMTE 相关脑电图监测中发现，患者脑电图背景活动多为正常，发作期脑电图为全面发放的异常波，以多棘波、尖慢、棘慢复合波为主要表现，单个正相、负相、双相尖波或光阵发性反应少见，也可呈额颞区或单纯颞区异常放电。

（审核及点评专家：王　群）

参考文献

［1］徐媛琴，王金香，冯涛，等 . 家族性皮质肌阵挛震颤癫痫三例临床和电生理特点分析 . 中国脑血管病杂志，2020，17（3）：156-160.

［2］Ishiura H，Doi K，Mitsui J，et al. Expansions of intronic TTTCA and TTTTA repeats in benign adult familial myoclonic epilepsy. Nature Genetics，2018，50（4）：581.

［3］Zeng S，Zhang MY，Wang XJ，et al. Long-read sequencing identified intronic repeat expansions in SAMD12 from Chinese pedigrees affected with familial cortical myoclonic tremor with epilepsy. J Med Genet，2019，56（4）：265-270. doi：10.1136/jmedgenet-2018-105484.

隐藏在癫痫背后的抗 GAD65 抗体相关自身免疫性脑炎

一、病例介绍

【主诉】患者男性，35 岁，主诉"发作性意识不清、肢体抽搐 18 年，行走困难、言语不清 11 年"。

【现病史】患者 18 年前无明显诱因出现第一种发作，表现为夜间突发意识不清、大叫、双眼上翻或右侧偏斜随后四肢抽搐，持续 4～5 min 好转，约半月发作一次，均在夜间，发作前无明显先兆，初次发作后就诊于当地医院，行脑电图检查提示"尖波"，诊断为"癫痫"，开始服用丙戊酸钠、苯巴比妥治疗，发作频率如前述。11 年前开始出现言语不清、行走不稳、走路困难、自觉右上肢、双下肢乏力，进食、饮水正常，无记忆力下降、肌肉僵硬等，上述症状逐渐加重。10 年前开始出现第二种发作，表现为夜间出现的头眼及口角向右侧偏斜、呼之不应，伴咂嘴、右手摸索，无明显抽搐、僵硬等，持续 2～3 min 好转，发作后觉头晕、视物模糊，最初每年 1～2 次，7 年前起第二种发作增多，约每周 1 次，继续服用丙戊酸钠、苯巴比妥治疗无改善，3 年前就诊于外院，行左额颞开颅颅内电极置入术及左额致痫灶切除术，术后服用左乙拉西坦 0.5 g 2 次 / 日、氯硝西泮 0.5 mg 2 次 / 日、卡马西平 0.2 g 3 次 / 日，第一种发作消失，第二种发作约每周 1 次，后因行走不稳将左乙拉西坦减量至 0.25 g 2 次 / 日。2 个月前患者发作增多，表现为愣神、呼之不应、四肢动作停止，持续 2～20 min，每天 1 次。

【既往史、个人史、家族史】甲状腺功能亢进 20 年，12 年前行放射性 ^{131}I 治疗，目前未服药；4 年前诊断 1 型糖尿病，目前三餐前注射门冬氨酸胰岛素 14 IU、睡前注射甘精胰岛素 24 IU 治疗，近期空腹血糖约 8 mmol/L，餐后血糖未监测，余无特殊。母亲患甲状腺功能亢进，父亲及其兄弟三人、爷爷、奶奶均患糖尿病，父亲口服降糖药血糖控制可，其余亲属具体情况不详。否认其他家族遗传史。

【入院查体】血压 156/110 mmHg，体温 36.5℃，呼吸 20 次 / 分，心率 81 次 / 分，双侧突眼。神经系统查体：神清，构音障碍，高级皮质功能粗测正常。左侧眼睑痉挛，余脑神经查体未见异常。四肢肌容积正常，四肢肌力 5 级。双侧指鼻试验欠稳准，双侧跟膝胫试验尚可。四肢深、浅感觉查体未见异常，双侧腱反射对称减低，病理征未引出。站立不稳，Romberg 征无法完成。颈软，脑膜刺激征阴性。

【辅助检查】

（一）入院前检查

1.脑脊液检查（腰穿）：压力 110 mmH$_2$O，无色透明。脑脊液常规、生化均正常。抗 NMDAR 抗体系列及副肿瘤抗体系列检测：抗 GAD65 抗体 1∶100（脑脊液＋血液）。

2. 头部 FDG-PET/CT（发病后 13 年）：未见明显异常（图 36-1）。

3. 头部 MRI（发病后 13 年）：小脑、左颞及海马萎缩（图 36-2 和图 36-3）。

4. 头部 MRI（发病后 15 年）：①左额部术后改变；②左侧颞极蛛网膜囊肿，脑萎缩、双侧小脑为著；③胼胝体膝部形态欠佳，左侧颞叶及海马体积缩小；④左侧眶突骨质内结节影，必要时进一步检查（图 36-4）。

5. 手术病理（发病后 15 年，外院）：右额叶送检切片会诊，镜下见大脑皮质及白质结构，局部脑膜增厚，分子层可见胶质增生带，局灶区域见神经元轻度减少，白质内见小团灰质异位灶，大脑灰质及白质内见胶质细胞增生，符合诊断：灰质异位。免疫组化结果：NeuN（＋）、GFAP（＋）、Olig-2（＋）、Syn（＋）、Reelin（＋）、MAP-2（＋）、NF（＋）、CD334（血管＋）、SMI-32P（－）。

（二）入院后检查

1. 实验室检查

（1）空腹葡萄糖 10.15 mmol/L（↑），糖化血红蛋白 8.2%（↑）。

（2）血脂：甘油三酯 9.28 mmol/L（↑）、总胆固醇 6.81 mmol/L（↑）、

彩图

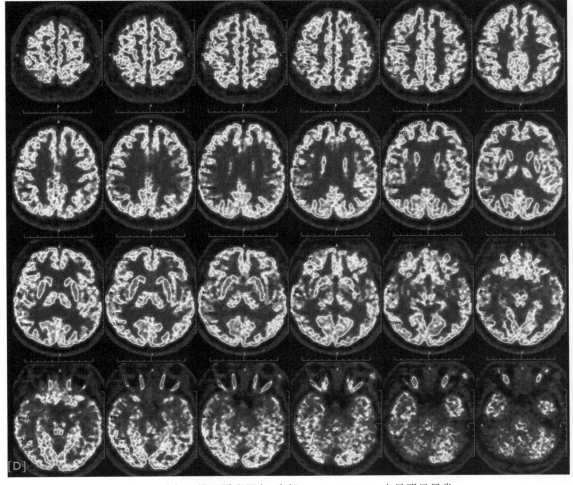

图 36-1（扫二维码看彩图） 头部 FDG-PET/CT，未见明显异常

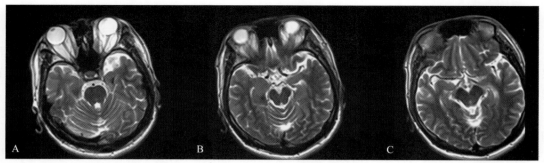

图 36-2 头部 MRI。**A ～ C.** T2 序列，示小脑、左侧颞极萎缩，左侧海马萎缩，颞角扩大

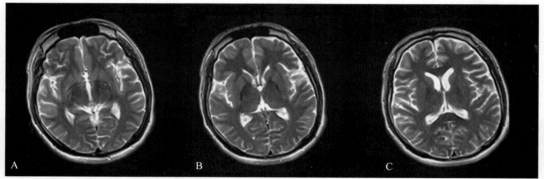

图 36-3 头部 MRI。**A ～ C.** T2 序列，示脑沟普遍较深

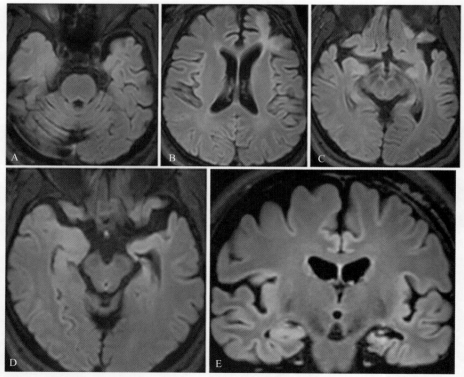

图 36-4 左额术后头部 MRI，T2 FLAIR 序列。**A** 和 **C** 示左侧颞极萎缩，**B** 示左侧额叶术后改变，**D** 和 **E** 示左侧海马萎缩

低密度脂蛋白 4.19 mmol/L（↑）、载脂蛋白 -B 1.2 g/L（↑）。

（3）风湿免疫相关筛查：抗核抗体筛查试验示核颗粒型 1∶320、胞质颗粒型 1∶100，抗线粒体 M2 亚型抗体弱阳性（±）、抗 Ro-52 抗体阳性（＋）、补体 C4 0.059 g/L（↑），抗心磷脂抗体 64.554 RU/ml 阳性（＋）；余风湿 3 项、抗中性粒细胞胞质抗体（ANCA）、补体等未见明显异常。

2. 胸部 X 线片：双肺纹理重。

3. 胸部 CT ＋增强：右肺下叶纤维索条影，双侧胸膜肥厚；甲状腺左叶密度欠均匀；双肾小囊肿。

4. 腹部超声：肝胆脾胰肾未见异常。

5. 蒙特利尔认知评估（MOCA）（大学本科）：22 分［视空间与执行－2，注意－1（误拍手，可能与共济差有关），延迟回忆－4，定向－1］。

6. 脑电图（发病后 18 年，本院）：发作间期，可见左额、前中颞区较多中幅棘波散发，右侧前中颞区少量中幅尖波及慢波散发，左侧中颞区大量中幅 6 Hz 左右 θ 节律。发作期，临床表现为清醒期突发目光呆滞，呼之不应，约持续 1.5 min 缓解。同期脑电图可见，最先出现节律性改变的位置在左额、中央、前中颞区（图 36-5 和图 36-6）。

7. 肌电图（发病后 18 年，本院）：①右侧正中神经感觉纤维受损；②右侧 T10 脊旁肌和腹直肌记录，安静状态可见运动单位电位持续发放，静脉推注地西泮 5 mg 后可见发放明显减少。

彩图

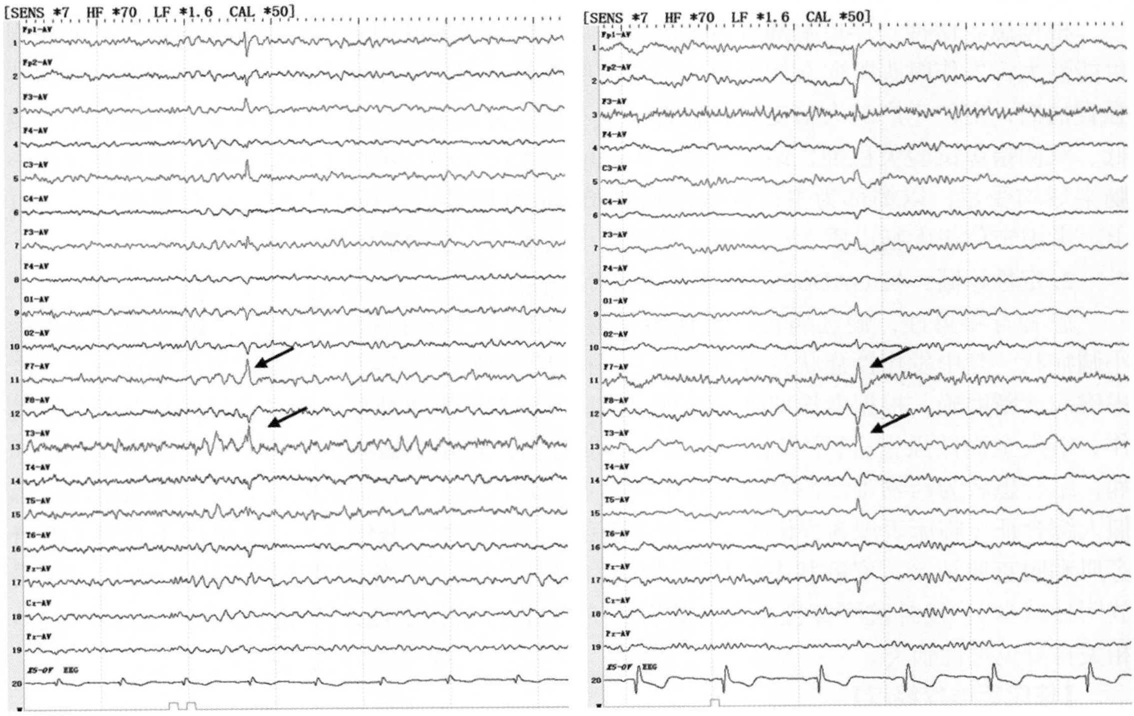

图 36-5（扫二维码看彩图）　发作间期脑电图，箭头所示为左侧前中颞区棘波

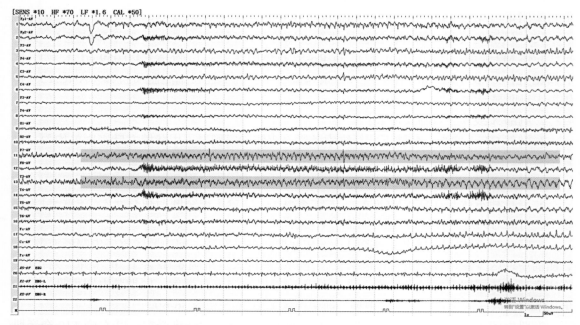

彩图

图 36-6（扫二维码看彩图）　发作期脑电图，绿色部分为左侧前中颞区起始的发作期节律，提示为颞叶癫痫

【入院时诊断】

1. 定位诊断：大脑皮质、小脑蚓部及双侧小脑半球、右侧锥体束

根据患者愣神，伴口咽部及右上肢自动症，定位于颞叶内侧；发作后无回忆，考虑左侧可能性大；发作时头眼向右侧偏斜、口角右侧歪斜，定位于左侧大脑皮质；意识丧失、四肢强直抽搐，定位于广泛大脑皮质；患者行走不稳、言语不清，查体构音障碍、四肢肌张力偏低、双侧指鼻试验欠稳准，站立不稳，Romberg 无法完成，定位于小脑系统，蚓部及双侧小脑半球均受累，以蚓部为主；查体左侧 Hoffman 征阳性，定位于右侧皮质脊髓束。综合以上，考虑定位于大脑皮质、小脑蚓部及双侧小脑半球、右侧锥体束。

2. 定性诊断：抗 GAD65 抗体相关自身免疫性脑炎

患者青年男性，慢性病程，表现为一组发作性症状和以行走不稳、言语不清为表现的小脑症状，其中发作性症状符合重复性、刻板性、短暂性等特点，脑电图可见痫性放电，考虑癫痫诊断明确，根据发作期临床表现，考虑发作类型为单纯部分性发作继发复杂部分性发作、继发全面性强直-阵挛发作。患者青春期起病，合并小脑症状及体征，考虑为症状性癫痫，结合患者为药物难治性癫痫，有甲状腺功能亢进及 1 型糖尿病病史，临床及肌电图提示僵人综合征（临床表现为言语不清、行走不稳、走路困难、肢体乏力；肌电图于右侧 T10 脊旁肌和腹直肌记录，安静状态可见运动单位电位持续发放，静脉推注地西泮 5 mg 后可见发放明显减少），及外院腰穿提示血及脑脊液抗 GAD65 抗体阳性，病因考虑为抗 GAD65 抗体相关自身免疫性脑炎。

【住院后诊疗经过】

入院后给予 2 次丙种球蛋白治疗，吗替麦考酚酯 0.5 g 2 次 / 日抑制免疫治疗；左乙拉西坦 0.5 g 2 次 / 日、卡马西平 0.2 g 2 次 / 日抗癫痫治疗；氯硝西泮 0.5 mg 2 次 / 日缓解僵人综合征；盐酸舍曲林 50 mg 1 次 / 日改善情绪治疗。

【出院时情况】

出院查体：双侧突眼。神清，构音障碍，高级皮质功能粗测正常。余脑神经查体未见异常。四肢肌张力偏低，四肢肌力 5 级。双侧指鼻试验欠稳准，双侧跟膝胫试验尚可。四肢深、浅感觉查体未见异常，双侧腱反射对称减低（＋），病理征未引出。宽基底步态，Romberg 征无法完成。一字步行走不能。

【随访情况】

患者半年后复查时走路不稳明显好转，可独立行走，仍有癫痫发作，较前略有减少，2 ～ 3 个月发作一次，仍有腰部及双下肢僵硬感，将氯硝西泮加量为 1 mg 2 次 / 日。

二、讨论

僵人综合征（stiff-person syndrome，SPS）最早于 1956 年由 Moersch 和 Woltman 首次报道，表现为后背、腹部及大腿肌肉的僵硬。随后，随访 32 年发现这些患者呈逐渐进展的波动性僵硬、痛性痉挛，导致患者呈木僵状态，故称为僵人综合征。1988 年，在僵人综合征患者发现抗谷氨酸脱羧酶（GAD）抗体，随后发现僵人综合征与抗 Amphiphysin、抗 gephyrin、抗 $GABA_AR$ 抗体有关。

（一）定义

僵人综合征（SPS）是一种罕见疾病，其临床特征为累及中轴肌的进行性肌肉僵硬、强直及痉挛，从而导致行走功能严重受损。SPS 常伴 1 型糖尿病。

（二）发病机制

主要为免疫机制。SPS 相关抗体可导致 GABA 能神经元突触传递障碍，抗原主要包括突触前膜的 GAD 与 Amphiphysin，以及突触后膜的 gephyrin 与 $GABA_AR$。SPS 相关抗体不引起 GABA 能神经元的结构损伤，主要是通过抗体阻断抗原发挥作用。SPS 相关抗体识别的优势抗原为 GAD。GAD 是细胞质内参与脑和脊髓 γ - 氨基丁酸（GABA）合成的酶，因此抗 GAD 抗体可导致 GABA 合成异常。GAD 分为 GAD65 和 GAD67 两种形式。抗 GAD65 抗体与 SPS、糖尿病、小脑性共济失调、边缘叶脑炎有关。SPS 常与各种自身免疫性疾病一起出现，例如 1 型糖尿病、甲状腺炎、白癜风、恶性贫血等。大多数 SPS 患者脑脊液寡克隆区带阳性。除作用于中枢神经系统外，抗 GAD 抗体也可识别胰岛 β 细胞，因此僵人综合征与 1 型糖尿病密切相关。SPS 患者脑脊液中抗 GAD 抗体浓度高于血清浓度。

（三）分类

1. 自身免疫性亚型：包括抗 GAD 抗体、抗胰岛细胞抗体、其他器官特异性自身抗体，这类患者常出现其他自身免疫性疾病。

2. 副肿瘤亚型：包括患相关肿瘤、存在循环性非器官特异性自身抗体（但无抗 GAD 抗体和抗胰岛细胞抗体）的患者，这些患者切除肿瘤和使用糖皮质激素治疗后经常可缓解。副肿瘤相关 SPS 仅占 5%。

3. 特发性亚型：既无证据显示有自身抗体产生，也不伴其他明显临床特征的 SPS 患者，大约占 35%。

（四）常见临床特点

SPS 非常罕见，患病率 1/100 万，大约 60% 的病例因为血中发现抗 GAD65 抗体才诊断。SPS 平均起病年龄为 41.2 岁（29～59 岁），女性多见，新生儿病例极其罕见。典型的临床表现为轴肌发作性疼痛和僵直，可逐渐进展到四肢远端。随着疾病进展，患者很难进行日常活动。僵直起始于躯干，逐渐发展至腹部及腰部。脊柱过度前突是由于腰椎的发作性疼痛和僵硬导致，是 SPS 的典型表现。僵直进展到身体的其他部位，累及胸肌引起呼吸困难，面肌受累则引起面具脸。痛性痉挛常由听觉和触觉诱发，类似于破伤风患者。某些病例可由突发痉挛引起关节错位或骨折。感觉、运动和智能保留，常合并心理疾病。肌电图可见连续性运动单位电位发放。血中可检测到抗 GAD65 抗体。

（五）治疗和预后

治疗药物包括：①苯二氮䓬类药物、巴氯芬（口服或鞘内注射）；②免疫治疗，包括丙种球蛋白、血浆置换、激素、免疫抑制剂（利妥昔单抗）；③其他 GABA 能药物，包括加巴喷丁、噻加宾（视野缺损）、丙戊酸、左乙拉西坦。

苯二氮䓬类药物是一线药物，需逐渐加量，突然大剂量起始容易出现危险事件，例如呼吸抑制、嗜睡、构音障碍等。抗 Amphiphysin 对激素、血浆置换、原发病（如乳腺癌）的治疗反应好。抗 GAD65 对丙种球蛋白、地西泮和氯硝西泮的治疗反应好。当对常规药物及免疫治疗无效时，可考虑利妥昔单抗。

SPS 患者常合并焦虑，研究表明 44% 的患者由于焦虑出现严重的运动症状，心理行为治疗可改善焦虑，进而改善患者的临床症状。经典 SPS 对治疗的反应良好，但 10% 的病例由于自主神经功能异常可突然死亡。反复痉挛或突发撤药也可以导致自主神经功能异常，引起突然死亡。

（六）文献回顾

谷氨酸脱羧酶 65（GAD65）是一种在胰腺 β 细胞和抑制神经元突触前膜高度表达的细胞内抗原。抗 -GAD65 抗体阳性患者的临床表现具有明显的异质性，可表现为自身免疫性脑炎（AE）（包括边缘叶脑炎）、药物难治性癫痫、僵人综合征（SPS）、小脑性共济失调、自主神经病变和其他神经系统疾病[1]。尽管抗 GAD65 抗体合并肿瘤的发生率较低，但在一些病例中也发现了癌症，表明抗 GAD65 抗体与一些肿瘤（胸腺瘤、乳腺癌、甲状腺癌等）有关。抗 GAD65 抗体阳性的患者经常与一种或多种自身免疫性疾病共病，例如甲状腺功能亢进、1 型糖尿病、风湿免疫性疾病等。在不明原因的成人癫痫患者中，最近的 3 项研究发现，血清抗 GAD65 抗体的阳性率分别为 1.7%、16.1%、21.7%，其中边缘叶脑炎患者的阳性率为 17.0%。在实践中抗 GAD65 抗体相关疾病的发生率可能被严重低估。目前关于抗 GAD65 抗体相关神经系统疾病的治疗并没有统一意见。

与抗 GAD65 抗体相关的神经系统综合征患者，通常不被认为具有很高的癌症风险，他们的预后似乎与其他传统的副肿瘤性神经系统综合征有很大的不同[2]：研究表示，成人自身免疫性小脑性共济失调患者中，抗 GAD65 抗体阳性患者相比传统副肿瘤抗体阳性患者，具有更好的免疫治疗反应和神经系统预后，其与神经元表面抗体阳性患者相似。但在边缘叶脑炎患者中，免疫治疗对副肿瘤患者的癫痫发作频率和认知能力有明显的改善作用，而对抗 GAD65 抗体阳性患者则无明显改善作用。此外，可以明确的是，抗 GAD65 抗体阳性患者和抗电压门控钾离子通道抗体阳性患者相比，前者对抗癫痫药物和免疫治疗的疗效差，呈现慢性、进展性病程[3]。

为了探索抗 GAD65 抗体相关自身免疫性脑炎的治疗和预后，比较静脉注射免疫球蛋白（IVIG）治疗和静脉内甲泼尼龙（IVMP）治疗的有效性，我们进行文献检索及分析。通过回顾这些研究，在大多数情况下，这种 AE 是一种慢性、非缓解性疾病，这与其他研究人员的观点是一致的[4]。考虑到本统计得出的阴性结果，以及目前所有的建议都是基于个案，我们无法推荐最佳治疗方案，但是，长期的免疫治疗可能是最好选择。

（李　娜）

三、专家点评

总结此病特点：①抗 GAD65 抗体阳性的患者临床表现具有明显的异质性，自身免疫性脑炎（AE）、药物难治性癫痫、僵人综合征（SPS）、小脑性共济失调为常见的神经系统表现，可能以不同的组合形式出现；②患者多合并自身免疫性疾病，如甲状腺疾病、1 型糖尿病等，有些有自身免疫性疾病家族史，对诊断具有提示作用；③抗 GAD65 抗体和细胞膜表面抗体相比，对抗癫痫药物和免疫治疗的疗效差，呈现慢性、进展性病程；④ IVMP 与IVIG 相比，疗效无明显统计学差异；⑤僵人综合征可能对苯二氮䓬类药物反应较好。

（审核及点评专家：邵晓秋）

参考文献

［1］Saiz A，BlancoY，SabaterL，et al. Spectrum of neurological syndromes associated with glutamic acid decarboxylase antibodies：diagnostic clues for this association. Brain，2008，131（Pt 10）：2553-2563.

［2］AriñoH，HöftbergerR，Gresa-ArribasN，et al. Paraneoplastic neurological syndromes and glutamic acid decarboxylase antibodies. JAMA Neurol，2015，72（8）：874-881.

［3］Liimatainen S，PeltolaM，SabaterL，et al. Clinical significance of glutamic acid decarboxylase antibodies in patients with epilepsy. Epilepsia，2010，51（5）：760-767.

［4］Muñoz-Lopetegi A，de BruijnM，BoukhrissiS，et al.Neurologic syndromes related to anti-GAD65：clinical and serologic response to treatment. Neurol NeuroimmunolNeuroinflamm，2020，7（3）：e696.

第 7 章

头痛及相关疾病

病例 37　紧张型头痛

一、病例介绍

【主诉】患者男性，55 岁，主因"头部胀痛 8 年，加重 2 年"以"紧张型头痛"于 2020 年 8 月 27 日收入头痛科病区。

【现病史】患者 8 年前无诱因出现头痛，表现为右侧顶枕部及颈部胀痛，发紧感，疼痛视觉模拟评分（VAS）为 3 分，呈持续性，不缓解，伴嗜睡和困乏感，无畏声、畏光，无恶心、呕吐，无肢体麻木无力，无视物旋转或视物模糊；近 2 年来困乏感加重，头痛性质同前。自患病以来，患者饮食、睡眠可，无入睡困难，无多梦、噩梦，二便正常，体重无明显变化，自觉情绪以低落为主。

【既往史、个人史、家族史】平素健康状况良好。否认高血压、冠心病、糖尿病史，否认脑血管病、精神病史，否认肝炎、疟疾、结核史，否认手术、外伤、输血史，否认过敏史，预防接种史不详。生于河南，久居本地，无疫区、疫情、疫水接触史，无牧区、矿山、高氟区、低碘区居住史，无化学性物质、放射性物质、有毒物质接触史，无工业毒物、粉尘接触史。否认冶游、嗜酒、吸烟史。已婚。父母及兄弟姐妹体健，否认家族性遗传病史。

【入院查体】血压 126/73 mmHg，心率 80 次 / 分。双肺呼吸音清，未闻及干湿啰音，心律齐，未闻及明显杂音。腹软，无压痛及反跳痛，肝脾肋下未触及。神经系统查体：神清，语利，时间、地点、人物定向力正常，记忆力、计算力正常。双侧瞳孔等大等圆，直径 3 mm，双侧瞳孔直接及间接对光反射灵敏，眼球各项运动充分，未见眼震。双侧面部针刺觉对称，双侧角膜反射正常引出，双侧咀嚼对称有力。双侧额纹、面纹对称，闭目及示齿有力。双耳粗测听力可，Weber 征居中，Rinne 试验双侧气导＞骨导。双侧软腭上抬有力，双侧咽反射存在。双侧转颈、耸肩有力，伸舌居中，未见舌肌纤颤。四肢肌容积正常，四肢肌力 5 级，四肢肌张力正常。双侧指鼻、跟膝胫试验稳准，闭目难立征阴性。双侧针刺觉及音叉振动觉对称。四肢腱反射对称引出。双侧掌颏反射、Hoffmann 征阴性。双侧巴宾斯基征阴性。颈软，脑膜刺激征阴性。

【辅助检查】

1. 实验室检查

（1）生化：谷丙转氨酶 8.9 U/L，谷草转氨酶 15.1 U/L，白蛋白 38.7 g/L，总胆红素 8.5 μmol/L，直接胆红素 2.1 μmol/L，肌酐 55.5 μmol/L，尿酸 341.7 μmol/L，总钙 2.29 mmol/L，甘油三酯 1.98 mmol/L（↑）。

（2）肿瘤标志物：糖类抗原 72-4（CA72-4）1198 U/ml（↑），余未见异常。

（3）神经系统感染病毒抗体：阴性。

（4）红细胞沉降率：7 mm/60 min。

（5）糖化血红蛋白：5.8%。

（6）抗心磷脂抗体：5.72 RU/ml（阴性）。

（7）25- 羟基维生素 D：20.74 ng/ml。

（8）血常规、类风湿因子、抗链球菌溶血素 O、自身抗体谱、抗中性粒细胞胞质抗体、尿常规、便常规、甲状腺功能 8 项、术前 8 项、凝血 4 项、血液系统 3 项、垂体 3 项：未见明显异常。

2. 影像学检查

（1）头部 MRI ＋ MRA：MRI 未见明显异常，MRA 示双侧后交通动脉开放（图 37-1）。

（2）胸部 CT：左上肺微小结节，建议复查；两下肺少许索条影；两侧胸膜局限性稍厚；心影饱满。

（3）腹部 CT 平扫＋冠状位重建：肝 S4 微小低密度，建议增强扫描；副脾；左侧臀部皮下点状钙化；双侧胸膜增厚。

（4）颈椎 X 线：椎顺列欠佳，颈椎 5、6 骨质增生，相应椎间孔、椎间隙稍窄，项韧带及前纵韧带部分钙化。余未见异常。报告诊断：颈椎病？

（5）经颅多普勒（TCD）增强试验：阴性，未见栓子信号。

（6）颈部血管超声：左侧椎动脉内径细。

（7）颈内静脉超声：双侧颈内静脉血流未见明显异常。

（8）心脏超声：左心室舒张功能减低。

（9）腹部超声：肝、胆、胰、脾、双肾未见明显异常。

（10）下肢静脉超声：双下肢深静脉血流通畅。

（11）下肢动脉超声：双侧下肢动脉斑块形成。

（12）生殖器浅表超声：双侧睾丸、附睾未见占位。

3. 电子胃镜：非萎缩性胃炎伴糜烂，十二指肠球部假性憩室。胃底病理：表浅黏膜组织急慢性炎症，固有层可见红细胞，部分腺体伴轻度非典型增生，个别腺体肠化。

4. 精神心理及认知测评

（1）蒙特利尔认知评估（MOCA）量表：26 分，正常。

（2）简易精神状态检查（MMSE）量表：27 分，正常。

（3）匹兹堡睡眠质量指数（PSQI）评分：15 分（0 ～ 21 分），睡眠质量一般。

（4）PHQ-9 抑郁症筛查量表：4 分，无抑郁。

（5）广泛性焦虑障碍量表（GAD-7）：2 分，无焦虑。

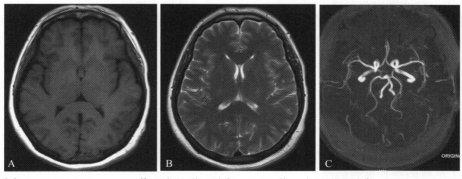

图 37-1　头部 MRI ＋ MRA。**A**. T1 像，未见明显异常；**B**. T2 像，未见明显异常；**C**. MRA，示双侧后交通动脉开放

【入院时诊断】

1. 定位诊断：颅内和颅外痛敏结构

依据患者临床表现为频繁发作性头痛，无其他神经系统局灶性症状和体征，故考虑定位于硬脑膜、静脉窦、颅骨骨膜、头皮、颅内外动脉、头颈部肌肉等颅内和颅外痛敏结构。

2. 定性诊断：不伴颅周压痛的慢性紧张型头痛、继发性头痛待除外

患者头痛平均每月发作时间超过15天，持续超过3个月，头痛为持续性，头痛性质为胀痛、发紧感，轻中度头痛，日常活动不加重头痛；无畏声、畏光，无恶心、呕吐，手法触诊不加重头痛，故考虑诊断不伴颅周压痛的慢性紧张型头痛。患者伴有睡眠异常及情绪低落，故需完善汉密尔顿焦虑测评，检查有无缘于躯体化障碍的头痛；患者近2年头痛加重，需完善头颅MRI、眼底等相关检查，排除有无继发性头痛的可能。

【住院后诊疗经过】

患者入院后完善血常规、生化等入院常规检查，完善垂体3项、TCD增强试验、头MRI＋MRA等排除继发性头痛。患者不伴颅周压痛的慢性紧张型头痛诊断明确，给予丙戊酸钠缓释片500 mg 2次/日、普瑞巴林75 mg 2次/日、盐酸乙哌立松片50 mg 2次/日缓解头痛，盐酸文拉法辛缓释胶囊75 mg 1次/日、利培酮0.5 mg 2次/日改善情绪、睡眠治疗，给予雷贝拉唑肠溶胶囊20 mg 1次/日抑酸护胃治疗。患者电子胃镜示非萎缩性胃炎伴糜烂，胃底病理回报表浅黏膜组织急慢性炎症，固有层可见红细胞，部分腺体伴轻度非典型增生，个别腺体肠化。腹部CT示肝S4微小低密度，暂未处理。嘱出院后可行腹部增强CT、肠镜检查进一步明确诊断，定期复查胃肠镜、全腹CT、肿瘤标志物等检查。患者头痛好转，病情平稳，出院后继续随访。

【出院时情况】

心肺查体未见异常。神清，语利。双侧瞳孔等大等圆，直径3 mm，双侧瞳孔对光反射灵敏，双侧眼球运动充分，未见眼震。双侧面部针刺觉对称存在，双侧角膜反射正常引出，双侧咀嚼对称有力。双侧额纹、面纹对称，闭目及示齿有力。四肢肌力5级，四肢肌张力正常。双侧指鼻、跟膝胫试验稳准，闭目难立征阴性。双侧针刺觉及音叉振动觉对称。四肢腱反射对称引出。双侧病理征阴性。

二、讨论

紧张型头痛（tension-type headache，TTH）是原发性头痛最常见的类型，不同研究显示它在普通人群中的终生患病率达30%～78%，对社会经济造成很大影响[1]。在丹麦的一项基于人群的研究中，TTH的终生患病率高达78%，但大多数人都是偶发性罕见的TTH（每月1天或更少），不需要特殊的医疗护理[2]。然而，24%～37%的人1个月有几次TTH，10%的人每周都有TTH，2%～3%的人患有慢性TTH，通常会持续一生的大部分时间[2-3]。男/女患TTH的比例为4:5，这表明，与偏头痛不同，女性只比男性略受影响[4-5]。在横断面流行病学研究中，TTH患者的平均发病年龄高于偏头痛患者，为25～30岁[3]。患病率在30～39岁达到高峰，并随着年龄的增长而略有下降。

（一）危险因素和发病机制

据报道，不良的自我评定健康状况、下班后不能放松、每晚睡眠时间少是发生TTH的

危险因素[6]。

紧张型头痛的发病机制尚不十分明确，周围性疼痛机制在偶发性紧张型头痛和频发性紧张型头痛中占主要地位，而中枢性疼痛机制在慢性紧张型头痛中占主要地位。手法触诊产生的颅周压痛增加为紧张型头痛最有特征性意义的异常表现。颅周压痛在发作间期也出现，在发作期会进一步增强，且与头痛的程度和频率相关。增加的颅周压痛是最具病理生理学价值的现象。因此，第 2 版国际头痛分类标准通过有无颅周压痛将紧张型头痛分为 2 个亚型，并且在第 3 版国际头痛分类标准上继续沿用此分类。颅骨骨膜压痛可以通过手法触诊很容易地测量和记录。示指、中指在前额、颞部、咬肌、翼状肌、胸锁乳突肌、夹肌和斜方肌等部位轻微旋转和固定加压（触诊器来辅助尤佳），对每块肌肉的局部压痛评分（0～3 分），各块肌肉压痛分值相加作为个人总压痛评分。触诊的结果可进一步指导治疗，同时也增加了向患者解释病情时的价值和可信度[1]。

（二）分类

在国际头痛疾病分类（第 3 版）（ICHD-3）中，紧张型头痛（TTH）分为如下几类。

1. 偶发性紧张型头痛（2.1）

（1）伴颅周压痛的偶发性紧张型头痛（2.1.1）。

（2）不伴颅周压痛的偶发性紧张型头痛（2.1.2）。

2. 频发性紧张型头痛（2.2）

（1）伴颅周压痛的频发性紧张型头痛（2.2.1）。

（2）不伴颅周压痛的频发性紧张型头痛（2.2.2）。

3. 慢性紧张型头痛（2.3）

（1）伴颅周压痛的慢性紧张型头痛（2.3.1）。

（2）不伴颅周压痛的慢性紧张型头痛（2.3.2）。

4. 很可能的紧张型头痛（2.4）

（1）很可能的偶发性紧张型头痛（2.4.1）。

（2）很可能的频发性紧张型头痛（2.4.2）。

（3）很可能的慢性紧张型头痛（2.4.3）。

（三）诊断标准

1. 偶发性紧张型头痛（2.1）

头痛发作不频繁，持续数分钟到数天。典型的头痛为轻到中度双侧压迫性或紧箍样头痛，不因日常体力活动而加重。不伴随恶心，但可伴随畏光或畏声。

诊断标准：

A. 平均每月发作＜1 天（每年＜12 天），至少发作 10 次以上并符合诊断标准 B～D。

B. 头痛持续 30 min 到 7 天。

C. 头痛至少符合下列 4 项中的 2 项：①双侧头痛；②性质为压迫性或紧箍样（非搏动性）；③轻或中度头痛；④日常活动如走路或爬楼梯不加重头痛。

D. 符合下列全部 2 项：①无恶心或呕吐；②畏光、畏声中不超过 1 项。

E. 不能用 ICHD-3 中的其他诊断更好地解释。

注释：

- 当头痛同时符合很可能的偏头痛（1.5）和偶发性紧张型头痛（2.1）（或符合任何亚型的诊断标准），根据普遍规则，确定的诊断优于可能的诊断，故编码为 2.1 偶发性紧张型头痛。

（1）伴颅周压痛的偶发性紧张型头痛（2.1.1）

　　诊断标准：

　　A. 发作符合偶发性紧张型头痛（2.1）诊断标准。

　　B. 手法触诊可加重颅周压痛。

（2）不伴颅周压痛的偶发性紧张型头痛（2.1.2）

　　诊断标准：

　　A. 发作符合偶发性紧张型头痛（2.1）诊断标准。

　　B. 手法触诊不加重颅周压痛。

2. 频发性紧张型头痛（2.2）

头痛发作频繁，持续数分钟到数天。典型的头痛为轻到中度双侧压迫性或紧箍样头痛，不因日常体力活动而加重。不伴随恶心，但可伴随畏光或畏声。

诊断标准：

A. 平均每月发作 1 ～ 14 天超过 3 个月（每年 ≥ 12 天且 < 180 天），至少发作 10 次以上并符合诊断标准 B ～ D。

B. 头痛持续 30 min 到 7 天。

C. 头痛至少符合下列 4 项中的 2 项：①双侧头痛；②性质为压迫性或紧箍样（非搏动性）；③轻或中度头痛；④日常活动如走路或爬楼梯不加重头痛。

D. 符合下列全部 2 项：①无恶心或呕吐；②畏光、畏声中不超过 1 项。

E. 不能用 ICHD-3 中的其他诊断更好地解释。

注释：

- 当头痛同时符合很可能的偏头痛（1.5）和频发性紧张型头痛（2.2）（或符合任何亚型的诊断标准），根据普遍规则，确定的诊断优于可能的诊断，故编码为 2.2 频发性紧张型头痛。
- 频发性紧张型头痛（2.2）经常与无先兆偏头痛（1.1）同时存在。由于彼此的治疗方法截然不同，因而最好是通过记录头痛日记的方式来鉴别这两种疾患。教育患者如何区分这两种头痛而选择正确的治疗方法非常关键，这样可避免服药过量而发展为药物过量性头痛。

（1）伴颅周压痛的频发性紧张型头痛（2.2.1）

　　诊断标准：

　　A. 发作符合频发性紧张型头痛的诊断标准。

　　B. 手法触诊可加重颅周压痛。

（2）不伴颅周压痛的频发性紧张型头痛（2.2.2）

　　诊断标准：

　　A. 发作符合频发性紧张型头痛（2.2）的诊断标准。

　　B. 手法触诊不加重颅周压痛。

3. 慢性紧张型头痛（2.3）

从频发性紧张型头痛（2.2）进展而来，每天或非常频繁发作的头痛，典型的头痛为轻到中度双侧压迫性或紧箍样头痛，时间持续几小时到几天或不间断。头痛不因日常体力活动而加重，但可以伴有轻度恶心、畏光或畏声。

诊断标准：

A. 头痛平均每月发作时间 ≥ 15 天，持续超过 3 个月（每年 ≥ 180 天），并符合诊断标准 B ～ D。

B. 头痛持续数小时至数天或持续性。

C. 头痛至少符合下列 4 项中的 2 项：①双侧头痛；②性质为压迫性或紧箍样（非搏动性）；③轻或中度头痛；④日常活动如走路或爬楼梯不加重头痛。

D. 符合下列全部 2 项：①畏光、畏声和轻度恶心 3 项中最多只有 1 项；②既无中、重度恶心，也无呕吐。

E. 不能用 ICHD-3 中的其他诊断更好地解释。

注释：

● 慢性紧张型头痛（2.3）和慢性偏头痛（1.3）均需要头痛至少每月发生 15 天。对于慢性紧张型头痛，至少 15 天的头痛必须符合频发性紧张型头痛（2.2）的诊断标准 B ～ D；而对于慢性偏头痛，至少 8 天的头痛必须符合无先兆偏头痛（1.1）的诊断标准 B ～ D。因此，1 个患者可以同时符合这两种诊断，比如每个月头痛 25 天，其中 8 天符合偏头痛的诊断标准，17 天符合紧张型头痛的诊断标准。对于这种病例，只需要诊断慢性偏头痛。

● 慢性紧张型头痛（2.3）可由频发性紧张型头痛（2.2）转换而来，当头痛符合 A ～ E 的诊断标准，并能够明确自从首次发作 24 h 内呈每日或持续性发作，可以诊断为新发每日持续头痛（4.10）。当忘记头痛的起病方式或无法确定时，诊断为慢性紧张型头痛（2.3）。

● 很多不确定的患者存在药物过量使用。当同时符合药物过量性头痛（8.2）任意亚型的诊断标准 B 和慢性紧张型头痛（2.3）的诊断标准时，应同时诊断慢性紧张型头痛和药物过量性头痛。当药物戒断后，诊断应重新进行评估：通常情况下，将不再符合慢性紧张型头痛的诊断标准，会逆转为其他发作性亚型。而当药物戒断后，依然为慢性头痛，则可以撤除药物过量性头痛的诊断。

（1）伴颅周压痛的慢性紧张型头痛（2.3.1）

诊断标准：

A. 头痛符合慢性紧张型头痛（2.3）的诊断标准。

B. 手法触诊可加重颅周压痛。

（2）不伴颅周压痛的慢性紧张型头痛（2.3.2）

诊断标准：

A. 头痛符合慢性紧张型头痛（2.3）的诊断标准。

B. 手法触诊不加重颅周压痛。

4. 很可能的紧张型头痛（2.4）

紧张型头痛样的头痛除 1 项特征外，其余均符合上述紧张型头痛某亚型的诊断标准，同时又不符合其他类型头痛的诊断标准。

注释：

● 符合下述诊断标准的患者可能也符合很可能的无先兆偏头痛（1.5.1）的诊断标准。对于这种情况，通常的等级规则为，将偏头痛（1.）及其亚型的诊断放在紧张型头痛（2.）及其亚型之前。

（1）很可能的偶发性紧张型头痛（2.4.1）

　　诊断标准：

　　A. 一次或多次头痛发作符合偶发性紧张型头痛（2.1）A～D中除1项外的全部。

　　B. 不符合 ICHD-3 里其他类型头痛的诊断标准。

　　C. 不能用 ICHD-3 中的其他诊断更好地解释。

（2）很可能的频发性紧张型头痛（2.4.2）

　　诊断标准：

　　A. 头痛发作符合频发性紧张型头痛（2.2）A～D中除1项外的全部。

　　B. 不符合 ICHD-3 里其他类型头痛的诊断标准。

　　C. 不能用 ICHD-3 中的其他诊断更好地解释。

（3）很可能的慢性紧张型头痛（2.4.3）

　　诊断标准：

　　A. 头痛发作符合慢性紧张型头痛（2.3）A～D中除1项外的全部。

　　B. 不符合 ICHD-3 里其他类型头痛的诊断标准。

　　C. 不能用 ICHD-3 中的其他诊断更好地解释。

（四）鉴别诊断

　　紧张型头痛与轻度无先兆偏头痛的鉴别诊断有时存在困难，而当患者同时患有此两型头痛时区分更加困难。曾有学者建议制订更严格的紧张型头痛的诊断标准，以排除表现类似于紧张型头痛的偏头痛。此提议的标准写在 ICHD-2 附录（附录2：紧张型头痛）中。但是这种更严格的诊断标准增加特异性的同时，降低了诊断的敏感性，使得一大部分患者只能诊断为很可能的紧张型头痛或很可能的偏头痛。目前尚无证据证明其益处，而此严格的诊断标准仍在附录中保留，仅用于科研。分类委员会建议可进行两种标准诊断的临床特征、病理生理机制及对治疗反应的差异比较[1]。

（五）治疗

　　紧张型头痛的治疗包括非药物治疗和药物治疗。

　　1. 非药物治疗：对于紧张型头痛患者，首先应建立起患者对医生的信任，进行适当的心理疏导，鼓励患者建立良好的生活习惯。尽可能采用非药物治疗，如松弛治疗、物理治疗、生物反馈及针灸等治疗。

　　2. 药物治疗

　　（1）对症治疗：对发作性紧张型头痛，特别是偶发性紧张型头痛患者，适合对症治疗。治疗可采用非甾体抗炎药物。可单一用药，如阿司匹林、对乙酰氨基酚等，也可应用复合制剂。必须注意切勿滥用镇痛药物，因为其本身也可引起药物性头痛。遇到下列情况应考虑到药物过量的可能：①治疗开始后头痛缓解，此后头痛持续性加重；②停用药物后头痛减轻；③阿司匹林剂量＞每周45 g；④吗啡制剂用量＞每周2次。

（2）预防性治疗：对于频发性和慢性紧张型头痛，应采用预防性治疗，主要方法包括：①抗抑郁药物，主要是三环类抗抑郁药，如阿米替林、多塞平，也可试用 5- 羟色胺去甲肾上腺素再摄取抑制剂（SNRI）；②肌肉松弛剂，如盐酸乙哌立松、巴氯芬等；③部分抗癫痫药物，如丙戊酸；④ A 型肉毒杆菌毒素注射治疗，适用于口服药物无效或不能耐受的顽固性头痛患者。此外，中药目前广泛应用于治疗紧张型头痛，但需要进一步的循证医学证据的支持[7]。

（张亚清）

三、专家点评

紧张型头痛（TTH）是神经内科门诊中最为常见的疾病，通常表现为双侧头部紧束样或压迫性疼痛。发病机制不明，可能与心理因素、中枢痛觉超敏、颅周肌肉收缩和肌筋膜炎、神经递质因素等相关。TTH 是最无特征的原发性头痛，由于许多继发性头痛可能表现为TTH，因此诊断 TTH 需要基于患者的病史和神经系统检查，并且排除其他疾病。

虽然过去认为此类头痛是原发性心因性疾病，但是自国际头痛疾病分类（第 1 版）（ICHD-1）出版后，多个研究证实至少紧张型头痛的严重亚型是存在神经生物学基础的。ICHD-1 将紧张型头痛分为发作性和慢性 2 种亚型是非常实用的。在 ICHD-2 中，发作性亚型进一步分为发作小于每月 1 次的偶发性子亚型和发作超过每月 1 次的频发性子亚型。频发性紧张型头痛可导致一定的失能，有时也需要接受昂贵的药物治疗。相反，偶发性紧张型头痛，几乎发生于所有人，对患者的影响很小，不需要引起医生关注，也不需要药物治疗。此分类避免了将整个人群都诊断为患有显著的头痛疾病，但是允许他们的头痛包含在分类标准中[1]。

对于频发性和慢性紧张型头痛，应采用预防性治疗。欧洲神经病学学会联盟（EFNS）紧张型头痛治疗指南中关于预防性治疗的药物推荐[8]见表 37-1。

表 37-1　紧张型头痛预防性治疗的药物推荐

	药物	每日剂量	推荐等级	不良反应	禁忌证
首选药物	阿米替林	25 ~ 75 mg	A	口干、嗜睡、视物模糊、排尿困难、便秘、心悸	严重心脏病、青光眼、尿潴留、麻痹性肠梗阻、癫痫等
次选药物	米氮平	30 mg	B	食欲增加、体重增加、疲倦、镇静	过敏者
	文拉法辛	150 mg	B	口干、视物模糊、性功能异常、嗜睡	过敏、闭角型青光眼、癫痫等
	盐酸乙哌立松	150 mg	B	过敏、无力感	过敏者
第三选择药物	氯米帕明	75 ~ 150 mg	B	口干、视物模糊、排尿困难、嗜睡、震颤、直立性低血压等	严重心脏病、癫痫、青光眼、尿潴留等
	马普替林	75 mg	B	皮疹、口干、便秘、排尿困难等	癫痫、青光眼、尿潴留等
	米安色林	30 ~ 60 mg	B	偶有造血功能障碍、癫痫发作、轻度躁狂等	孕妇、哺乳期妇女、躁狂症等

　　慢性紧张型头痛是一种高度致残性疾病，严重影响患者的生活质量。最近对全球头痛流行率和负担的回顾表明，TTH作为社会负担的残疾程度大于偏头痛，这表明TTH的总体成本高于偏头痛。丹麦的2项研究表明，与偏头痛患者相比，TTH患者错过的工作日数是偏头痛患者的3倍。美国的一项研究也发现，由于TTH而旷工的人数相当可观[8]。

　　临床工作中，医生要重视紧张型头痛尤其是慢性紧张型头痛的识别和诊断，及早干预，规范治疗，从而减少患者痛苦，减轻疾病负担。

（审核及点评专家：王永刚）

参考文献

［1］Headache Classification Committee of International Headache Society（IHS）. The International Classification of Headache Disorders，3rd edition. Cephalalgia，2018，38（1）：1-211.

［2］Lyngberg AC，Rasmussen BK，Jorgensen T，et al. Has the prevalence of migraine and tension-type headache changed over a 12-year period？ A Danish population survey. Eur J Epidemiol，2005，20：243-249.

［3］Rasmussen BK. Epidemiology of headache. Cephalalgia，1995，15：45-68.

［4］Stovner L，Hagen K，Jensen R，et al. The global burden of headache：a documentation of headache prevalence and disability worldwide. Cephalalgia，2007，27：193-210.

［5］Andlin-Sobocki P，Jonsson B，Wittchen HU，et al. Cost of disorders of the brain in Europe. Eur J Neurol，2005，12（Suppl. 1）：1-27.

［6］Lyngberg AC，Rasmussen BK，Jorgensen T，et al. Prognosis of migraine and tension-type headache：a population-based follow-up study. Neurology，2005，65：580-585.

［7］紧张型头痛诊疗专家共识组. 紧张型头痛诊疗专家共识. Chin J Neurol，2007，40（7）：496-497.

［8］Bendtsen L，Evers S，Linde M. EFNS guideline on the treatment of tension-type headache-Report of an EFNS task force. European Journal of Neurology，2010，17：1318-1325.

病例 38 慢性偏头痛

一、病例介绍

【主诉】患者女性，39岁，主诉"间断性头痛3年余，频繁加重11个月"。

【现病史】患者3年余前无明显诱因出现后枕部胀痛，伴有畏光、畏声，疼痛视觉模拟评分（VAS）为3～4分，每次持续数小时，每日均有发作，口服盐酸氟桂利嗪等药物，发作半月后缓解，此后2年未发作。1年半年前患者再次出现头痛，头痛部位、程度、性质、频率较前无明显变化。11个月前患者生气后出现头痛加重，表现为持续性后枕部及双颞部胀痛，VAS评分为6～8分，并且劳累后头痛加重，按压头部后头痛会有所缓解；头痛与月经周期无明显关系，且头痛时不伴有流涕、流泪、鼻塞、结膜充血；近1年患者睡眠障碍，表现为入睡困难、早醒，不做梦，伴情绪低落、烦躁。患者自患病以来，饮食可，睡眠不良，二便如常，体重无明显变化。

【既往史、个人史、家族史】平素健康状况良好；高血压病史3年，血压最高150/90 mmHg，间断口服氯沙坦钾，未规律监测血压；2年前体检发现甲状腺结节；否认冠心病、糖尿病、脑梗死、精神病史，否认青光眼病史，否认手术和外伤史，无烟酒嗜好；无疫区、疫情、疫水接触史；无头痛家族史。

【入院查体】血压121/73 mmHg，心率70次/分。双肺呼吸音清，未闻及干湿啰音；心律齐，未闻及明显杂音。腹软，无压痛及反跳痛，肝脾肋下未触及。神经系统查体：神清，语利，时间、地点、人物定向力准确，记忆力、计算力正常。双眼视力：右0.8，左1.0；眼压：右13 mmHg，左13 mmHg；眼底：双视盘边清色正，视网膜平；视野：双眼粗测正常；双侧瞳孔等大等圆，直径3 mm，双侧瞳孔直接及间接对光反射灵敏，眼球各向运动充分，未见眼震。双侧面部针刺觉对称，角膜反射正常引出，双侧咬肌咀嚼对称有力。双侧额纹、面纹对称，闭目及示齿有力。双耳粗测听力正常，Weber试验居中，Rinne试验双侧气导＞骨导；双侧软腭上抬有力，双侧咽反射存在；双侧转颈、耸肩有力，伸舌居中，未见舌肌纤颤及萎缩。四肢肌容积正常，四肢肌力5级，四肢肌张力对称适中；双侧指鼻、跟膝胫试验稳准，闭目难立征阴性；双侧针刺觉及音叉振动觉对称存在；四肢腱反射对称引出。双侧掌颏反射、Hoffmann征阴性，双侧巴宾斯基征阴性；颈软，脑膜刺激征阴性。

【辅助检查】

1. 实验室检查

（1）生化全项：肝肾功能未见明显异常。

（2）空腹血糖、血脂未见异常。

（3）电解质：钾3.48 mmol/L（↓），后复查血清钾恢复正常；血钠及血氯未见异常。

（4）同型半胱氨酸（HCY）：正常。

（5）血液系统：铁蛋白5.6 ng/ml（↓），叶酸、维生素B_{12}水平均正常。

（6）25- 羟基维生素 D：9.54 ng/ml（正常）。

（7）垂体激素 3 项：泌乳素、生长激素、皮质醇测定均正常。

（8）血常规、凝血功能、C 反应蛋白（CRP）、抗链球菌溶血素 O（ASO）、类风湿因子（RF）、HbA1c、红细胞沉降率、甲状腺功能及其相关抗体、肿瘤标志物（女性）、传染病筛查、自身免疫抗体、抗中性粒细胞胞质抗体（ANCA）谱：均未见异常。

（9）尿常规、便常规＋潜血：未见明显异常。

2. 精神心理及认知测评

（1）简易精神状态检查（MMSE）量表：29 分，正常。

（2）蒙特利尔认知评估（MoCA）量表：29 分，正常。

（3）匹兹堡睡眠质量指数（PSQI）评分：15 分（0 ～ 21 分），中度失眠。

（4）汉密尔顿焦虑量表（HAMA）：15 分，提示轻度焦虑。

（5）汉密尔顿抑郁量表（HAMD）：14 分，提示轻度抑郁。

3. 影像学检查

（1）头颅 MRI ＋ MRA：FLAIR 像及 T2 像提示左额、右顶皮质下散在点状白质高信号，DWI 和 SWI 像未见异常信号；垂体变薄，蝶鞍内可见脑脊液样信号影，提示部分空蝶鞍；鼻窦黏膜增厚（图 38-1 和图 38-2）。头颅 MRA 提示颅内各大血管分布及形态正常，未见明显异常血管影。

（2）经颅多普勒超声（TCD）：血流未见异常。TCD 增强试验阴性，未见栓子信号。

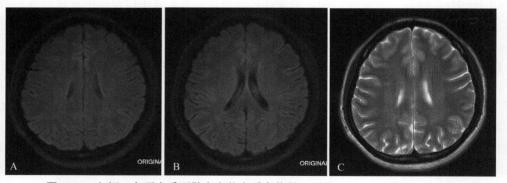

图 38-1　左额、右顶皮质下散在点状白质高信号。**A** 和 **B**. FLAIR 像；**C**. T2 像

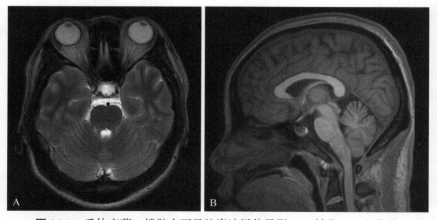

图 38-2　垂体变薄，蝶鞍内可见脑脊液样信号影。**A**. 轴位；**B**. 矢状位

（3）颈动脉超声：提示双侧颈动脉、椎动脉及锁骨下动脉血流未见异常。

（4）颈静脉超声：提示双侧颈内静脉血流通畅，Valsalva 试验未见反流现象。

（5）甲状腺超声：提示甲状腺双侧叶实性结节（左叶多发），TI-RADS 3 类。

（6）超声心动图：提示二尖瓣、三尖瓣少量反流，左心室舒张功能减低。

（7）腹部超声：提示肝、胆、胰、脾、双肾未见明显异常。

4. 光学相干断层扫描（optical coherence tomography，OCT）：提示双侧视网膜神经纤维层（RNFL）和节细胞复合体（GCC）大致正常。

【入院时诊断】

1. 定位诊断：颅内和颅外痛敏结构

依据患者临床上开始表现为发作性后枕部胀痛，后期表现为双侧颞部及后枕部持续性胀痛，无其他神经系统局灶性症状和体征，故考虑定位于硬脑膜、静脉窦、颅骨骨膜、头皮、颅内外动脉、头颈部肌肉等颅内和颅外痛敏结构。

2. 定性诊断：慢性偏头痛（ICHD-3 编码，1.3）

依据患者为中青年女性，呈慢性病程，临床上开始表现为发作性后枕部胀痛，伴有畏光、畏声，VAS 评分 3～4 分，发病初期每次发作数小时，每日均有发作；近 11 个月逐渐发展为每天持续性头痛，并且劳累后头痛加重，VAS 评分可达 6～8 分，疼痛累及双侧颞部及后枕部，综合分析患者的病史经过，病程超过 3 个月，每月头痛天数超过 15 天，且每月超过 8 天以上表现为偏头痛样发作特征，结合头颅 MRI 提示脑内少许散在点状白质高信号，MRA 提示各大血管分布及形态正常，未见明显异常血管影；TCD 增强试验、颈内静脉超声、眼底和眼压等检查未见异常，可除外继发性头痛，参照 ICHD-3 诊断标准，满足慢性偏头痛的诊断条件，故考虑为慢性偏头痛。

3. 其他诊断：发作性偏头痛，睡眠障碍，焦虑状态，抑郁状态。

【住院后诊疗经过】

结合患者的病史及查体，初步诊断考虑为慢性偏头痛，完善血、尿、便常规检查，以及生化全项、超声心动图、颈动脉超声、颈静脉超声、TCD 增强试验、眼底和眼压检查等，完善头颅 MRI ＋ MRA 检查，明确颅内结构及功能无异常，排除继发性头痛可能。进一步完善匹兹堡睡眠质量指数（PSQI）评分、汉密尔顿焦虑量表（HAMA）、汉密尔顿抑郁量表（HAMD）、MMSE 评分，考虑患者合并抑郁状态、焦虑状态、睡眠障碍。治疗上应用丙戊酸钠 500 mg 1 次 / 日，抑制 GABA 受体，增加 Cl⁻离子内流；盐酸文拉法辛 150 mg 1 次 /日，双通道抑制中枢神经系统 5- 羟色胺（5-HT）及去甲肾上腺素（NA）的再摄取，调节情绪；普瑞巴林 75 mg 2 次 / 日，抑制中枢神经系统兴奋性递质去甲肾上腺素、多巴胺等的释放，减轻头痛发作；同时给予口服米氮平 15 mg 1 次 / 晚、奥氮平 5 mg 1 次 / 晚，调节和改善睡眠，患者头痛及睡眠较入院时明显好转。血压控制良好，食欲无明显增加，便秘好转。患者超声提示甲状腺结节，请普外科会诊后考虑甲状腺 3 类结节，良性可能大，建议门诊定期复查甲状腺彩超。患者双手可见湿疹，皮肤科会诊建议避免手部接触刺激性物质，卤米松外用，每日 2 次（用 1 周），皮肤症状改善。现患者头痛和睡眠明显缓解，情绪控制良好，病情改善，建议出院门诊随访。

【出院时情况】

内科系统查体：未见明显异常。神经系统查体：神清，语利，高级皮质功能正常，脑神经查体未见异常，四肢肌力、肌张力、肌容积、深浅感觉、共济运动正常，病理反射阴性，脑膜刺激征阴性。

二、讨论

偏头痛是一种由神经血管功能紊乱所致的原发性头痛，世界卫生组织 2016 年全球疾病负担调查研究结果显示，偏头痛是人类居第二位的致残性神经系统疾病。而慢性偏头痛（chronic migraine，CM）患者对药物反应性差，容易出现心理或躯体上的症状，如抑郁、焦虑、消化不良、前列腺疾病、肠易激综合征、癫痫、慢性鼻窦炎等多种疾病，严重影响患者的工作和生活。

（一）流行病学

根据世界各地的流行病学调查，慢性偏头痛的发病率在 1.4% ～ 2.2% 之间，但不同区域的发病率有些差异，如美国的人群调查中慢性偏头痛的发病率为 1.3% ～ 4.1%，略低于巴西 625 人的小样本研究（5.1%），欧洲地区研究中报告的发病率为 0 ～ 2.4%[1]。亚洲地区中，俄罗斯 2025 人的大样本调查研究所报告的大于 15 天 / 月的慢性头痛的发病率为 10.4%[2]，中国内陆地区仅为 1.0%，而中国台湾地区的流行病学调查中慢性偏头痛的发病率为 1.7%[3]。这种差异可能反映了不同地区的人口学差异及所使用的慢性偏头痛的定义不同。美国偏头痛流行病学和预防研究（AMPP）数据显示慢性偏头痛占偏头痛患者的 8%，且随着年龄增大比例有所增加，慢性偏头痛中女性发病率有 2 个年龄高峰，分别为 18 ～ 29 岁和 40 ～ 49 岁，而男性 30 ～ 59 岁为发病率高峰，女性发病率高于男性[4]。

全球流行病学调查显示，每年约有 3% 发作性偏头痛进展为慢性偏头痛[5]。慢性偏头痛和药物过度使用有明显的相关性，在亚洲地区临床研究中，平均有 54% 的慢性偏头痛患者合并有药物过度使用，而中国流行病学调查研究发现慢性每日头痛（chronic daily headache，CDH）中有 60% 合并有药物过度使用[3]。

（二）病理生理机制

偏头痛由发作性向慢性转化的病理生理机制尚不完全清楚，目前发现可能与疼痛调控异常、中枢敏化、皮质高兴奋性及神经源性炎性反应有关。偏头痛的慢性化是一个渐进的过程，反复头痛发作，导致三叉神经血管系统激活，脑干下行疼痛调控系统功能减弱，皮质兴奋性增高[6]。经颅磁刺激研究发现慢性偏头痛患者枕叶皮质兴奋性高于发作性偏头痛患者。神经影像学研究发现大脑皮质疼痛处理相关区域灰质神经元减少，导水管周围灰质、红核、基底节区铁沉积[7]。另有研究表明血管活性肽所致神经炎性反应在头痛的病理生理机制中起重要作用，也有研究发现慢性偏头痛患者血浆降钙素基因相关肽（CGRP）水平较发作性偏头痛患者明显增高[8]。

皮肤异常疼痛是三叉神经血管复合体二级神经元敏化后的体征。慢性偏头痛患者中高达 70% 在间歇期存在自发性皮肤疼痛（如颜面痛、眶周痛、头皮痛、颈项痛等）[9]。慢性偏头痛合并枕大神经痛的比例较发作性偏头痛明显偏高，对枕大神经痛进行治疗可有效提高偏头痛的治愈率。

（三）慢性偏头痛的转化因素

慢性偏头痛过去在 ICHD-2 头痛分类中属于偏头痛并发症，因为发作性偏头痛随着头痛频率增加可转化为慢性偏头痛。流行病学调查显示 1 年后发作性偏头痛的转归中，约 83.9%仍为发作性偏头痛，而约 3% 转化为慢性偏头痛，AMPP 研究显示每年约有 2.5% 发作性偏头痛会转化为慢性偏头痛。影响偏头痛转化的危险因素包括肥胖、打鼾、睡眠障碍、过度摄入咖啡因、精神疾病、频繁使用止痛药物、女性、社会经济地位低、合并其他疼痛疾病、头颈部外伤史以及皮肤痛觉超敏。其次，重大生活事件，如离婚、结婚、就业状况以及其他应激事件，同样会增加转化为慢性偏头痛的风险[10]。

频繁使用急性止痛药物，特别是复合止痛药物，是头痛慢性化的一个重要危险因素。在全球流行病学研究中，慢性偏头痛合并药物过度使用的发病率为 0.3% ～ 1.1%，其中报道的药物过度使用在慢性偏头痛中的比例从 1/3 至 2/3 不等，而临床研究中慢性偏头痛合并药物过度使用的比例高达 50% 以上。发展为慢性偏头痛的风险与使用急性止痛药物的种类和频率有关，相关风险最高的有巴比妥类药物（OR 1.7，临界值为 5 天 / 月）和阿片类药物（OR 1.4，临界值为 8 天 / 月）。过度使用偏头痛特异性药物，如曲普坦类药物，同样会增加头痛慢性转化风险，尽管风险较巴比妥类、阿片类药物相对小。非甾体消炎药物对于头痛小于 10 天 / 月的患者可能降低其慢性转化风险，但对于头痛 10 ～ 14 天 / 月的患者也会增加相关风险[11]。

同样，慢性偏头痛也可逆转为发作性偏头痛，在 AMPP 流行病学研究中，383 名慢性偏头痛患者在 2 年随访中只有 34% 始终为慢性偏头痛，而有 26% 逆转为头痛少于 10 天 / 月的低频率发作性偏头痛。影响慢性偏头痛缓解及逆转的因素包括基线头痛频率的高低（15 ～ 19天 / 月 vs. 25 ～ 31 天 / 月；OR 0.29，95% CI 0.11 ～ 0.75）、有无皮肤痛觉超敏（OR 0.45，95% CI 0.23 ～ 0.89）、是否使用预防性药物（OR 0.41，95% CI 0.23 ～ 0.75）[12]。韩国的136 名慢性偏头痛的临床回顾性研究显示，1 年随访中有 70% 慢性偏头痛逆转为发作性偏头痛，而除了使用预防性药物以外，停用止痛药物（P < 0.001）及规律锻炼（P = 0.04）同样具有保护作用。

（四）临床特征

偏头痛是一种最常见的原发性头痛，以单侧搏动性头痛、活动后加重、恶心、呕吐、畏光、畏声为特征性表现，其中典型偏头痛伴有视觉、感觉、言语、运动、脑干或视网膜先兆。根据头痛天数，偏头痛可分为发作性偏头痛和慢性偏头痛。慢性偏头痛定义为每月头痛天数 ≥ 15 天，其中偏头痛样头痛天数至少 8 天。一般而言，慢性偏头痛多由于发作性偏头痛随着头痛频率逐渐增加转化而来，因此过去称之为转化性偏头痛，其中多种因素可导致偏头痛的慢性化。慢性偏头痛是临床上一种严重的原发性头痛类型，和发作性偏头痛相比，慢性偏头痛具有明显高的致残性，使患者生活质量明显下降，特别是合并药物过度使用的患者，对家庭及社会造成严重的经济负担。

（五）诊断

在 ICHD-3 分类中，慢性偏头痛（CM）有明确的诊断标准。根据临床表现和辅助检查，排除药物过度使用性头痛（medication-overuse headache，MOH）、慢性紧张型头痛（chronic tension-type headache，CTTH）和其他继发性慢性每日头痛（CDH），每月至少 15 天出现头痛，持续至少 3 个月，且每月符合偏头痛特点的头痛天数至少 8 天，通常可确诊。

1. 诊断步骤

慢性偏头痛的诊断依赖于详细询问病史，包括头痛特征和伴随症状等，以及有根据的临床查体和辅助检查。第一步筛选危险信号，以排除继发性头痛。临床上常见的危险信号包括：系统性疾病的症状及危险因素（如发热、体重下降、HIV感染等）、神经系统的症状或体征、视盘水肿、突发的严重头痛或进行性加重、老年患者、新发的头痛或头痛性质改变、咳嗽或性活动等诱发中重度头痛、怀孕或产后新发的头痛。很多有这些危险信号的患者并没有继发性头痛，但是当这些危险因素存在时需警惕及进一步检查。第二步识别原发性头痛类型，按照头痛发作的频率将原发性头痛分为发作性头痛和慢性头痛。

2. 诊断标准

（1）慢性偏头痛（1.3）诊断标准[13]：

　　A. 符合B和C的头痛（偏头痛样头痛或紧张型样头痛）每月发作至少15天，至少持续3个月。

　　B. 符合无先兆偏头痛（1.1）诊断标准B～D和（或）有先兆偏头痛（1.2）诊断标准B～C的头痛至少发生5次。

　　C. 头痛符合以下任何1项，且每月发作大于8天，持续时间大于3个月：①无先兆偏头痛（1.1）的C和D；②有先兆偏头痛（1.2）的B和C；③患者所认为的偏头痛发作可通过服用曲普坦类或麦角类药物缓解。

　　D. 不能用ICHD-3中的其他诊断更好地解释。

（2）无先兆偏头痛（1.1）诊断标准：

　　A. 符合B～D标准的头痛至少发作5次。

　　B. 头痛发作持续4～72 h（未治疗或治疗效果不佳）。

　　C. 至少符合下列4项中的2项：①单侧；②搏动性；③中重度头痛；④日常体力活动加重头痛或因头痛而避免日常活动（如行走或上楼梯）。

　　D. 发作过程中，至少符合下列2项中的1项：①恶心和（或）呕吐；②畏光和畏声。

　　E. 不能用ICHD-3中的其他诊断更好地解释。

（3）有先兆偏头痛（1.2）诊断标准：

　　A. 至少有2次发作符合B和C。

　　B. 至少有1个可完全恢复的先兆症状：①视觉；②感觉；③言语和（或）语言；④运动；⑤脑干；⑥视网膜。

　　C. 至少符合下列6项中的3项：①至少有1个先兆持续超过5 min；②2个或更多的症状连续发生；③每个独立先兆症状持续5～60 min；④至少有一个先兆是单侧的；⑤至少有一个先兆是阳性的；⑥与先兆伴发或在先兆出现60 min内出现头痛。

　　D. 不能用ICHD-3中的其他诊断更好地解释。

（六）鉴别诊断

慢性头痛包括慢性偏头痛（CM）、慢性紧张型头痛（CTTH）、持续性偏侧头痛（hemicrania continua，HC）、新发每日持续性头痛（new daily persistent headache，NDPH），因此诊断时首先需详细询问患者是否为固定于单侧的头痛，以及有无自主神经症状如结膜充血、流泪、鼻塞、流涕等，如有则需考虑 HC，可予以吲哚美辛试疗；如患者能十分清晰地回忆起病的时间点及情况，则需考虑 NDPH 的可能性；如没有以上特点，则需根据患者是否有每月 8 天及以上的偏头痛样头痛来考虑是否满足 CM 的诊断，而慢性紧张型头痛相对来说特征性少，需排除以上 3 种头痛之后再考虑。此外，慢性偏头痛需与鼻窦性头痛、颈源性头痛等鉴别。

（七）治疗

慢性偏头痛的治疗以预防性治疗为主，包括药物性和非药物性治疗，同时限制止痛药物的使用量。在慢性偏头痛的诊断确立后，找到合适而有益的治疗就成为新的挑战，首先要严格控制诱发因素，尤其是急性治疗药物的过度使用。

急性药物过度使用性慢性偏头痛的最佳治疗方案仍有争论。欧洲神经病学学会联盟（EFNS）建议尽早停止急性期药物的过度使用（或逐渐减少其用量），并联合使用预防性偏头痛治疗。而相比之下，有些作者主张，至少对于那些简单的药物过度使用性头痛（MOH）患者（MOH 病程短、急性治疗药物的用量相对较小、精神病症状很少，以及停药后无复发者），应首选单独停用急性期治疗药物，并在停药 2～3 个月后，再决定是否使用预防性治疗。尽管调查慢性偏头痛预防性治疗的独立试验已经表明，有或无 MOH 的偏头痛患者都可以在没有明显脱瘾治疗的情况下受益于预防性治疗，但有关上述两个选项之间的选择争论仍在继续。由于缺少专门比较单纯停用急性期治疗药物、单纯早期预防性治疗，以及停用急性期治疗药物联合早期预防性治疗效果的随机对照试验（RCT），目前还无法针对 MOH 做出明确的、基于循证依据的推荐建议。

根据 2016 年发表的、针对现有 MOH 研究所进行的一项系统性回顾所示，与单纯停用急性期治疗药物相比较，目前支持停药或逐渐减量并联合早期预防性治疗方案的证据更多。此外，教育患者了解急性治疗药物过量的不利影响和停止过度使用药物的必要性，对于降低偏头痛复发风险也至关重要。除了严格控制触发因素以外，慢性偏头痛还有多种治疗选项，包括使用偏头痛预防性药物进行标准的药物治疗、注射 A 型肉毒毒素，以及有创和无创的神经调制或神经刺激疗法等。

1. 标准的药物治疗

对于发作已经开始的慢性偏头痛患者，单纯使用止痛药或特异性头痛药物是无效的，且应予避免，因为其需要经常性摄入急性治疗药物，并诱发 MOH。与之相反，此类患者的治疗应以预防偏头痛的发作为目的。

标准的预防性治疗药物包括 β 受体阻滞剂、托吡酯、丙戊酸钠等。所有这些药物预防偏头痛发作的总体效果，均被证明优于安慰剂，但只有少数研究专门评估了其对慢性偏头痛的疗效。

托吡酯是在慢性偏头痛背景下，唯一进行过一个以上 RCT 的药物。其可以有效减少患者的头痛日数，且耐受性良好：感觉异常和疲劳是其最常见的不良反应。托吡酯还可显著改善患者的各种生活质量指标，并减少偏头痛伴发畏光、畏声和呕吐的频率。

此外，托吡酯已被建议用于预防发作性偏头痛向慢性偏头痛进展，并可能诱导发作性偏头痛和慢性偏头痛的缓解。但在托吡酯干预预防偏头痛发作转化（INTREPID）试验中，托吡酯治疗（每天 100 mg，连续 26 周）没能预防高频发作性偏头痛进展为慢性每日头痛。

另一项开放标签的研究表明，托吡酯联合 β 受体阻滞剂治疗，可使其他药物难治性偏头痛患者进一步获益，其中也包括难治性慢性偏头痛。相反，一项调查普萘洛尔联用托吡酯治疗慢性偏头痛效果的 RCT 研究表明，联合治疗并不比托吡酯单用有更多获益。此外，也有研究显示，托吡酯可缓解急性药物过量而没有停止过度使用药物患者的慢性偏头痛。总之，托吡酯是迄今唯一具有高质量证据，明确表明其对慢性偏头痛安全、有效的口服药物。但考虑到其不良反应，以及慢性偏头痛和抑郁症的高共病率，该药可能不适合伴发抑郁的慢性偏头痛患者。

其他已被单个 RCT 证实对慢性偏头痛有效的预防性药物包括坎地沙坦、阿米替林、丙戊酸钠、加巴喷丁和替扎尼定等。此外，一项针对 30 例慢性每日头痛合并躁郁症患者的小型开放标签研究显示，度洛西汀可以改善受试者的每周头痛日数和抑郁症状。这些药物的作用机制可能是抑制皮质扩散性抑制（cortical spreading depression，CSD）：长期（而不是短期）使用托吡酯、丙戊酸钠或普萘洛尔等药物，已被证明可以减少大鼠的皮质扩散性抑制[14]。

有些慢性偏头痛患者使用上述口服预防性药物后，没有显示出症状改善。对于这类药物难治性偏头痛，可选用一些新兴疗法，如抗 CGRP 及其受体抗体疗法。在已经确立的治疗方法中，A 型肉毒毒素注射和神经调制方法，或能为难治性慢性偏头痛患者提供帮助。

2. A 型肉毒毒素

A 型肉毒毒素对有或无 MOH 的慢性偏头痛有效。迄今为止，A 型肉毒毒素（BoNT-A）是唯一专门批准用于慢性而不是发作性偏头痛的治疗方法。两项评估偏头痛治疗的大型 Ⅲ 期 RCT 研究 PREEMPT1 和 PREEMPT2 显示，按照标准的所谓 PREEMPT 方案使用 BoNT-A，可有效减少有或无急性药物过度使用性慢性偏头痛患者的总头痛日数，而且这一结果已在进一步的研究中得到了验证。该 PREEMPT 方案的具体用法为：使用最小剂量为 155 U 的 BoNT-A，注射在额、颞、枕和颈部肌肉内，每 12 周一次，并分别在治疗 24 周和 56 周时观察治疗效果。此外，一项系统回顾和 meta 分析显示，使用 BoNT-A 治疗慢性每日头痛和慢性偏头痛，具有轻到中度的获益。BoNT-A 治疗和标准预防性用药相比较的研究显示，BoNT-A 预防慢性偏头痛发展的效果与托吡酯和阿米替林相似。值得注意的是，A 型肉毒毒素对于存在慢性药物过度使用的慢性偏头痛患者也有效，并能减少慢性偏头痛患者和并发抑郁症患者的抑郁症状。

目前还没有肉毒毒素治疗安全性、疗效和耐受性方面的长期数据，但相关研究正在进行中，如慢性偏头痛 A 型肉毒毒素长期疗效开放标签（COMPEL）研究，就是要观察 A 型肉毒毒素每 12 周注射一次、连续注射 9 次时的长期安全性、耐受性和疗效。

最近的研究已经显示出 BoNT-A 缓解头痛的一些可能机制。鉴于中枢疼痛敏化和外周疼痛刺激被认为是偏头痛慢性化的关键机制，肉毒毒素对于致敏疼痛性传入刺激的影响，尤其值得关注。

有研究证实，肉毒毒素能逆转大鼠感受疼痛的脑膜 C 纤维的敏化效应，而其作用机制可能是因为 BoNT-A 被外周疼痛感受器摄取并转运到硬脑膜传入神经内，进而抑制了 CGRP 的释放。和这一学说相一致，也有研究显示 BoNT-A 可降低慢性偏头痛患者发作间期的 CGRP 水平，并缓解头部异常疼痛，提示其能减少中枢的疼痛敏化。此外，肉毒毒素也能减少大鼠三叉神经节培养细胞的炎症蛋白表达，从而抑制神经源性炎症。这些研究结果表明，肉毒毒素可能有神经肌肉以外的作用机制，进而产生逆转中枢敏化状态的特别效果[14]。

3. 神经调制疗法

虽然慢性头痛的一线治疗是药物疗法，但上述药物缓解头痛的效果有限，且能产生不良反应。而非药物治疗和管理，如生物反馈、运动疗法、认知疗法、应激管理、手法治疗和电刺激技术（电子疗法），已被用于慢性偏头痛的治疗，只是评价其疗效且有良好对照的临床试验还很少。

用于治疗慢性偏头痛的神经调制疗法可分为两大类，即外周神经调制法和中枢神经系统某一部分调制法。前者包括枕大神经药物阻滞疗法，以及枕神经、眶上神经或迷走神经电刺激治疗等；后者包括经颅磁刺激（transcranial magnetic stimulation，TMS）和经颅直流电刺激（transcranial direct current stimulation，tDCS）等[14]。

（1）枕大神经（greater occipital nerve，GON）药物阻滞疗法：与更具侵入性的神经刺激技术相比较，GON 药物阻滞的患者耐受性相对较好，但其作为慢性偏头痛预防性治疗的有效性还不确定：一项针对发作性和慢性偏头痛患者的双盲 RCT 显示，活性药物和安慰剂治疗组患者之间的治疗效果无显著性差异；而另一个双盲 RCT 表明，使用布比卡因进行 GON 阻滞可有效预防慢性偏头痛发作。

（2）枕神经刺激疗法：与 GON 药物阻滞疗法相比较，枕神经电刺激（occipital nerve stimulation，ONS）疗法是常被推荐用于药物难治性慢性偏头痛的更有效治疗，且已在临床上使用了十余年。多个试验已经证实了这种疗法的安全性和有效性，但也有 2 个观察偏头痛（包括慢性偏头痛）患者使用 ONS 效果的 RCT 研究，未能达到其主要终点，即在治疗 12 周后，受试者平均每日视觉模拟评分（VAS）至少减少 50% 的应答者比例，或每月头痛日数的改变存在统计学差异。

此外，2015 年发表的一项系统回顾和 meta 分析显示，ONS 对慢性偏头痛有中度的整体效果。ONS 对于其他疗法难治性慢性偏头痛的有效率令人鼓舞，但其严重的长期并发症，如感染、皮肤糜烂、刺激器头部移位和（或）破损，以及和刺激器或刺激相关的慢性疼痛等，都是该疗法不容忽视的重要问题。因此，使用 ONS 前，必须仔细评估其可能的风险与收益。

（3）眶上神经刺激疗法：近年一项针对发作性和慢性偏头痛患者的研究表明，与假性刺激相比较，眶上神经电刺激（supraorbital nerve stimulation，SONS）疗法能显著降低受试者每月的头痛日数。此外，也有研究显示，与 ONS 单用相比较，侵入性的 SONS 与 ONS 联用，可以更有效地预防慢性偏头痛发作。

（4）迷走神经刺激疗法：小型病例系列报告显示，侵入性迷走神经刺激（vagus nerve stimulation，VNS）技术有显著的缓解头痛作用。目前也已开发了无创经皮 VNS（transcutaneous VNS，tVNS）的不同设备。一项双盲 RCT 显示，在耳部使用 1 Hz 频率进行经皮迷走神经电刺激，可有效减少慢性偏头痛每 28 天的头痛日数。此外，一项针对颈部 tVNS 的开放标签研究发现，该方法可大幅减少发作性和慢性偏头痛的偏头痛发作频率、强度及持续时间。因此，tVNS 是频繁出现急性偏头痛发作患者，急性期治疗时一个非常有效的工具，而且对慢性偏头痛也可能是这样。虽然有创和无创 VNS 都被证明可抑制大鼠的皮质扩散性抑制，但其缓解偏头痛的机制仍不完全清楚。

（5）中枢神经调制技术：中枢刺激方法（如 TMS 和 tDCS）对于偏头痛的疗效，还没有经过较大规模的 RCT 研究。一个涉及 11 例患者的小型非盲法先导试验显示，采用高频重复性 TMS（rTMS）刺激背外侧前额叶皮质（DLPFC），可改善慢性偏头痛患者的发作频率、头痛指数及其急性药物摄入量，而低频 rTMS 在预防偏头痛发作方面并不比安慰剂更有效。单脉冲 TMS 只被用于发作性偏头痛急性发作时的治疗，其对慢性偏头痛的可能益处仍不清楚。一项评估 tDCS 对于偏头痛有效性的研究显示，其对头痛频率的影响和安慰剂之间没有显著性差异。总之，中枢神经刺激方法还没有得到充分研究，以支持其对慢性偏头痛的疗效和治疗建议。

（徐望舒）

三、专家点评

1. 关于慢性偏头痛（CM）诊断的几点说明

（1）之所以将慢性偏头痛（1.3）与发作性偏头痛区分开来是因为在频繁发作或持续存在的偏头痛中，单次发作是难以分辨的。事实上，这类患者的头痛性质每天都可能不同，甚至一天内也有变化。对于这种患者，我们很难阻止患者服药来观察头痛的自然病程。在这种情况下，有先兆或无先兆以及紧张型头痛都需要计算在内（但不包括继发性头痛）。反复头痛发作的患者需每天记录头痛日记并坚持至少 1 个月，记录内容包括疼痛信息及伴随症状。

（2）由于慢性偏头痛（1.3）的诊断标准涵盖了紧张型头痛（2.），所以慢性偏头痛的诊断需排除紧张型头痛或其类型的诊断。新发每日持续性头痛（4.10）可具有慢性偏头痛的特点，后者由无先兆偏头痛（1.1）和（或）有先兆偏头痛（1.2）发展而来；因此，当头痛第 1 次发作后每日均有发作，24 h 内不缓解且同时符合慢性偏头痛（1.3）诊断标准中的 A、C 标准时，则应诊断为新发每日持续性头痛；如发病形式无法回忆或不确切，则应诊断为慢性偏头痛。

（3）慢性偏头痛最常见的原因是药物过量。50% 的慢性偏头痛在撤药后恢复到发作性偏头痛，这种患者诊断慢性偏头痛是有问题的；另一半撤药后无效的患者诊断药物过量性头痛也是有问题的（假设药物过量导致的慢性化大多是可逆的）。鉴于上述原因，当患者同时符合慢性偏头痛（1.3）和药物过量性头痛（8.2）诊断标准时二者均应诊断。撤药后，可能会变成发作性偏头痛，也可能仍是慢性头痛，但需要再重新诊断；对于后者，药物过量性头痛是需要撤销的[13]。

2. 关于 CM 的治疗

（1）慢性偏头痛的治疗目的是将其逆转为发作性偏头痛，主要包括急性和预防性药物治疗。曲普坦类药物和非甾体抗炎药是最常用的急性期治疗药物，必要时可加入止吐药，阿片类药物应避免使用。预防性用药选择的证据相对较少，托吡酯和 A 型肉毒毒素是目前最常用的偏头痛预防性药物。

（2）患者教育在慢性偏头痛的治疗中至关重要，当患者有精神科共病等情况时，有针对性地选择用药可以事半功倍。

（3）治疗过程同时应防治药物过度使用性头痛，当药物使用过量时应及时停药，限制新的急性药物使用可以防治慢性偏头痛的回归[15]。

3. 关于 CM 研究的展望

（1）慢性偏头痛是一种罕见但可致残的疾病，可产生严重的社会经济后果。偏头痛慢性化的各种风险因素已经确定，但其病理生理机制仍不清楚。

（2）了解导致偏头痛从发作性偏头痛低频发作到高频发作，直至最终向慢性偏头痛转化的病理生理机制，是开发新的可用以防止或逆转偏头痛慢性化进程的关键一环。虽然目前已有多种治疗方案可用，但其疗效仍远远不够，且相关的重要数据仍然缺乏。所以，最重要的是应该系统研究发作性偏头痛的标准治疗药物，对于偏头痛慢性化的影响。

（3）虽然一些研究支持外周神经刺激方法在慢性偏头痛治疗中的使用，但大多数的神经刺激和神经调制治疗方案，仍需要进一步研究。在未来几年里，偏头痛相关领域将会出现令人鼓舞的局面，目前的研究范围将会持续扩大，并逐步加深我们对于慢性偏头痛这一复杂综合征的了解[14]。

（审核及点评专家：于学英）

参考文献

［1］Natoli JL，Manack A，Dean B，et al. Global prevalence of chronic migraine：a systematic review. Cephalalgia：an International Journal of Headache，2010，30（5）：599-609.

［2］Ayzenberg I，Katsarava Z，SborowskiA，et al. The prevalence of primary headache disorders in Russia：a countrywide survey. Cephalalgia：an International Journal of Headache，2012，32（5）：373-381.

［3］Yu S，Liu R，Zhao G，et al. The prevalence and burden of primary headaches in China：a population-based door-to-door survey. Headache，2012，52（4）：582-591.

［4］Buse DC，Manack AN，Fanning KM，et al. Chronic migraine prevalence，disability，and sociodemographic factors：results from the American Migraine Prevalence and Prevention Study. Headache，2012，52（10）：1456-1470.

［5］Stark RJ，Ravishankar K，Siow HC，et al. Chronic migraine and chronic daily headache in the Asia-Pacific region：a systematic review. Cephalalgia：an International Journal of Headache，2013，33（4）：266-283.

［6］Schwedt TJ，Larson-Prior L，Coalson RS，et al. Allodynia and descending pain modulation in migraine a resting state functional connectivity analysis.Pain Med，2014，15（1）：154-165.

［7］Maniyar FH，Goadsby PJ. Functional imaging in chronic migraine. Curr Pain Headache Rep，2013，17（5）：333.

［8］Cernuda-Morollon E，Larrosa D，Ramon C，et al. Interictal increase of CGRP levels in peripheral blood as a biomarker for chronic migraine. Neurology，2013，81：1191-1196.

［9］Aurora SK，Kulthia A，Barrodale PM. Mechanism of chronic migraine. Curr Pain Headache Rep，2011，15（1）：57-63.

［10］Scher AI，Stewart WF，Buse D，et al. Major life changes before and after the onset of chronic daily headache：a population-based study. Cephalalgia：an International Journal of Headache，2008，28（8）：868-876.

［11］Limmroth V，Katsarava Z，Fritsche G，et al. Features of medication overuse headache following overuse of different acute headache drugs. Neurology，2002，59（7）：1011-1014.

［12］Manack A，Buse DC，Serrano D，et al. Rates，predictors，and consequences of remission from chronic migraine to episodic migraine. Neurology，2011，76（8）：711-718.

［13］Headache Classification Committee of International Headache Society（IHS）. The International Classification of Headache Disorders，3rd edition. Cephalalgia，2018，38（1）：1-211.

［14］May A，Schulte LH. Chronic migraine：risk factors，mechanisms and treatment. Nature reviews Neurology，2016，12（8）：455-464.

［15］Becker WJ. The diagnosis and management of chronic migraine in primary care. Headache，2017，57（9）：1471-1481.

病例 39　新发每日持续性头痛

一、病例介绍

【主诉】患者男性，34 岁，主诉"持续性头痛 16 年"。

【现病史】患者 16 年前因颈部按摩后出现头痛，位于头顶部，性质为隐痛，非搏动性，呈轻-中度疼痛（VAS 评分 3 ~ 4 分），不伴恶心、呕吐，无畏光、畏声，无流泪、流涕、结膜充血、鼻塞等症状，活动后不加重。疼痛为持续性，每日均发作，时轻时重，自述少有缓解。偶有程度加重（VAS 评分 5 ~ 6 分），疼痛位于头顶部及双侧颞部，性质及伴随症状同前。偶尔服用布洛芬止痛药物，效果不明显。自发病来，患者情绪低落，对外界事物兴趣减低，偶有情绪烦躁不安；睡眠质量欠佳，易醒，多梦；饮食可，二便如常，体重无明显变化。

【既往史、个人史、家族史】平素健康状况良好。颈椎病 5 年。否认高血压、青光眼病史，否认手术和外伤史，无烟酒嗜好。无家族史。

【入院查体】血压 122/79 mmHg，心率 76 次 / 分。双肺呼吸音清，未闻及干湿啰音，心律齐，未闻及明显杂音。腹软，无压痛及反跳痛，肝脾肋下未及。神经系统查体：神清，语利，时间、地点、人物定向力准确，记忆力、计算力正常。双眼矫正视力：右 1.2，左 1.0；眼压：右 13 mmHg，左 12.7 mmHg；眼底：双视盘边清色正，视网膜平；视野：双眼大致正常；双侧瞳孔等大等圆，直径 3 mm，双侧瞳孔直接及间接对光反射灵敏，眼球各向运动充分，未见眼震。双侧面部针刺觉对称，双侧角膜反射正常引出，双侧咀嚼对称有力。双侧额纹、面纹对称，闭目及示齿有力。双耳粗测听力正常，Weber 试验居中，Rinne 试验双侧气导＞骨导；双侧软腭上抬有力，双侧咽反射存在；双侧转颈、耸肩有力，伸舌居中，未见舌肌纤颤及萎缩。四肢肌容积正常，四肢肌力 5 级，四肢肌张力对称适中；双侧指鼻、跟膝胫试验稳准，闭目难立征阴性；双侧针刺觉及音叉振动觉对称存在；四肢腱反射对称引出。双侧掌颏反射、Hoffmann 征阴性，双侧巴宾斯基征阴性；颈软，脑膜刺激征阴性。

【辅助检查】

1. 实验室检查

（1）血常规：血小板绝对值 120×10⁹/L（↓），余正常。

（2）血生化：谷丙转氨酶（ALT）62.1 U/L（↑），钾 3.44 mmol/L（↓），同型半胱氨酸（HCY）15.8 μmol/L（↑），余正常。

（3）凝血功能：凝血酶原时间 11.8 s，国际标准化比值（INR）1.07，纤维蛋白原 1.9 g/L（↓），凝血酶时间 15.4 s，活化部分凝血活酶时间 30.3 s。

（4）甲状腺功能及其抗体：三碘甲状腺原氨酸（T₃）1.31 nmol/L，甲状腺素（T₄）83.2 nmol/L，游离 T₄（FT₄）10.08 pmol/L，游离 T₃（FT₃）4.51 pmol/L，抗甲状腺球蛋白抗体（TgAb）＜ 0.9 IU/ml，抗甲状腺过氧化物酶抗体（TPOAb）0.49 IU/ml，促甲状腺激素

（TSH）1.447 μIU/ml，甲状腺球蛋白 7.81 ng/ml，均在正常范围。

（5）快速 C 反应蛋白（CRP）：0.1 mg/L。

（6）红细胞沉降率（ESR）：2 mm/60 min。

（7）类风湿因子（RF）10.1 IU/ml，抗链球菌溶血素 O（ASO）96.7 IU/ml。

（8）血液系统：叶酸 7.11 ng/ml，维生素 B_{12} 水平 433 pg/ml，铁蛋白 330.7 ng/ml（↑）。

（9）肿瘤标志物：糖类抗原 72-4（CA72-4）9.05 U/ml（↑），余正常。

（10）25- 羟基维生素 D：14.4 ng/ml（正常）。

2. 精神心理及认知测评

（1）简易精神状态检查（MMSE）量表：29 分，正常。

（2）蒙特利尔认知评估（MoCA）：25 分（复述句子 -1 分，延迟回忆 -4 分），存在认知功能障碍。

（3）匹兹堡睡眠质量指数（PSQI）评分：7 分（0 ～ 21 分），轻度失眠。

（4）Epworth 嗜睡量表：7 分，轻度嗜睡。

（5）汉密尔顿焦虑量表（HAMA）：3 分，没有焦虑；

（6）汉密尔顿抑郁量表（HAMD）：13 分，可能有轻微抑郁。

3. 影像学检查

（1）头颅 MRI：头颅 MRI 未见异常，MRA 左侧椎动脉颅内段未见显示（图 39-1）。

（2）颈部 MRI：颈 4-5 椎间盘膨出（图 39-2）。

（3）经颅多普勒超声（TCD）：血流未见异常。TCD 增强试验：阴性，未见栓子信号。TCD 血流图微栓子监测：未见栓子信号。

（4）颈内静脉超声：颈内静脉血流充盈良好，未见明显异常；Valsalva 试验未见反流现象。

（5）颈部动脉超声：左侧椎动脉内径细，流速低。右侧锁骨下动脉内-中膜增厚。

（6）心脏超声：左心室舒张功能减低。

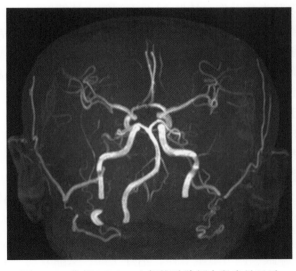

图 39-1　头颅 MRA，左侧椎动脉颅内段未见显示

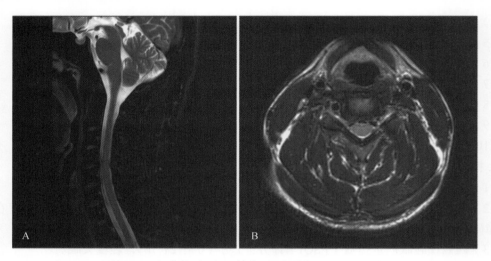

图 39-2　颈部 MRI 矢状位（**A**）和轴位（**B**）均提示颈 4～5 椎间盘膨出

（7）腹部超声：肝、胆、胰、脾、双肾未见明显异常。

（8）胸部 CT 平扫：两肺野未见明显异常。纵隔内局部血管壁有钙化灶。

4.光学相干断层扫描仪（OCT）：双侧视网膜神经纤维层（RNFL）和节细胞复合体（GCC）大致正常。

【入院时诊断】

1.定位诊断：颅内和颅外痛敏结构。

依据患者临床表现为持续性头痛，无其他神经系统局灶性症状和体征，故考虑定位于硬脑膜、静脉窦、颅骨骨膜、头皮、颅内外动脉、头颈部肌肉等颅内和颅外痛敏结构。

2.定性诊断：新发每日持续性头痛（ICHD-3 编码，4.10）。

依据患者为青壮年男性，慢性病程，病程长达 16 年，呈持续性头痛，头痛开始有颈部按摩诱因，以后每天均有头痛发作，持续 24 h 不缓解，持续时间大于 3 个月，多发生于头顶部及双侧颞部，呈轻-中度头痛（VAS 评分 3～6 分），符合新发每日持续性头痛诊断标准；结合患者既往没有头痛病史，头颅 MRI 平扫、TCD 增强试验、颈内静脉超声、眼底和眼压等检查正常，可除外继发性头痛，最终考虑新发每日持续性头痛（new daily persistent headache，NDPH）诊断成立。

【住院后诊疗经过】

入院后完善常规检查及头痛相关检查，如头颅 MRI 平扫、TCD 增强试验、颈内静脉超声，眼底和眼压检查，除外继发性头痛，考虑新发每日持续性头痛，诊断明确；进一步行匹兹堡睡眠质量指数（PSQI）评分、汉密尔顿焦虑量表（HAMA）、汉密尔顿抑郁量表（HAMD）评分，考虑合并抑郁状态、睡眠障碍、思绪多，给予口服奥氮平片 5 mg 1 次 / 日、普瑞巴林胶囊 150 mg 1 次 / 晚、米氮平片 30 mg 1 次 / 晚、盐酸文拉法辛缓释胶囊 150 mg 1 次 / 日、托吡酯 50 mg 2 次 / 日、阿戈美拉汀 25 mg 1 次 / 晚、多塞平 25 mg 1 次 / 晚，控制头痛、调节情绪、改善睡眠、调节睡眠节律。治疗 1 周，头痛较前好转，情绪相对稳定，但仍有头顶部轻度疼痛，建议其出院，长期随访。

【出院时情况】

神经系统查体：神清，语利，高级皮质功能正常，脑神经查体未见异常，四肢肌力、肌张力、肌容积、深浅感觉、共济运动正常，病理反射阴性，脑膜刺激征阴性。

二、讨论

新发每日持续性头痛（NDPH）是一种特殊类型的慢性每日头痛（CDH），是一种罕见的原发性头痛，最早由 Vanast 于 1986 年描述，Vanast 称之为"良性每日持续性头痛综合征"，认为是一种"良性或自限性"头痛。其特征是持续性头痛具有特殊的时间特征，因为它从发病第 1 天开始，发病时间清楚，并以每天的模式持续，没有缓解；NDPH 主要影响既往无头痛病史的个体。然而其后的研究发现，NDPH 可能是最难以治疗的原发性头痛之一。虽然新发每日持续性头痛罕见，但因为它的持续性和难治性，被认为是重要的，它通常是致残的，可能会严重影响个人的生活质量，并可能导致精神疾病[1-2]。

（一）流行病学

NDPH 被认为是一种罕见疾病，但直到最近才有关于其流行病学的有限研究。第一个基于人群的 NDPH 研究由 Castillo 等于 1999 年发表，对来自西班牙普通人群的 1883 名受试者进行研究，发现 NDPH 的 1 年患病率为 0.1%（仅 2 例）[3]。挪威的一项研究使用更严格的 ICHD-2 标准对普通人群中的 3 万人进行了研究，结果显示 30 ～ 44 岁年龄组 NDPH 的 1 年患病率为 0.03%。由于 ICHD-3 对 NDPH 有更广泛的标准，故 NDPH 的发病率可能会更高。另外，三级头痛中心的研究表明，儿童和青少年的 NDPH 患病率高于成年人。在慢性每日头痛（CDH）患者中，他们发现儿童 NDPH 患病率为 21% ～ 28%，而成人患者为 1.7% ～ 10.8%[4]。

NDPH 可能女性发病多于男性，根据一些研究，女 / 男的比例是（1.3 ～ 2.5）：1，但日本和印度的 2 项研究表明，女 / 男的比例是 0.8：1。发病年龄为 8 ～ 78 岁不等。成人的平均发病年龄女性为 32.4 岁，男性为 35.8 岁；儿科人群平均发病年龄为 14.2 岁[5]。

（二）发病机制

目前尚不完全清楚。对 NDPH 发病机制的研究很少，相当一部分 NDPH 患者描述，在头痛开始时经历了感染或流感样疾病。有研究者将 NDPH 与 EB 病毒（EBV）感染联系起来。在一项病例对照研究中显示，在 32 名 NDPH 患者中，84%（27 人）有活动性 EBV 感染的证据，而在性别和年龄匹配的对照组中，这一比例为 25%[6]。在另一项研究中，40 例 NDPH 患儿中有 23%（9 例）EBV 血清学呈阳性。Li 和 Rozen 对 7 名 NDPH 患者进行了 EBV 滴度测试，发现 7 名患者中有 5 名 EBV 滴度升高呈阳性，提示以前有 EBV 感染。Meinei 等在 18 例 NDPH 患者中，没有发现任何 EBV 感染，但他们发现 33%（6 例）和 11%（2 例）分别有最近感染单纯疱疹病毒（HSV）和巨细胞病毒（CMV）的证据。其他报道也有与带状疱疹病毒、腺病毒、弓形虫病、沙门菌、链球菌感染和大肠埃希菌尿路感染有关[2]。

考虑到有些患者在感染后出现新月体增生症，Rozen 和 Swidan 提出新月体增生症可能是在持续的全身或中枢神经系统炎症过程中因促炎细胞因子的释放而发生的，并观察了新月体增生症患者脑脊液和血清中肿瘤坏死因子 - α（TNF-α）的水平，以发现由于中枢神经系统炎症导致的促炎细胞因子水平升高是否会导致新月体增生症的演变。研究人员在头痛病房的 20 例 NDPH 患者中，发现有 19 例脑脊液样本中 TNF-α 水平较高。然而，大多数患者血清 TNF-α 水平均在正常范围。因此作者提出，在 NDPH 中，疼痛可能是由于慢性中枢神经系统炎症、细胞因子的产生和持续的胶质细胞激活对突发性事件的反应所引起的[7]。

（三）触发事件（因素）

以前多项研究表明，许多因素可能导致 NDPH 发生，识别触发事件可能有助于了解 NDPH 的发病机制。Rozen 在 2016 年研究了头痛专科诊所人群中 97 名 NDPH 患者的触发事件。对于男性和女性，大多数（53%）都不能识别触发因素；47% 的患者记录到触发事件，感染和流感样疾病是最常见的（22%），而 9% 的患者记录到生活应激事件，9% 的 NDPH 是由外科手术插管触发的[2, 8]。

男性和女性在触发事件或任何触发因素的出现频率上均无显著性差异。外科手术后亚组的平均发病年龄（63.3 岁）显著高于生活应激事件组（28.1 岁）、无诱发事件组（30.4 岁）和感染后组（31.8 岁）。有偏头痛病史与无偏头痛病史患者之间没有显著差异[2, 8]。

在一项对 40 名 NDPH 儿童患者的研究中，88% 的人观察到有触发事件：43% 有发热，23% 有轻微的颅脑损伤，10% 接受颅脑或颅外手术。

在大多数随后的研究中，感染、生活应激事件和颅外手术被认为是导致 NDPH 发生的主要触发因素。其他已报道的触发因素包括停用选择性 5- 羟色胺再摄取抑制剂（SSRI）类药物、接种人类乳头瘤病毒疫苗、月经初潮和产后状态、黄体酮对激素的调节、毒素和药物暴露、颈部按摩治疗和甲状腺疾病。这些研究中没有一项讨论在出现触发事件的情况下，NDPH 的诊断是否还成立。如果出现头部外伤或感染，诊断为"因头部受伤而头痛"或"因感染而头痛"会更恰当。

（四）临床表现

新发每日持续性头痛（NDPH）的典型表现是突发性头痛，从第 1 天开始，持续无缓解。患有 NDPH 的人可以准确地确定他们头痛开始的确切日期。虽然在以前的研究中 20% ～ 100% 的患者回忆起头痛的确切日期是高度可变的，但根据目前的 ICHD-3 分类，明确和清楚地记住头痛发作时间是诊断所必需的[9]。NDPH 多发生在双侧，可发生在头部任何部位，强度从轻度到重度（大多数情况下是中度）。疼痛是持续性的，缺乏特殊特征，但在某些情况下会具有偏头痛的特征（包括单侧疼痛、搏动性、因体力活动而加重、畏光、畏声、恶心和呕吐等）[5]。

NDPH 通常发生在既往无头痛病史或无明显头痛病史的个体中。然而，如果头痛发作与先前的头痛性质不同，既往有发作性头痛的患者也不能排除 NDPH 的诊断[9]。

NDPH 患者的共病症状包括睡眠障碍、头晕目眩、视物模糊、颈部僵硬、注意力不集中、感觉障碍（如麻木或刺痛）、嗜睡和其他非特异性症状。与健康受试者相比，情绪障碍在 NDPH 患者中更为普遍。在一项关于 NDPH 患者精神共病的研究中，65.5% 的人出现严重焦虑症状，40% 的人出现严重抑郁症状。

（五）诊断标准

在 ICHD-3 分类中，有明确的诊断标准。根据临床表现和辅助检查，排除慢性偏头痛、慢性紧张型头痛和其他继发性慢性每日头痛（CDH），通常可确诊。新发每日持续性头痛的 ICHD-3 诊断标准如下[10]。

1. 新发每日持续性头痛（4.10）诊断标准

　　A. 持续性头痛符合标准 B 和 C；

　　B. 有明确的并能准确记忆的发作起始时间，在 24 h 内变为持续、不缓解的疼痛；

　　C. 持续时间＞ 3 个月；

　　D. 不能用 ICHD-3 中的其他诊断更好地解释。

2. 很可能的新发每日持续性头痛（4.10.1）诊断标准

　　A. 持续性头痛符合标准 B 和 C；

　　B. 有明确的并能准确记忆的发作起始时间，在 24 h 内变为持续、不缓解的疼痛；

　　C. 持续时间≤ 3 个月；

　　D. 不符合 ICHD-3 中的其他类型头痛的诊断标准；

　　E. 不能用 ICHD-3 中的其他诊断更好地解释。

（六）鉴别诊断

原发性 NDPH 的诊断须在适当的情况下排除其他一系列慢性每日头痛。需要记住，NDPH 要求在发病 3 天内每天持续发生，这有助于区分 NDPH 与慢性偏头痛（CM）和慢性紧张型头痛（CTTH），后两者始于发作性类型，逐渐升级成慢性。症状可能与持续性偏侧头痛（HC）重叠，因为 11% 的 NDPH 病例可能是单侧的，随着病情的加重，可能会出现自主神经症状。然而，吲哚美辛对持续性偏侧头痛有完全和持续的止痛作用，但对 NDPH 无效[5]。

多项研究提示，在 NDPH 的诊断中，神经影像检查会提供有益的信息。Wang 等回顾了 402 例成年患者的医疗记录和磁共振成像，这些患者主要主诉慢性头痛（持续 3 个月或更长时间），没有其他神经系统症状或发现。其中 15 名患者（3.7%）发现了重大异常（肿块引起的占位效应，被认为是头痛的可能原因），包括胶质瘤、脑膜瘤、转移瘤、硬膜下血肿。在 0.6% 的偏头痛患者、1.4% 的紧张型头痛患者、14.1% 的非典型头痛患者和 3.8% 的其他类型头痛患者中发现了这些情况。因此，诊断 NDPH 还需要考虑继发性头痛或类似 NDPH 的症状，包括药物滥用、脑膜炎后头痛、慢性脑膜炎、蝶窦炎、脑肿瘤、慢性硬膜下血肿、创伤后头痛、高血压、自发性低颅压、假瘤（特发性和继发性高颅压）、颈部动脉夹层、脑静脉血栓形成、动静脉畸形、硬脑膜动静脉瘘、未破裂的颅内囊状动脉瘤等[5]。

（七）治疗

NDPH 被认为是最难治的原发性头痛类型之一。到目前为止，只有几个针对 NDPH 治疗的研究综述，在缺乏双盲对照研究的情况下，对其治疗没有明确的具体策略。在临床实践中，大多数头痛专家根据突出的头痛表型来治疗 NDPH。然而，即使积极治疗，通常也是无效或只是部分有效[2]。

1. 甲泼尼龙

在一项研究中，Prakash 和 Shah 观察了 9 名感染后 NDPH 患者对 5 天大剂量甲泼尼龙的冲击治疗反应，其中 6 例在静脉注射甲泼尼龙后继续口服类固醇 2 ～ 3 周。所有患者均报告有改善，7 名患者在 2 周内几乎完全康复，而另外 2 名患者在开始治疗后 1 ～ 2 个月内头痛完全缓解[11]。这项研究的不足之处在于，9 名患者中有 5 名在头痛开始几周后就接受了治疗，而 ICHD-3 的诊断标准要求至少 3 个月的头痛才能诊断为 NDPH。因此，在一些符合 ICHD-3 诊断标准的经典病例中，大剂量静脉注射皮质类固醇的治疗可能并不那么有效。

2. 四环素衍生物

多西环素是公认的抑制肿瘤坏死因子 - α 的药物。在 Rozen 报道的一项小型开放性试验中，4 名脑脊液（CSF）中肿瘤坏死因子 - α 水平升高的难治性 NDPH 患者接受了为期 3 个月的每日 2 次 100 mg 多西环素治疗。报告说 3 名患者的头痛是由感染引起的，所有患者在开始使用多西环素后 3 个月内均有改善。2 例 NDPH 患者 CSF 的 TNF- α 水平最高，疼痛也完全缓解，1 例疼痛强度下降 80%，1 例严重头痛发作次数减少 50% 以上，头痛严重程度也略有减轻[12]。

3. 孟鲁司特（顺尔宁）

Rozen 报道了孟鲁司特（10 mg，每天 2 次）与多西环素或米诺环素一起治疗 NDPH 有一些效果。然而，文献中没有证据支持单独使用孟鲁司特治疗 NDPH 有效[13]。

4. 托吡酯和加巴喷丁

Rozen 描述了 5 例 NDPH 患者，对加巴喷丁或托吡酯有良好的反应，但同样没有很好的科学证据支持使用这些药物治疗 NDPH 有确定疗效[13]。

5. 美西律

Marmura 等对难治性慢性每日头痛患者进行回顾性研究，其中 3 例 NDPH 患者应用美西律治疗，报告 3 例疼痛强度降低，仅 1 例头痛频率降低，并在治疗期间出现了严重不良反应。

6. 神经阻滞

Robbins 等应用 0.5% 布比卡因对 23 例 NDPH 患者进行疼痛区神经阻滞。60% 患者出现快速反应，疼痛强度降低至少 1 天。在一篇回顾性综述中，Hascalovici 等报道了 3 例 NDPH 患者周围神经阻滞治疗的有效率为 67%。他们认为神经阻滞是治疗老年 NDPH 患者的一种安全有效的策略。Puledda 等报道了 22 例 NDPH 的儿童和青少年患者，其中 13 例（59%）接受了 1% 利多卡因和甲泼尼龙的枕大神经阻滞治疗，发现有一定疗效。

7. A 型肉毒毒素（BoNT-A）

Spears 用 3 轮 BoNT-A 注射治疗了一名 67 岁的 NDPH 患者，并报告每次治疗后有 8 ～ 12 周的绝对无痛期。Trucco 和 Ruiz 报告了一例难治性 NDPH 的 19 岁女性患者，在第 1 次注射 BoNT-A 后部分缓解，第 3 次注射治疗后几乎完全缓解。Tsakadze 和 Wilson 报告，在每隔 3 个月接受 BoNT-A 注射治疗的难治性 NDPH 患者中，1 例疼痛缓解 75%，1 例疼痛缓解 100%[14]。

8. 静脉注射利多卡因

Marmura 等回顾性研究 68 例顽固性慢性每日头痛（CDH）患者，其中 12 例 NDPH 患者静脉注射利多卡因。25.4% 的受试者表现为完全应答，57.1% 的受试者表现为部分应答。结果提示 NDPH 患者可以从静脉注射利多卡因治疗中受益。Akbar 报告了一名 16 岁 NDPH 男性患者，对数种积极的住院治疗无效后，接受了静脉注射利多卡因治疗，头痛在 2 周内完全缓解，严重程度和频率在近 3 个月内下降[15]。

9. 静脉注射二氢麦角胺（DHE）

Nagy 等探讨静脉注射 DHE 治疗难治性原发性头痛的疗效。在他们的研究中，11 例 NDPH 病例中有 2 例报告仅有轻微获益。他们据此提出，与静脉注射 DHE 治疗慢性偏头痛的效果相比，静脉注射 DHE 治疗 NDPH，特别是那些具有非偏头痛特征的 NDPH，疗效不那么令人乐观。

10. 静脉注射氯胺酮

在 Pomeroy 等的回顾性研究中，用低于麻醉剂量的氯胺酮输注治疗了 14 例 NDPH 患者，这些患者以前曾在门诊或住院期间进行积极治疗失败。8 例（57.1%）NDPH 患者接受氯胺酮治疗后迅速出现反应，其中 4 例患者持续有效。由于耐受性良好，在难治性 NDPH 病例中试用氯胺酮可能被认为是合理的[16]。

11. 骨科手法治疗

Alexander 报告了 1 例患 NDPH 的 15 岁女孩，在骨科手法治疗后疼痛得到缓解。他提出骨科手法治疗可能对药物疗效差的 NDPH 病例有帮助。

12. 尼莫地平

Rozen 等报告 1 例 46 岁女性患者，以霹雳性头痛开始，随后 13 个月内每天头痛并伴有失算。服用尼莫地平 30 mg，每日 2 次，所有症状迅速完全缓解。他提出这个病例是由于脑脊液 TNF-α 水平迅速升高引起的持续性脑动脉血管痉挛的一种新月体增生症亚型，这是尼莫地平治疗 NDPH 有效的唯一报告。

13. 多种药物联合应用

Prakash 等用甲泼尼龙、丙戊酸钠、抗抑郁药（阿米替林或多塞平）、萘普生联合治疗 NDPH 37 例，疗程至少 3 ~ 6 个月，平均随访 9 个月后，37% 的 NDPH 患者临床反应为"优"（每月无或少于 1 次头痛），30% 的 NDPH 患者临床反应为"良好"（头痛频率或每月天数减少 50%）[17]。

综上所述，对于普通预防药物无效的患者，输注氯胺酮、A 型肉毒毒素、静脉注射利多卡因、静脉注射甲泼尼龙和神经阻滞是可能的治疗选择。部分研究提示，如果在 NDPH 病程早期（在 NDPH 发病后 3 ~ 12 个月内）给予适当的治疗，会有更好的反应。

（唐鹤飞）

三、专家点评

1. 关于 NDPH 的诊断

（1）新发每日持续性头痛（4.10）是一种特殊类型头痛，发作起始即为每日持续性头痛，典型者既往无头痛病史。此型患者能回忆并清楚地描述头痛发作的具体时间，否则就需要考虑其他诊断。既往有头痛病史（偏头痛或紧张型头痛）的患者不能排除此诊断，但新发每日持续性头痛发作前不应有头痛频率增加。同样，既往有头痛病史的患者如考虑此型头痛，应排除止痛药物过量使用所致。

（2）新发每日持续性头痛（4.10）可以具有偏头痛或紧张型头痛的特点。即使患者头痛也符合慢性偏头痛（1.3）和（或）慢性紧张型头痛（2.3）的诊断标准，但只要符合新发每日持续性头痛的诊断标准，就应该诊断为后者。但是相反，当同时符合新发每日持续性头痛和持续性偏侧头痛（3.4）诊断标准时，则应诊断为持续性偏侧头痛。

（3）止痛药物的使用可能会超出引起药物过量性头痛（8.2）的时限。在这些病例中，除非患者头痛发作的起始时间点明确早于药物过量使用的时间，否则不能诊断为新发每日持续性头痛。如果每日头痛发作的起始时间点明确早于药物过量使用的时间，则应同时诊断为新发每日持续性头痛（NDPH）和药物过量性头痛（MOH）。

（4）在所有 NDPH 病例中，其他继发性头痛，如缘于头部创伤的急性头痛（5.1）、缘于脑脊液压力增高的头痛（7.1）和缘于脑脊液压力减低的头痛（7.2），均应通过适当的检查予以排除。遗憾的是，本例患者未进行腰椎穿刺、颅内压测定、脑脊液感染免疫学筛查、病毒 TORCH、头 MRI 增强扫描等，用以排除更多的继发性疾病，因此对该患者应继续密切随访。

2. 关于 NDPH 的预后

NDPH 预后最初被认为是良性的。然而，在随后的研究和临床实践中，NDPH 更有可能持续多年，对治疗无效。新发每日持续性头痛有 2 个亚型：自限型和难治型，前者在数月内无治疗而自愈，后者对各种治疗无效，此 2 个亚型在 ICHD-3 中没有单独编码。

目前，我们对 NDPH 仍知之甚少，但个体疾病负担很大。建议进行多中心随机对照试验，以更好地了解 NDPH 并建立循证治疗。

（审核及点评专家：于学英）

参考文献

[1] 陈灿，赵红如. 新发每日持续头痛（综述）. 中国疼痛医学杂志，2016，22（12）：932-935.

[2] Yamani N，Olesen J. New daily persistent headache：a systematic review on an enigmatic disorder. The Journal of Headache and Pain，2019，20：80.

[3] Robbins MS，Grosberg BM，Napchan U，et al. Clinical and prognostic subforms of new daily-persistentheadache. Neurology，2010，74：1358-1364.

[4] Baron EP，Rothner AD. New daily persistent headache in children and adolescents. Curr Neurol Neurosci Rep，2010，10：127-132.

[5] Randolph W. Evans. New daily persistent headachehead. Headache，2012，52（S1）：S40-44.

[6] Diaz-Mitoma F，Vanast WJ，Tyrrell DL. Increased frequency of Epstein-Barr virus excretion in patients with new daily persistent headaches. Lancet，1987，1（8530）：411-414.

[7] Rozen T，Swidan SZ. Elevation of CSF tumor necrosis factor alphalevels in new daily persistent headache and treatment refractory chronicmigraine. Headache，2007，47（7）：1050-1055.

[8] Rozen TD. Triggering events and new daily persistent headache：age and gender differences and insights on pathogenesis-a clinic-based study. Headache，2016，56（1）：164-173.

[9] Takase Y，Nakano M，Tatsumi C，et al. Clinical features，effectiveness of drug-based treatment，and prognosis of new daily persistent headache（NDPH）：30 cases in Japan. Cephalalgia，2004，24：955-959.

[10] Headache Classification Committee of International Headache Society（IHS）. The International Classification of Headache Disorders，3rd edition. Cephalalgia，2018，38（1）：1-211.

[11] Prakash S，Shah ND. Post-infectious new daily persistent headache may respond to intravenous methylprednisolone. J Headache Pain，2010，11（1）：59-66.

[12] Rozen TD. Doxycycline for treatment resistant new daily persistentheadache. Headache，2008，48（S1）：S49.

[13] Rozen TD. New daily persistent headache：an update. Curr Pain Headache Rep，2014，18（7）：431.

[14] Joshi SG，Mathew PG，Markley HG. New daily persistent headacheand potential new therapeutic agents. Curr Neurol Neurosci Rep，2014，14（2）：425.

［15］Akbar A. Response of refractory new daily persistent headache to intravenous lidocaine treatment in a pediatric patient. J Pain Relief，2017，6：4.

［16］Pomeroy JL，Marmura MJ，Nahas SJ，et al. Ketamine infusions for treatment refractory headache. Headache，2017，57（2）：276-282.

［17］Prakash S，Saini S，Rana KR，et al. Refining clinical features and therapeutic options of new daily persistent headache：a retrospective studyof 63 patients in India. J Headache Pain，2012，13（6）：477-485.

病例 40 药物过度使用性头痛

一、病例介绍

【主诉】患者女性，55岁，主因"发作性头痛30余年，频繁加重2年"以"药物过度使用性头痛"于2019年11月6日收入头痛科病区

【现病史】患者30年前无明显诱因出现发作性头痛，疼痛部位不固定，可有枕部、顶部、全头部疼痛，疼痛性质为搏动性跳痛，程度较重（VAS评分5～8分），头痛最长持续时间1～3天。头痛发作前无先兆，无前驱症状，发作时伴恶心和呕吐，烦噪声（畏声），伴颈部酸痛感。自行服用"头疼粉"后头痛可较快缓解，未用药头痛可持续数天。自诉头痛发作可于月经前后出现，有时与月经期无关。近30年患者大量服用"头疼粉""999感冒冲剂"等药物对症止疼，每日服药4～5次，每月服药超过15天，但头痛发作频率仍较前增加，性质为胀痛，部位及程度同前。5年前曾于当地医院住院治疗，具体治疗方案不详，疗效不佳。2年前开始每日均会出现头痛，性质、部位及程度同前。

自患病以来，饮食可，平素不喝咖啡，睡眠尚好，二便如常，体重无明显变化。

【既往史、家族史、个人史】平素健康状况良好。否认高血压、冠心病、糖尿病、脑血管病、精神病史，否认手术、外伤、输血史，否认毒物接触史。51岁绝经；妊娠10次，生育2次，育有1男2女；人工流产8次。否认家族性遗传病史。

【入院查体】血压114/78 mmHg，心率87次/分；双肺呼吸音清，未闻及干湿啰音，心律整齐，未闻及明显杂音。腹软，无压痛及反跳痛，肝脾肋下未触及。神经系统查体：神清、语利，时间、地点、人物定向力准确，记忆力、计算力正常。双眼视力：右1.2，左1.2；眼底：双视盘边清色正，视网膜平；视野：双眼大致正常；双侧瞳孔等大等圆，直径2.5 mm，双侧瞳孔直接及间接对光反射灵敏，眼球各向运动充分，未见眼震。双侧面部针刺觉对称，双侧角膜反射正常引出，双侧咀嚼对称有力。双侧额纹、面纹对称，闭目及示齿有力。双耳粗测听力正常，Weber试验居中，Rinne试验双侧气导＞骨导；双侧软腭上抬有力，双侧咽反射存在；双侧转颈、耸肩有力，伸舌居中，未见舌肌纤颤及萎缩。四肢肌容积正常，四肢肌力5级，四肢肌张力对称适中；双侧指鼻、跟膝胫试验稳准，闭目难立征阴性；双侧针刺觉及音叉振动觉对称存在；四肢腱反射对称引出。双侧掌颏反射、Hoffmann征阴性，双侧巴宾斯基征阴性；颈软，脑膜刺激征阴性。

【辅助检查】

1. 实验室检查

（1）血常规：白细胞绝对值 $7.27×10^9$/L，淋巴细胞群相对值16%（↓），血红蛋白129 g/L，血小板绝对值 $213×10^9$/L，中性粒细胞相对值77.5%（↑）。

（2）生化全项：甘油三酯 0.4 7 mmol/L（↓），葡萄糖5.14 mmol/L，同型半胱氨酸（HCY）10.11 μmol/L；肝功能、肾功能、肌酶均未见异常。

（3）甲状腺功能 8 项：抗甲状腺球蛋白抗体 91.34 IU/ml（↑），甲状腺球蛋白 1.09 ng/ml（↓）；三碘甲状腺原氨酸、甲状腺素、游离甲状腺素、游离三碘甲状腺原氨酸均在正常范围。

（4）肿瘤标志物：糖类抗原 72-4（CA72-4）10.42 U/ml（↑），神经元特异性烯醇化酶 16.66 ng/ml（↑），糖类抗原 19-9（CA19-9）28.33 U/ml（↑）。

（5）凝血功能 5 项：正常范围。

（6）快速 C 反应蛋白（CRP）：正常。

（7）红细胞沉降率（ESR）：26 mm/60 min，正常。

（8）类风湿因子（RF）9.5 IU/ml，抗链球菌溶血素 O（ASO）30.3 IU/ml，均正常。

（9）血液系统：叶酸、维生素 B_{12} 水平、铁蛋白均在正常范围。

（10）25- 羟基维生素 D 水平：24.33 ng/ml，正常。

2. 影像学检查

（1）头颅 MRI ＋ MRA：MRI 示左侧额叶散在斑点状缺血性白质病变（改良 Fazekas 分级 1 级），MRA 提示左侧颈内动脉交通段及眼段小突起（图 40-1 和图 40-2）。

（2）颈椎 MRI：颈 6、7 椎体骨质增生，颈 2～颈 5 椎间盘退行性改变，颈 5～6、颈 6～7 椎间盘向后稍突出，符合颈椎病影像学表现（图 40-3）。

（3）经颅多普勒超声（TCD）：血流未见异常。TCD 增强试验：阴性，未见栓子信号。

（4）颈部血管超声：双侧颈动脉分叉处内-中膜增厚。

（5）颈内静脉超声：颈内静脉血流充盈良好，未见明显异常；Valsalva 试验未见反流现象。

（6）心脏超声：左心室舒张功能减低。

（7）腹部超声：胆囊多发息肉样病变，最大者 0.6 cm。

（8）肺 CT：双下肺坠积性改变，双侧胸膜局部增厚。

3. 精神心理及认知测评

（1）简易精神状态检查量表（MMSE）：27 分，正常。

（2）蒙特利尔认知评估量表（MOCA）：21 分，存在认知功能障碍。

（3）汉密尔顿抑郁量表（HAMD）：11 分，可能有轻度抑郁。

（4）汉密尔顿焦虑量表（HAMA）：13 分，可能有轻微焦虑。

（5）匹兹堡睡眠质量指数（PSQI）评分：15 分，中度失眠。

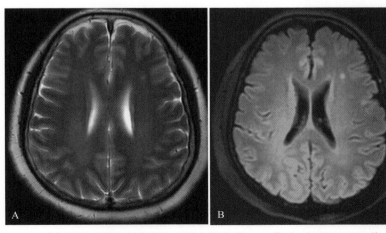

图 40-1　头颅 MRI，示左侧额叶散在斑点状缺血性白质病变。T2 像（**A**）和 FLAIR 像（**B**）均存在高信号

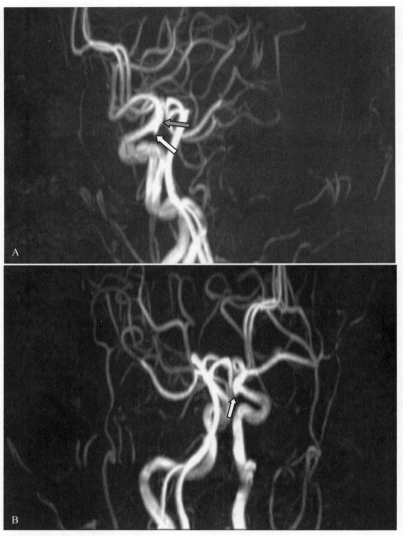

图 40-2 头颅 MRA，示左侧颈内动脉交通段及眼段小突起（灰色剪头为交通段突起，白色箭头为眼段突起）。**A** 与 **B** 为 MRA 不同方位图像

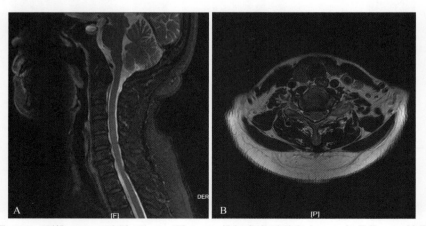

图 40-3 颈椎 MRI，示颈 5 ～ 6、颈 6 ～ 7 椎间盘向后稍突出。**A**. 矢状位；**B**. 轴位

【入院时诊断】

1. 主要诊断

（1）药物过度使用性头痛（ICHD-3 编码，8.2）

　　　　复方止痛药物过度使用性头痛（ICHD-3 编码，8.2.5）

（2）无先兆偏头痛（ICHD-3 编码，1.1）

2. 定位诊断：颅内和颅外痛敏结构

依据患者临床上表现为频繁发作性头痛，无其他神经系统局灶性症状和体征，故考虑定位于硬脑膜、静脉窦、颅骨骨膜、头皮、颅内外动脉、头颈部肌肉等颅内、颅外痛敏结构。

3. 定性诊断：药物过度使用性头痛（ICHD-3 编码，8.2），无先兆偏头痛（ICHD-3 编码，1.1）

（1）药物过度使用性头痛：依据患者为中年女性，头痛早期开始表现为发作性头痛，慢性病程，病程长达 30 年，呈频繁加重趋势，结合神经影像学，未发现导致器质性头痛的明确病因，故考虑患者在原发性头痛的基础上，每月规律服用对症镇痛药物大于 15 天，连续服用超过 3 个月，符合 ICHD-3 药物过度使用性头痛（MOH）的诊断标准，故诊断 MOH。又因为患者长期频繁服用复方止痛药物"头疼粉"和"999 感冒冲剂"；"头疼粉"为复方制剂，每包含有阿司匹林 230 mg、对乙酰氨基酚 126 mg、咖啡因 30 mg；"999 感冒冲剂"也属复方制剂，配方中含有金盏银盘、薄荷油、野菊花等中药成分，也含有马来酸氯苯那敏、咖啡因、对乙酰氨基酚西药成分；根据 ICHD-3 头痛分类诊断标准，符合复方止痛药物过度使用性头痛（ICHD-3 编码，8.2.5）的诊断标准，因此，最终诊断为复方止痛药物过度使用性头痛。

（2）无先兆偏头痛：根据患者 30 年前（当时为青年女性）无明显诱因出现头痛，疼痛部位不固定，可位于单侧枕部、头顶部或全头部疼痛，疼痛性质为搏动性跳痛，程度较重（VAS 评分 5 ~ 8 分）。头痛发作前无先兆，无前驱症状，发作时伴随恶心、呕吐，有畏声（烦噪声）现象；头痛发作超过 5 次以上，神经影像学未发现导致继发性头痛的责任病灶，符合 ICHD-3 无先兆偏头痛（migraine without aura，MO）的诊断标准，因此诊断 MO 成立。

【住院后诊疗经过】

入院后完善常规检查及头痛相关检查，如头颅和颈椎 MRI 平扫、TCD 增强试验、颈内静脉超声、眼底检查，除外其他继发性头痛，考虑在原发性头痛（无先兆偏头痛）的基础上，由于过度使用复方止痛药物而导致的复方止痛药物过度使用性头痛，诊断明确。进一步根据匹兹堡睡眠质量指数（PSQI）评分、汉密尔顿焦虑量表（HAMA）、汉密尔顿抑郁量表（HAMD）评分，考虑合并中度睡眠障碍、轻度焦虑状态和抑郁状态；MOCA 评分 21 分，考虑存在认知功能障碍。入院后给予引导教育，停用过度使用的复方止痛剂，给予口服醋酸泼尼松 60 mg 1 次 / 日（逐渐减量）、托吡酯片 50 mg 1 次 / 日、丙戊酸钠缓释片 500 mg 2 次 /日、普瑞巴林胶囊 75 mg 1 次 / 晚、奥氮平片 5 mg 1 次 / 晚、米氮平片 30 mg 1 次 / 晚；控制头痛症状、药物戒断症状，调节焦虑和抑郁情绪、改善睡眠。综合治疗 2 周，头痛较前明显好转，情绪稳定，但仍有轻度头痛，建议其出院，长期随访。出院后继续口服醋酸泼尼松 20 mg 1 次 / 日，每周减 10 mg，直至停用。应用激素期间规律服用氯化钾缓释片 0.5 g 2 次 /日、奥美拉唑肠溶片 20 mg 1 次 / 日、骨化三醇软胶囊 0.25 μg 1 次 / 日、碳酸钙 D_3 颗粒 3 g 1 次 / 日，预防激素的不良反应发生。

【出院时情况】

神经系统查体：神清，语利，高级皮质功能正常，脑神经查体未见异常。四肢肌力、肌张力、肌容积、深浅感觉、共济运动正常，病理反射阴性，脑膜刺激征阴性。

二、讨论

早在 20 世纪 50 年代，Peters 和 Horton 描述了一种经常使用麦角胺的偏头痛患者发展成为慢性顽固性头痛的现象。更重要的是，在停止定期服用止痛药后，慢性头痛消失了。国际头痛疾病分类（第 1 版）（ICHD-1）引入了一个术语：药物性头痛，并将其定义为偏头痛或紧张型头痛患者在过度使用头痛药物（每月 15 天或以上服用止痛剂或麦角胺，至少 3 个月），并在停药后 1 个月内消失后的慢性头痛（至少发生 15 天 / 月）。20 世纪 90 年代，曲普坦（Triptans）的引入开启了偏头痛治疗的新纪元。越来越多的患者使用曲普坦类药物，同时也过度使用了这些药物。研究进一步表明，即使每月摄入曲普坦 10 天，也可能导致慢性头痛。因此，ICHD-2 引入了药物过度使用性头痛（MOH）一词，并将曲普坦的临界摄入量降低到每月 10 天[1]。

（一）定义

2013 年国际头痛协会头痛分类委员会将头痛分为原发性和继发性两大类[2]。原发性头痛指特发性，无其他已知病因；继发性头痛被认为头痛继发于其他疾病或外部因素（如感染、创伤、手术、毒物或药物的影响）。该委员会将 MOH 定义为：患者存在原发性头痛的基础上，每月规律服用 1 种或多种可以对症镇痛的药物 ≥ 10 天或 15 天（取决于所使用的药物种类），连续服用超过 3 个月。对于单纯镇痛药物，每月服用天数 ≥ 15 天；对于曲普坦、麦角胺、阿片类、复方镇痛药物，每月服用 ≥ 10 天，即可诊断 MOH。

过度使用是指药物使用的天数，而不是每次服用药物的剂量。在 ICHD 中 MOH 的诊断标准不需要药物戒断试验和随后头痛症状的改善来确定药物过度使用是引起头痛的原因。MOH 的危险因素包括：女性、与精神疾病共病（焦虑、抑郁）、先前存在的疼痛和药物过度使用、生活方式相关危险因素。大多数女性患者有偏头痛或紧张型头痛，或者两者都有，过度使用药物的大多数是女性，年龄在 40 ～ 45 岁。现有少数国外学者质疑 MOH 的概念，他们认为现存的证据不足以证明药物过度使用与频繁头痛的关系，相反他们认为过度使用镇痛药物是头痛控制不佳的表现，而不是头痛进行性恶化的原因，但大多数学者同意 MOH 的概念[3]。

（二）分类

除了 2013 年 ICHD 将 MOH 按过度使用的药物分为各类亚型以外，基于 MOH 使用镇痛药物的种类、病程，以及是否伴随情绪障碍，有些学者认为可分为复杂型和简单型 MOH。复杂型 MOH 有以下几个特征标准：MOH 病史超过 1 年、使用阿片类镇痛药、超过 1 种类型镇痛药、共存精神疾病、药物戒断失败。相反，简单型 MOH 患者病史短于 1 年，过度使用非阿片、非巴比妥类及不含咖啡因类镇痛药物，无共存精神疾病，无药物性头痛复发病史[3]。目前国内外对复杂型 MOH 的研究较少。

（三）流行病学

全球 MOH 的流行病学研究表明，1% ～ 2% 的普通人群患有与过度使用头痛药物相关的慢性每日头痛（CDH）。横断面研究发现，慢性头痛患者伴随着过量使用抗头痛药物，很可能患有 MOH。明确的 MOH 只能在纵向的临床或研究环境中诊断。无论在发达国家还是在发展中国家，慢性头痛，特别是 MOH，都是一个重要的医疗和社会问题，发展中国家的慢性头痛患病率甚至更高，例如巴西为 6%，俄罗斯为 10%。抗头痛或抗偏头痛药物的使用和过度使用在世界不同地区有所不同，主要取决于当地的医疗、社会和经济因素。尽管如此，镇痛剂仍然是世界上使用频率最高、过度使用最多的药物。曲普坦类药物的使用和过度使用在富裕国家更为频繁，在发展中国家相当罕见。全球范围内麦角胺的过度使用已显著减少，特别是在美国和欧洲[1]。

药物过度使用性头痛的患病率通常为 1% ～ 2%，女 / 男比例为 3：1。MOH 最常见于中年人，少见于儿童、青少年和老年人。MOH 更多见于社会经济地位较低和体重指数较高的人群。它还与精神共病有关，包括抑郁和焦虑，以及睡眠障碍和吸烟等[4]。

在临床实践中发现，发作性偏头痛患者可能进展为慢性偏头痛。美国偏头痛流行病学和预防研究（AMPP）发现，发作性偏头痛的个体以每年约 2.5% 的速度发生新的慢性偏头痛，进展速度与许多危险因素有关。AMPP 研究观察了发作性偏头痛患者第 1 年影响第 2 年慢性偏头痛发病的特征。头痛频率较高和残疾程度较高的个体患慢性偏头痛的风险较高，肥胖、打鼾、超常疼痛、抑郁、焦虑和对急性治疗反应不佳也是危险因素[4]。

在发作性偏头痛患者中，使用某些类别的急性治疗药物会增加慢性偏头痛发作的风险，特别是阿片类药物与慢性偏头痛的发作风险增加 44% 相关。含有巴比妥酸盐的镇痛剂可使慢性偏头痛发作的总体风险增加 70% 以上。与阿片类药物相比，女性使用巴比妥酸盐导致慢性偏头痛发作的风险比男性更高。有数据表明，过度使用布他比妥、阿司匹林、咖啡因治疗与头痛进展有关，特别是女性患者[4]。

（四）危险因素与病理生理学机制

MOH 是过度使用抗头痛药物与易感者之间相互作用的结果。偏头痛和紧张型头痛患者比使用药物治疗其他头痛亚型的患者更有可能发生 MOH，这一事实支持了遗传易感性的假设。例如，关节炎和大量服用止痛药的患者并未显示头痛的发生率增加；丛集性头痛患者通常不发生 MOH，除非偏头痛家族史呈阳性，尽管他们每天都服用曲普坦。

用药过量是 MOH 发生的最重要危险因素和驱动力，此种说法不言而喻，但很难证实，因为每天头痛本身就迫使患者频繁使用止痛药。认为过度用药是头痛慢性化的主要病理生理因素的突出论点是，在大多数情况下，停止过度用药会导致头痛的改善。此外，几项基于人群的纵向研究表明，过度使用任何一种抗头痛药物都有发展为慢性头痛的风险。一个非常重要的问题是，某些药物是否比其他药物承担更高的风险尚不清楚。最近一项基于人群的研究清楚表明，咖啡因被认为是慢性头痛的中度风险因素，这表明含有咖啡因的复方镇痛剂可能会承担更高的 MOH 风险。最近在挪威进行的一项基于人群的大型前瞻性研究表明，经常使用镇静剂也与 MOH 的较高风险相关[1]。

头痛与心理疾病并存，如抑郁和焦虑，已被证明会增加 MOH 的风险。较低的社会经济地位已被确定为 MOH 的另一个危险因素。这种关联在美国和欧洲都有表现，在东欧国家更加突出。在荷兰和德国的移民中，发现慢性头痛和 MOH 的患病率较高，很可能与医疗保健不良有关。

另一个非常重要的问题是慢性头痛和其他身体疼痛之间的相关性。慢性头痛经常与慢性背痛、纤维肌痛、面部疼痛和颞下颌关节紊乱病相关。此外，慢性头痛和肌肉骨骼疼痛之间存在双向关系。这些发现表明，头痛和疼痛的病理生理学很可能涉及整个中枢疼痛机制。

MOH 的病理生理机制尚不清楚。越来越多的证据表明，中枢敏感化可能在慢性头痛的病理生理学中起重要作用。在分子水平上，MOH 可能不是单一因素的疾病，因为每类药物可能通过不同的机制引起 MOH。在人类和动物中已经证实接触止痛药后 5- 羟色胺能系统的长期变化，而定期摄入阿片类药物似乎会导致阿片类药物诱导的痛敏和中枢性疼痛[1]。

MOH 的影像学研究仍然很少，更多的研究是关于慢性头痛和疼痛的结构变化。在所有疼痛情况下，尤其是慢性头痛中，一个典型的发现是疼痛基质中灰质密度的减少，特别是在扣带回皮质的前部。另一项研究显示，停药前后属于一般疼痛网络的脑区出现可逆性低代谢改变，眼眶前额皮质持续低代谢，过度使用联合止痛药的患者会更明显。然而，这些发现的病理生理作用尚不清楚[1]。

（五）临床表现

药物过度使用性头痛（MOH）通常发生于已经有过频繁和过量的急性镇痛药物治疗偏头痛或紧张型头痛的经历。在临床实践中，MOH 通常表现为在觉醒时存在进展性头痛。MOH 头痛的严重程度、位置和类型在不同个体之间可能有很大差异，但头痛通常每天或几乎每天发生。MOH 可伴随恶心、虚弱感、注意力不集中、记忆力下降和烦躁不安。

MOH 患者多为女性，平均年龄 40 ～ 45 岁。多数患有偏头痛或紧张型头痛，或两者兼而有之。平均而言，通常患有原发性头痛长达 20 年，过度用药约 5 年。简单止痛药或含咖啡因的复合制剂是最常被滥用的药物，其次是曲普坦。近 10 年来，全球范围内麦角胺的使用和过度使用显著减少[1]。在欧洲，很少有患者过度使用止痛药和巴比妥酸盐，这在美国则频繁得多。

MOH 的临床特征似乎与过度使用药物的药理学有关。例如，与过度使用麦角胺或止痛药而患有 MOH 的患者不同，过度使用曲普坦的偏头痛患者（但不是紧张型头痛患者）并没有描述典型的紧张型头痛，而是一种偏头痛样的日常头痛（一种伴有自主神经功能障碍的单侧搏动性头痛）或偏头痛频率显著增加。频繁服药与每日头痛之间的时间关系，曲普坦最短（1.7 年），麦角胺其次（2.7 年），普通止痛药最长（4.8 年）。因此，曲普坦引起 MOH，比其他止痛药更快，且只需更低的剂量就能引起 MOH[1]。

（六）诊断标准

在 ICHD-3 分类中，MOH 有明确的诊断标准。根据临床表现和辅助检查，排除慢性偏头痛、慢性紧张型头痛和其他继发性慢性每日头痛（CDH），通常可以确诊。药物过度使用性头痛（MOH）以前曾称药物引起的头痛、药物滥用性头痛、反跳性头痛。当原发性头痛患者因服用过量的药物产生新的头痛或使原来的头痛加重，而符合药物过度使用性头痛（或其亚分类）的诊断标准时，需同时被诊断为药物过度使用性头痛和其之前就存在的原发性头痛。如果患者同时符合慢性偏头痛（1.3）和药物过度使用性头痛（8.2）的诊断标准，则应同时被诊断为这 2 个头痛类型。

MOH 及其亚型的 ICHD-3 诊断标准如下[5]：既往有原发性头痛因规律服用（每月大于 10 天或 15 天，根据药物种类不同而变化）过量的急性或症状性头痛治疗药物导致每月头痛发作 15 天以上，并且持续至少 3 个月。一般情况下，停止过量服用药物后头痛可缓解，但也不是所有患者都有缓解。

1. 药物过度使用性头痛（8.2）的诊断标准

A. 原发性头痛患者每月头痛发作的天数≥ 15 天；

B. 规律服用过量的头痛急性治疗或症状性治疗药物 3 个月以上；

C. 不能用 ICHD-3 中的其他诊断更好地解释。

2. 复方止痛药物过度使用性头痛（8.2.5）的诊断标准

A. 头痛符合药物过度使用性头痛（8.2）的诊断标准；

B. 每月规律服用 1 种或多种复方止痛药≥ 10 天，持续 3 个月以上。

注释：①复方止痛药是指由 2 种或 2 种以上止痛药或其辅助药组成的止痛药。在诊断时要注明具体使用的复方止痛药。②许多复方止痛药被头痛患者广泛使用，而且与药物过度使用性头痛密切相关。因此，复方止痛药物过度使用性头痛被作为 1 个独立的诊断。最常见的复方止痛药是普通止痛药加上阿片类药物、布他比妥和（或）咖啡因。

（七）鉴别诊断

慢性偏头痛（CM）：慢性偏头痛呈发作性，多为偏侧、中重度、搏动样头痛，一般持续 4 ～ 72 h，可伴有恶心、呕吐、畏光、畏声，或活动可加重头痛，安静环境中休息可缓解头痛。患者头痛持续时间长，满足每月头痛≥ 15 天、持续 3 个月以上的标准，需要与 CM 鉴别。ICHD-3 中诊断 CM 需同时满足偏头痛样头痛发作每月大于 8 天，本例患者头痛的发作特点不具备后者，因此可以排除慢性偏头痛的诊断。

（八）治疗

MOH 的治疗应采用多模式方法，针对不同患者的性格特征、危险因素，采取不同的教育方式，必要时包括心理支持；停止使用头痛急性发作期过度使用的药物，以及给予预防性治疗等（图 40-4）。患者教育是 MOH 治疗的重要环节。

1. 健康教育（一级预防）

国外大量文献报道，采取简单健康教育，告知患者频繁使用急性镇痛药物、慢性头痛及 MOH 之间的关系，目的是发挥患者的主动性，更积极地加入治疗，减少急性镇痛药物的摄入。对于部分 MOH 患者，简单健康教育告知 MOH 的本质，可以更充分地终止某些过度使用的药物。在一般人群中，以简单健康教育作为干预手段，能够很好地改善慢性头痛和药物过度使用性头痛。

近来 Kristoffersen 等证实基于简单健康教育对 46 位 MOH 患者进行简短干预后戒药 3 个月，头痛时间减少 30.5%，镇痛药物使用减少 50.4%。Rossi 等在一项对过去 3 个月未使用预防性药物的简单型和复杂型 MOH 患者，以简单健康教育结合药物戒断作为治疗策略的短期随访中，发现 2 个月后 92.1% 简单型 MOH 和 65.3% 复杂型 MOH 能够戒药，80.3% 的简单型 MOH 和 57.1% 的复杂型 MOH 头痛频率减少超过 50%。因此，他们推荐简单健康教育应作为 MOH 程序化治疗管理的第一步[3, 6]。

目前关于如何开始一级预防的研究较少。研究显示加强公众对自身健康认识和控制力的

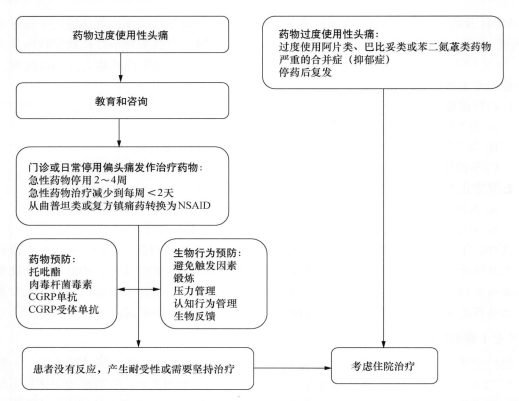

图 40-4　药物过度使用性头痛（MOH）的治疗流程建议。NSAID，非甾体抗炎药；CGRP，降钙素基因相关肽

倡议，对于 MOH 来说是有价值的。

2. 停药和预防性治疗

当预防性药物治疗开始和限制急性期药物的摄入时，慢性头痛和 MOH 通常变为阵发性头痛。一项针对 175 名 MOH（以偏头痛和紧张型头痛为主）患者的研究显示，在停药后的前 2 个月内，没有提供预防性药物的情况下，大约 45% 的患者表现出头痛发作频率减少 50% 以上，而 48% 的患者在头痛频率方面没有改善，7% 的患者在停药后头痛频率增加。

另有研究提示 MOH 可能不需要停用急性期药物，可以辅助预防性药物治疗。一项研究把 MOH 患者随机分为预防性治疗而不停药组（A 组）、标准门诊停药而无预防性治疗组（B 组）、无特殊治疗组（C 组）。随访 5 个月显示，A 组较 B 组明显降低头痛发作频率，总头痛指数（即每月头痛天数、头痛强度和头痛小时数）降低也最明显。在第 12 个月，与 B 组相比，A 组中每月头痛频率减少 50% 以上的比例更高（53% *vs.* 25%）。但 4 年后各组之间无明显差异。

在相关药物方面，美国和欧盟均观察了托吡酯在 MOH 中的疗效，美国研究显示托吡酯和安慰剂之间减少偏头痛及其发生频率没有差异，而欧盟的试验则显示托吡酯可以减少头痛发作频率。两项研究最明显的差异是纳入患者存在差异：美国试验中，38% 的患者使用了急性期药物治疗偏头痛，而欧盟试验为 78%；美国试验最常用的药物是非甾体抗炎药（NSAID）、曲普坦类药物、单纯和复方镇痛药以及阿片类药物，而欧盟试验最常用的是曲普坦类药物（61%）；美国试验允许使用含有巴比妥的镇痛药，而欧盟试验则没有。因此，过度使用阿片类药物或巴比妥类药物可能会降低托吡酯的疗效。

也有研究观察了肉毒毒素的疗效，一项为期 2 年的研究显示肉毒毒素治疗显著降低 MOH 头痛的频率（从 22.2 天 / 月减到 4.1 天 / 月）。而在荷兰进行的一项随机研究调查了肉毒毒素对 MOH 的附加疗效，结果显示在药物使用第 9 ～ 12 周，肉毒毒素使头痛天数减少 26.9%，而安慰剂组减少 20.5%，两组无显著差异。系统评价显示添加预防性药物以早期停药比单独早期停药结局更好。对于患有慢性偏头痛和 MOH 的患者，随机对照试验支持使用肉毒毒素和托吡酯，而无须早期停用过度使用的药物。作者得出的结论是，在对现有证据进行评估的基础上，通过添加预防性药物来终止过度使用的药物是最好的方案。

Fremanezumab 是一种选择性靶向降钙素基因相关肽（CGRP）的单克隆抗体，研究显示与安慰剂相比，Fremanezumab 可减少慢性偏头痛和 MOH 患者头痛的频率和严重程度，这支持预防性用药而无须停用过度使用的药物。Silberstein 及其同事评估了 Fremanezumab 与安慰剂对慢性偏头痛和 MOH 中药物过度使用和急性头痛药物使用的影响，结果显示 Fremanezumab 治疗可减少药物的过度使用和急性药物使用的天数。

总之，无停药的预防性治疗可以在非故意戒断（停药）的情况下降低头痛或偏头痛频率和急性药物的使用，并且是过度使用镇痛药或曲普坦类药物患者的合理方法。预防性治疗而无须停药可能是停药困难患者的治疗选择。在过度使用阿片类药物或含有巴比妥的镇痛药的患者和患有严重合并症的患者（如精神疾病和癫痫）中，主要的治疗方案是停药[6]。

3. 戒断症状的治疗

对于 MOH 戒断症状的桥接治疗，目前尚存争议。而在戒断期间接受预防性药物治疗是否能有效预防或减少戒断症状仍未确定。

一项针对 400 名慢性每日头痛和 MOH 的大型开放性观察试验显示，用 60 mg 泼尼松治疗 2 天，然后每隔一天逐渐减少 20 mg，减少了反跳性头痛和戒断症状。然而，该研究没有对照组。而另一项回顾性研究显示静脉输注甲泼尼龙 5 天和地西泮组成的桥接疗法可以明显降低头痛频率和药物使用，随访 3 个月仍显示干预组可降低每月头痛频率和症状性药物的使用。

这些结果表明皮质类固醇在 MOH 患者中治疗戒断症状的潜在作用，但需要进一步的安慰剂对照试验。一项研究比较了塞来昔布和泼尼松治疗 10 天对 MOH 的疗效，结果显示停药后前 3 周泼尼松组的头痛强度低于塞来昔布组，两组头痛频率和急救药物需求无显著差异。而另一项研究比较了静脉注射甲泼尼龙、对乙酰氨基酚（4 g）或安慰剂 5 天对 MOH 的疗效，结果显示三组间任何终点事件均无明显差异。

对 MOH 的戒断性头痛或其他戒断症状的急性治疗也存在争议。早期试验或病例系列推荐皮下注射舒马普坦（6 mg）或萘普生（500 mg）用于未过度使用上述药物戒断期间的急性头痛。根据以往临床经验，使用止吐药和 NSAID 治疗戒断症状和戒断期间的头痛可能有用，但尚未得到随机对照试验的支持[6]。

4. 预防复发

戒断和减少过度使用的药物可以减少偏头痛或头痛的频率，但不能治愈潜在的原发性头痛，25% ～ 35% 的患者会再次复发并过度使用急性药物。系统评价和 meta 分析显示复发率为 0 ～ 45%，而大多数研究显示复发率为 25% ～ 35%。与偏头痛相比，慢性紧张型头痛的复发更为常见。复发的其他预测因素包括过量使用阿片类药物与曲普坦类药物，或合并精神疾病。而 COMOESTAS 研究显示多学科教育计划有助于预防复发[6]。

　　综上所述，提高对 MOH 的意识以及加强对患者、大众、医生和卫生保健工作者（如药剂师）的教育对于一级预防非常重要。复发患者和过量使用阿片类药物或含有止痛成分镇痛药的患者应由神经科医生、头痛专家和心理学家组成多学科队伍进行管理，并建议所有患者在门诊、日常生活或住院期间停用过度使用的药物。

（九）预后

　　MOH 复发率较高。一项前瞻性研究随访了 96 例成功撤药的 MOH 患者，完成 4 年随访的患者共 75 例，其中第 1 年、第 4 年的复发率分别为 41%、45%。可见，患者复发主要发生在撤药后 1 年以内。由此推测，如果在撤药第 1 年内避免再次过度使用药物，复发的风险可能会降低。影响预后的因素有以下几种：①基础头痛类型，紧张型头痛患者的复发率高于偏头痛患者；②过度使用的药物，过度使用含巴比妥类或阿片类药物的患者复发率最高，而过度使用曲普坦类药物的复发率最低；③精神心理因素，具有疑病、抑郁、偏执、恐惧的人格倾向，以及有药物依赖倾向的患者，其成功撤药率低；④社会经济因素，未婚、无业、抽烟、喝酒与成功撤药率低、复发率高相关；⑤疾病的基线情况，基线时头痛频率高、病程长是 MOH 复发的危险因素。此外，基线时头痛程度重、多次就诊的病史、睡眠障碍也提示预后不良[7]。

（徐望舒）

三、专家点评

1. 关于 MOH 的诊断

　　（1）根据过量使用药物的不同和各亚型的诊断标准，患者应被同时诊断为一种或多种药物过度使用性头痛的亚型。如患者同时符合曲普坦类药物过度使用性头痛（8.2.2）和非阿片类止痛药过度使用性头痛（8.2.3）的诊断标准，则患者应同时被诊断为这两种头痛亚型。有一种例外，当患者过量服用复方止痛药时应被诊断为复方止痛药物过度使用性头痛（8.2.5），而不是根据复方止痛药中不同的成分来诊断。本例患者长期服用复方止痛药"头痛粉"和"999 感冒冲剂"，"头疼粉"为复方制剂，含有阿司匹林、对乙酰氨基酚、咖啡因；"999 感冒冲剂"也属复方制剂，配方中除含有中药成分外，也含有马来酸氯苯那敏、咖啡因、对乙酰氨基酚的西药成分；按照 ICHD-3 的诊断建议，我们没有作出下列诊断：非阿片类止痛药过度使用性头痛（8.2.3）、对乙酰氨基酚过度使用性头痛（8.2.3.1）、非甾体抗炎药过度使用性头痛（8.2.3.2）或阿司匹林过度使用性头痛（8.2.3.2.1），这是符合 ICHD-3 诊断规则的。

　　（2）服用多种头痛治疗药物的患者即使在每一种药物都没有过的情况下，也可能存在整体的药物过量。这一类患者应被诊断为缘于多种而并非单一种类药物的药物过度使用性头痛（8.2.6）。当服用多种头痛治疗药物的患者不能提供准确的药物名称和用量时，需诊断为缘于未确定的或未经证实的多重药物种类的药物过度使用性头痛（8.2.7），直到可以获得更多的用药信息。

　　（3）药物过度使用性头痛（8.2）的发生是易感患者和过度使用药物共同作用的结果。

之前患有原发性头痛的药物过度使用性头痛患者中最常见的原发性头痛类型是偏头痛（1.）和紧张型头痛（2.），只有少数患者有其他类型的原发性头痛，如慢性丛集性头痛（3.1.2）或新发每日持续性头痛（4.10）。

（4）需要注意的是用来评估药物过度使用性头痛（8.2）发病率的基于人口的跨区域研究，可以记录被纳入者同时具备每月头痛 ≥ 15 天和过量应用急性或系统性头痛治疗药物的情况，但是很少能够收集被纳入者早期的头痛信息、目前头痛的持续时间或药物过量应用的时间，和（或）其他可能导致该病的因素。因此，MOH 诊断标准 A 和 B 中的 1 条或 2 条可能不能被完全符合。如果患者也不能被诊断为 ICHD-3 中的其他疾病，则应该被诊断为可能的药物过度使用性头痛（pMOH），尽管在 ICHD-3 中并没有提供该诊断标准。

（5）慢性偏头痛最常见的原因是药物过量。50% 的慢性偏头痛患者在撤药后恢复到发作性偏头痛，这种患者诊断为慢性偏头痛（1.3）是有问题的。另一半撤药后无效的患者诊断为药物过度使用性头痛也是有问题的（假设药物过量导致的慢性化大多是可逆的）。鉴于上述原因，当患者同时符合慢性偏头痛（1.3）和药物过度使用性头痛（8.2）的诊断标准时，二者均应被诊断。撤药后，可能会变成发作性偏头痛，也可能仍是慢性头痛，但需要再重新诊断，对于后者，药物过度使用性头痛的诊断需要撤销。

（6）慢性偏头痛和药物过度使用性头痛在普通人群中很常见，在神经科医生的临床实践中也非常普遍。慢性偏头痛患者经常过度使用急性头痛药物，在这些情况下，由于无法确定是否存在因果关系或存在哪个方向的因果关系，因此两种诊断都会给出。治疗方法是标准化的，包括停止过度使用的急性治疗药物，替代有限度地使用选定的急性治疗，以及启动预防性治疗策略，包括药物预防、生物行为治疗以及改善预测进展和复发的风险因素和某些生活方式因素。

2. 关于 MOH 的治疗及转归

（1）任何原发性发作性头痛的患者，都有可能发展成为 MOH，因此原发性发作性头痛的患者是 MOH 的高危群体。这迫切需要提高原发性头痛患者和专业医师对药物过度使用性头痛的认识，避免过度使用镇痛药物，包括含有巴比妥类、咖啡因、可待因及安定类的复方药物，复方镇痛药物应当尽可能完全避免使用。

（2）MOH 是可以预防和治疗的，限制任何一种可以治疗原发性头痛的急性镇痛药物的摄入是预防 MOH 的有效方法。治愈 MOH 可减轻社会经济负担，并提高患者生活质量。考虑到当前可行的治疗方法的证据和过度使用急性头痛药物的全身毒性，国外专家建议最佳治疗方案为戒断过度使用的药物，同时加用预防性药物。

（3）应当注意到，当成功戒断过度使用的药物后，原发性头痛并未治愈，这需要我们的观念从头痛的急性药物治疗管理转变为头痛的预防。合理的预防性治疗，是防止偏头痛等原发性头痛转化为 MOH 的重要措施，在预防治疗中对具有焦虑、抑郁共病或神经病理性疼痛特征的患者应考虑个体化治疗策略。

（4）经常或频繁使用止痛药和急性抗偏头痛药物会增加头痛的发生频率，并导致从发作性头痛过渡到慢性头痛或药物过度使用性头痛。药物过度使用性头痛在女性和合并抑郁症、焦虑症和其他慢性疼痛的患者中更为常见。治疗药物过度使用性头痛有 3 个组成部分。首先，患者需要教育和咨询，以减少急性头痛发作的药物摄入；其次，一些患者可以从停药中受益（停止使用过量的药物）；最后，对于开始治疗的患者或对前两个步骤无反应的患者，可能需要进行预防性药物治疗和非医学预防。最佳治疗方法仍需要在对照试验中进行验证。

（5）目前 MOH 的治疗方案多来自非随机对照试验或临床经验，以致目前尚缺乏国际性共识，未来还需合适样本量的随机对照试验为治疗提供循证依据。部分患者治疗后头痛无明显改善，不少患者经治疗好转后复发，也是值得关注和急需解决的问题。

（6）MOH 是世界范围内常见的头痛疾病和日益严重的公共卫生健康问题。虽然 MOH 患者的治疗方案简单，效果良好，但现在更具挑战性的是应该建立一个预测模型，以便及早识别 MOH 高危患者，及早干预，避免发展为慢性头痛，此举意义重大。

（审核及点评专家：于学英）

参考文献

［1］Katsaravaa Z，Obermann M. Medication-overuse headache. Curr Opin Neurol，2013，26：276-281.

［2］Schiffman E，Ohrbach R，Truelove E，et al. The international classification of headache disorders，3rd edition（beta version）. Cephalalgia，2013，33：629-808.

［3］何高铎，张志坚. 药物过度使用性头痛的治疗. 中国疼痛医学杂志，2018，24（10）：763-767.

［4］Lipton RB. Risk factors for and management of medication-overuse headache. Continuum（MinneapMinn），2015，21（4）：1118-1131.

［5］Headache Classification Committee of International Headache society（IHS）. The International Classification of Headache Disorders，3rd edition. Cephalalgia，2018，38（1）：1-211.

［6］Diener HC，Dodick D，Evers S，et al. Pathophysiology，prevention，and treatment of medication overuseheadache. Lancet Neurol，2019，18（9）：891-902.

［7］朱秋汶，谭戈. 药物过度使用性头痛的临床研究进展. 医学综述，2017，23（5）：957-961.